五官科疾病诊断与治疗

莫宏兵　卢晓蕾　刘　佳　尹炜炜　董志旭　主编

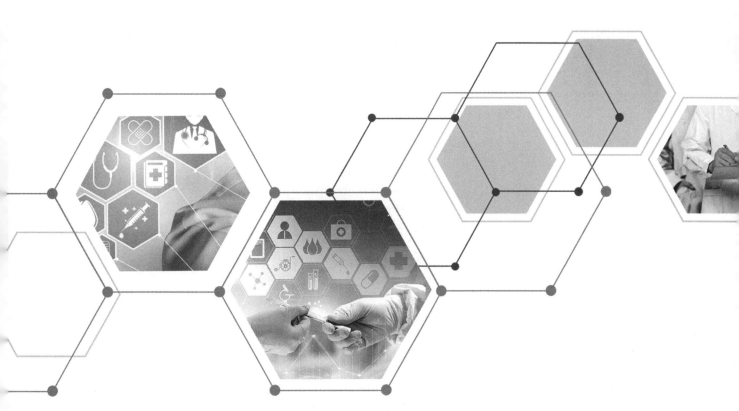

重庆大学出版社

图书在版编目(CIP)数据

五官科疾病诊断与治疗 / 莫宏兵等主编.-- 重庆:
重庆大学出版社, 2021.4
ISBN 978-7-5689-2668-3

Ⅰ.①五… Ⅱ.①莫… Ⅲ.①五官科学—疾病—诊疗
Ⅳ.①R76

中国版本图书馆 CIP 数据核字(2021)第 080344 号

五官科疾病诊断与治疗

主编 莫宏兵 卢晓蕾 刘 佳 尹炜炜 董志旭
策划编辑:范 琪
特约编辑:兰明娟
责任编辑:陈 力 版式设计:范 琪
责任校对:刘志刚 责任印制:张 策
*
重庆大学出版社出版发行
出版人:饶帮华
社址:重庆市沙坪坝区大学城西路 21 号
邮编:401331
电话:(023)88617190 88617185(中小学)
传真:(023)88617186 88617166
网址:http://www.cqup.com.cn
邮箱:fxk@cqup.com.cn(营销中心)
全国新华书店经销
重庆市正前方彩色印刷有限公司印刷
*
开本:889mm×1194mm 1/16 印张:16.75 字数:400 千
2021 年 4 月第 1 版 2021 年 4 月第 1 次印刷
ISBN 978-7-5689-2668-3 定价:88.00 元

编委会

主　编　莫宏兵　　卢晓蕾　　刘　佳　　尹炜炜　　董志旭

副主编　赵新荣　　阴　平　　张　雪　　张菁菁　　公　婷　　尉露露

编　委（按姓氏笔画排序）

马　飞　十堰市人民医院（湖北医药学院附属人民医院）耳鼻喉科

公　婷　潍坊市人民医院

尹炜炜　山东省烟台市莱阳中心医院

卢晓蕾　佳木斯大学附属第一医院

刘　佳　内蒙古医科大学附属医院

阴　平　佳木斯大学

张　雪　吉林省中医药科学院

张菁菁　潍坊市人民医院

邰旭辉　北部战区空军医院

张　雪　吉林省中医药科学院

张菁菁　潍坊市人民医院

邰旭辉　北部战区空军医院

尉露露　佳木斯大学附属第一医院

董志旭　蓬莱市中医医院

温演伟　深圳市第二人民医院（深圳大学第一附属医院）

前　言

随着现代医学的迅猛发展，医学新设备和新技术不断涌现，多种诊断方法和治疗手段相继应用到临床工作中，五官科的诊断和治疗水平取得了长足的进展。为适应五官科的快速发展，满足五官科临床工作者的实际需求，使其提高业务水平，更好地服务患者，编者特组织编写了本书。

《五官科疾病诊断与治疗》一书顺应时代的发展需求，切新技术推广普及之脉搏，继承中有发展，进步中有新意，以耳科学、鼻科学、咽科学、喉科学、眼科学、口腔科学为基础框架，结合学科技术进步的热点和难点，比较系统地介绍了五官科常见病、多发病的诊断治疗技术，同时也简明扼要地阐述了本领域内一些较为复杂或少见疾病的最新诊疗技术。本书内容丰富，图文并茂，简明实用。参与编写的作者长期工作在繁忙的医、教、研第一线，既经过了严格的培养，又经历了长时间的临床锻炼，是现代五官科医疗队伍的骨干力量。在参考大量医学专著和文献的同时，各位参编作者更注重将自己的临床经验融入书中，使书中的理论更贴合实际。

由于参编人数较多，文笔不尽一致，加上时间和篇幅有限，书中疏漏之处在所难免，望广大同人提出宝贵意见和建议，以便再版时修订。谢谢！

编　者

2021 年 1 月

目　录

第一章

中耳炎

第一节　分泌性中耳炎

一、概述

分泌性中耳炎(secretory otitis media,SOM)是以中耳积液(包括浆液、黏液、浆-黏液,而非血液或脑脊液)及听力下降为主要特征的中耳非化脓性炎性疾病。本病的其他名称很多,均根据其病理过程中的某一特点而得,主要根据积液产生的机制和液体的性质而命名,如渗液性中耳炎、渗出性中耳炎、浆液性中耳炎、黏液性中耳炎、卡他性中耳炎、咽鼓管鼓室卡他、浆液-黏液性中耳炎、咽鼓管鼓室炎、鼓室积水、非化脓性中耳炎,以及黏液耳、胶耳(分泌物极为黏稠者)等。

二、分类

分泌性中耳炎可分为急性和慢性2种。急性分泌性中耳炎迁延多久方转化为慢性分泌性中耳炎,尚无明确的时间限定,或谓8周以上,或称3~6个月。慢性分泌性中耳炎是由急性分泌性中耳炎未得到及时而恰当的治疗,或由急性分泌性中耳炎反复发作、迁延、转化而来。目前将本病分为急性(3周以内)、亚急性(3周至3个月)和慢性(3个月以上)3种。由于急、慢性分泌性中耳炎两者的临床表现相似,治疗有连续性,故在此一并叙述。

本病在小儿中发病率较高,是引起小儿听力下降的常见原因之一。我国儿童的发病率及高发病年龄尚缺乏大样本的、有代表性的、精确的统计资料。随着近20年来诊断方法的进步和对本病认识水平的提高,过去认为我国儿童发病率很低的观点已得到修正。

三、病因

本病病因复杂,与多种因素有关。

1.咽鼓管功能不良

咽鼓管是中耳与外界环境沟通的唯一管道。咽鼓管具有调节鼓室内气压、保持鼓室内气压与外界气压平衡、清洁(引流)和防御、防声等功能。传统观念认为,咽鼓管口的机械性阻塞是分泌性中耳炎的基本病因。随着该病病因学研究的不断深入,目前发现,除防声功能外,咽鼓管的其他几种功能不良都可能是本病的重要成因之一。

(1)咽鼓管阻塞:正常情况下,中耳内、外的气压基本相等,约相当于大气的压力。在生理状态下,中耳内的空气虽不断地被中耳黏膜交换和吸收,但通过咽鼓管的间断开放,新鲜的空气又不断地向中耳内输入而加以补充,从而使中耳内、外的气体压力保持平衡。如果由于各种原因使咽鼓管的通气功能发生障碍,中耳内的空气被吸收以后得不到相应的补充,即逐渐形成负压。由于负压的影响,中耳黏膜中的静脉出现扩张,管壁通透性增加,血清漏出并聚积于中耳,便开始形成积液。

引起咽鼓管阻塞的原因很多,大致可分为机械性阻塞和非机械性阻塞2种。

①机械性阻塞:在猕猴、猫和豚鼠的动物实验中,用各种方法堵塞咽鼓管,均可成功地造成中耳积液的动物模型。以 Salle 为代表的学者们则认为,咽鼓管的机械性阻塞作为分泌性中耳炎主要病因的可能性很小。临床上,鼻咽部的各种良性或恶性占位病变(如腺样体肥大、鼻咽癌、鼻咽纤维瘤等),鼻腔和鼻窦疾病(如慢性鼻窦炎、巨大鼻息肉、肥厚性鼻炎、鼻中隔偏曲等),长期的鼻咽腔填塞,咽鼓管咽口粘连,代谢障碍性疾病(如甲状腺功能减退等),以及很少见的鼻咽白喉、结核、梅毒和艾滋病等特殊性感染,均可因直接压迫、堵塞咽口,或影响局部及淋巴回流、咽鼓管管腔黏膜肿胀等导致本病。其中,与本病关系密切的腺样体肥大、慢性鼻窦炎和鼻咽癌等除了机械性阻塞外,还涉及其他的致病因素:

a.腺样体肥大:腺样体肥大与本病的关系密切。一方面,极度增生肥大的腺样体可压迫、堵塞咽鼓管咽口;另一方面,已遭感染的腺样体可以作为致病微生物的潜藏池,使其经咽鼓管感染中耳,从而导致本病反复发作。还有的认为,腺样体可释放某些炎性介质,如前列腺素、组胺、白细胞三烯、血小板激活因子等而增加血管的通透性,引起黏膜水肿。

b.慢性鼻窦炎:研究发现,分泌性中耳炎患者中,慢性鼻窦炎的患病率较非分泌性中耳炎患者高。鼻窦的化脓性炎症,既可因脓性鼻涕经后鼻孔流至鼻咽部,阻塞咽鼓管咽口;也可因脓液的长期刺激使咽鼓管周围的鼻咽黏膜及淋巴组织增生肥厚,导致管口狭窄。此外,还有研究发现,鼻窦炎患者鼻咽部的分泌型免疫球蛋白 A(secretory immunoglobulin A, SIgA)活性较低,细菌容易在此繁殖。

c.鼻咽癌:鼻咽癌患者在放射性治疗(简称放疗)前、后常常伴发本病。鼻咽癌伴发分泌性中耳炎的原因,除肿瘤的机械性压迫外,还与腭帆张肌、腭帆提肌、咽鼓管软骨及管腔上皮遭肿瘤破坏或放射性损伤,以及咽口的瘢痕性狭窄等因素有关。放疗后鼻咽部痂皮堵塞咽口也是其原因之一。

除上述咽鼓管咽口或管腔内的机械性阻塞外,咽鼓管周围病变的压迫也可能造成管腔狭窄或堵塞,如咽旁间隙的肿瘤向上发展至咽鼓管周围、岩尖的实质性或囊性病变等。

②非机械性阻塞:小儿的腭帆张肌、腭帆提肌和咽鼓管咽肌等肌肉薄弱,收缩无力,加之咽鼓管软骨发育不够成熟,弹性较差,当咽鼓管处于负压状态时,软骨段的管壁很容易发生塌陷,导致中耳负压。中耳处于负压状态时,管壁软骨塌陷更为加剧,甚至可致管腔闭塞。裂腭患者因两侧

腭帆张肌和腭帆提肌的连续性中断,附着处前移,肌肉由正常的横向行走变为纵向行走,加之肌纤维数量减少等,以致收缩乏力,而引起中耳负压。牙的错位咬合亦为其因素之一。

最近研究发现,咽鼓管上皮内具有表面活性物质样的板层体结构,能产生表面活性物质。这种表面活性物质与肺的表面活性物质结构相似,主要由磷脂多糖和蛋白质组成,具有降低气-液界面表面张力的性能。因为咽鼓管管腔内气-液界面的表面张力是咽鼓管开放时必须克服的阻力之一(管壁的弹性阻力则为需要克服的另一阻力),因此,表面张力的降低有利于咽鼓管的开放。目前认为,细菌感染引起的蛋白水解酶活性增高等因素可致表面活性物质减少,表面张力因而提升,不利于咽鼓管的开放。

(2)清洁功能不良:咽鼓管的黏膜具有呼吸道黏膜的特征,上皮层由纤毛细胞、无纤毛细胞、分泌细胞(杯状细胞)和基底细胞组成。正常情况下,通过纤毛向咽口的连续单向运动,向鼻咽部排出中耳内的异物及分泌物,故又称"黏液纤毛输送系统"。在咽鼓管管腔顶部,无纤毛细胞较多,主要为通气道。而在咽鼓管底部,腺体和杯状细胞比较多,而且由于该处存在许多黏膜皱襞,故黏膜的表面面积比管腔顶部者大。此区域主要负责咽鼓管的清洁,保护中耳的无菌状态。细菌外毒素引起的纤毛运动暂时性瘫痪、管腔内分泌物潴留、放射性损伤,以及婴幼儿咽鼓管发育不成熟、或先天性呼吸道黏膜纤毛运动不良、原发性纤毛运动障碍等,均可不同程度地损害黏液纤毛输送系统的功能,使中耳及管腔内的分泌物、致病微生物及毒素等不能有效排出。

(3)防御功能障碍:一方面,咽鼓管凭借黏液纤毛输送系统做指向咽口的单向运动,清除并阻止鼻咽部有害物的侵入;另一方面,咽鼓管底部的黏膜皱襞具有单向活瓣作用,当咽鼓管开放时,其能防止鼻咽部的细菌等微生物逆行流入鼓室,从而发挥咽鼓管的防御功能。由各种原因引起的咽鼓管关闭不全,如老年人结缔组织退行性变、咽鼓管黏膜下方弹力纤维的弹性降低、咽鼓管咽口的瘢痕牵引、肿瘤的侵袭破坏或放射性损伤等,皆可导致咽鼓管的防御功能丧失,给致病微生物侵入中耳以可乘之机。

2.感染

过去,由于在中耳液体中未检出多形核白细胞或细菌,曾一度认为本病是一种无菌性炎症。自 Senturia 等在 40%的中耳分泌物标本中检出致病菌以来,各家对中耳积液所做的细菌培养阳性结果为 22%~52%。其中,常见的致病菌为流感嗜血杆菌和肺炎链球菌,其次有乙型溶血性链球菌、金黄色葡萄球菌和卡他布兰汉球菌等。

3.免疫反应

(1)Ⅰ型变态反应:Jordan 对 123 例分泌性中耳炎患者通过鼻分泌物涂片查嗜酸性粒细胞、皮肤试验,并观察患者对抗过敏治疗的反应等调查发现,其中 74%并发Ⅰ型变态反应。Draper 报告,在有变应性疾病的患者中,分泌性中耳炎的发病率较对照组高。Borge 发现,分泌性中耳炎患者中,特异反应性疾病的发病率较高。临床上亦发现,本病患者中并发呼吸道变应性疾病的较多,如变应性鼻炎、鼻息肉、支气管哮喘等。故Ⅰ型变态反应是中耳炎发病的危险因素之一。但是,Ⅰ型变态反应作为本病的确切病因至今尚未得到证实,虽然 Jang、Hurst 等发现,本病中耳黏膜中肥大细胞和嗜酸性粒细胞增多且过度活化,IgE 和炎性介质增加等,也提示本病与Ⅰ型变态反应关系密切。而中耳黏膜虽然可以对抗原刺激产生免疫应答,但在通常情况下,吸入性抗原并不能通过咽鼓管进入鼓室。目前多数学者认为,呼吸道变应性疾病患者并发本病的原因,可能是由于患者对感染性疾病的敏感性增强,或由肥大细胞释放的炎性介质不仅使鼻黏膜,而且也使咽鼓管咽口,甚至咽鼓管黏膜水肿,分泌物增多,导致咽鼓管阻塞和中耳负压,影响咽鼓管功能。

(2)细菌感染引起的Ⅲ型变态反应:最近研究认为,中耳是一个独立的免疫防御系统。Palva等在对中耳积液中的蛋白质和酶进行分析后认为,本病的中耳积液是一种分泌物,而非渗出物。患者中耳黏膜的组织学检查结果也支持这一观点,因为黏膜中杯状细胞和黏液腺体增加。在此基础上Palva等设想,某些分泌性中耳炎可能属免疫复合物型变应性疾病,其抗原——细菌可能存在于腺样体或口咽部的淋巴组织内。这些病例往往在儿童时期有过中耳炎病史。

除以上三大学说外,还有神经性炎性机制学说、胃食管反流学说等。被动吸烟、居住环境不良、哺乳方式不当、家族中有中耳炎患者等属本病的危险因素。

四、病理

中耳分泌物来自咽鼓管、鼓室及乳突气房黏膜。无论分泌物为浆液性还是黏液性,其中,病理性渗出、分泌和吸收等均参与了病理过程。中耳黏膜的病理组织学研究发现,中耳黏膜水肿、毛细血管增多、通透性增加。病变进一步发展,黏膜上皮增厚,上皮化生,鼓室前部低矮的假复层柱状纤毛上皮可变为增厚的分泌性上皮,鼓室后部的单层扁平上皮变为假复层柱状上皮,杯状细胞增多,纤毛细胞甚至具有分泌性特征,如胞浆内出现分泌性的暗颗粒,并可见顶浆分泌现象;上皮下层有病理性腺体样组织形成,固有层出现圆形细胞浸润。液体以浆液性为主者,以淋巴细胞浸润为主,还可见单核细胞、浆细胞等;液体以黏液性为主者,则主要为浆细胞和淋巴细胞浸润。至疾病恢复期,腺体逐渐退化,分泌物减少,黏膜可逐渐恢复正常。如病变未得到控制,可出现积液机化,或形成包裹性积液,伴有肉芽组织生成、内陷袋形成等,可发展为粘连性中耳炎、胆固醇肉芽肿、鼓室硬化、胆脂瘤、隐性中耳乳突炎等后遗症。Paparelle等认为,各种类型的分泌性中耳炎,其病变均可由早期向晚期或后遗阶段发展,炎症的性质处于动态变化中。

中耳积液为漏出液、渗出液和黏液的混合液体,早期主要为浆液,逐渐转变为浆-黏液、黏液。浆液性液体稀薄,如水样,呈深浅不同的黄色。黏液性液体黏稠,大多呈灰白色。胶耳液体如胶冻状。上述各种液体中细胞成分不多,除脱落上皮细胞外,尚有淋巴细胞、吞噬细胞、多形核白细胞,个别可见嗜酸性粒细胞。此外,尚可检出免疫球蛋白(SIgA、IgG、IgA等)、前列腺素等炎性介质、氧化酶、水解酶以及白细胞介素(interleukin, IL)IL-4、IL-1、IL-6、肿瘤坏死因子-α(tumor necrosis factor-α, TNF-α)、γ-干扰素(interferon-γ, γ-INF)等。

五、临床表现

本病冬季多发。

1.听力下降

急性分泌性中耳炎发病前大多有感冒史。以后出现耳痛、听力下降,可伴有自听增强感。少数患者主诉听力在数小时内急剧下降,往往被误诊为"突聋"。慢性分泌性中耳炎起病隐袭,患者往往不能明确指出具体的发病时间。患者的耳聋严重程度常有波动,例如,当头部前倾或偏向患侧时,由于鼓室内的液体离开蜗窗,听力可暂时得到改善;中耳液体很黏稠时,听力则不因头位的变动而改变。有些慢性患者自觉阴天耳聋加重,晴天耳聋减轻。小儿大多无听力下降的主诉,幼儿可表现为言语发育延迟,学龄前儿童常表现为对父母的呼唤不理睬,家长误认为其注意力不集中;学龄儿童则以学习成绩下降、看电视时要求过大的音量等为主要表现。如果小儿仅有一耳患病,另侧耳听力正常,可长期不被察觉而于常规的体检时方被发现。

2.耳痛

急性分泌性中耳炎起病时可有耳痛,疼痛可轻可重,有患儿因耳痛而夜间来急诊的。慢性者无耳痛。

3.耳内闭塞感

耳内闭塞感或闷胀感是成年人常见的主诉,按捺耳屏后这种闭塞感可暂时得以减轻。

4.耳鸣

耳鸣一般不重,可为间歇性,如"噼啪"声或低音调"轰轰"声,个别患者有高调耳鸣。成年人当头部运动或打呵欠、擤鼻时,耳内可出现气过水声。但若液体很黏稠,或液体已完全充满鼓室,此症状缺如。

六、辅助检查

1.鼓膜象

急性期,鼓膜松弛部充血,紧张部周边有放射状扩张的血管纹,或全鼓膜轻度充血。紧张部或全鼓膜内陷,表现为光锥缩短、变形或消失;锤骨柄向后上方移位;锤骨短突明显外凸。鼓室积液时,鼓膜失去正常光泽,呈淡黄色、橙红色或琥珀色,慢性者可呈乳白色或灰蓝色,不透明,如毛玻璃状;鼓膜紧张部有扩张的微血管。若液体为浆液性,且未充满鼓室时,透过鼓膜可见到液平面,此液面状如弧形发丝,凹面向上,该患者头前俯、后仰时,此平面与地面平行的关系不变。有时尚可在鼓膜上见到气泡影,做咽鼓管吹张后,气泡可增多、移位,但这2种典型的体征出现的机会并不多。积液多时,鼓膜向外隆凸。用Siegle耳镜观察,可见鼓膜的活动度受限。

2.音叉试验

Rinne试验阴性。Weber试验偏向患侧。

3.纯音听阈测试

纯音听力图一般表现为轻度的传导性聋。儿童的气导平均听阈约为27.5 dB,听敏度与年龄、病史长短无关。部分患者的听阈可无明显下降,重者听力损失可达40 dB左右。在病程中,听阈可以有一定的波动,这可能与中耳内积液量的变化有关。听力损失以低频为主,但因中耳传音结构及两窗阻抗的改变,高频气导及骨导听力亦可下降。有人认为,积液黏稠度升高,摩擦力变大,高频听力损失也随之增加。由于细菌及其毒素等可能经圆窗引起耳蜗毛细胞受损,故亦可发生感音神经性聋。若这种感音神经性聋和前述传导性聋同时存在,则表现为混合性聋。

4.声导抗测试

声导抗图对本病的诊断具有重要价值。平坦型为分泌性中耳炎的典型曲线,其诊断符合率为88%,高负压型示咽鼓管功能不良,鼓室负压> 200 daPa,大多示鼓室内有积液。声反射均消失。由于6个月以内婴儿的外、中耳结构尚处于发育阶段，其机械-声学传导机制与大龄儿童有所不同，故对6~7个月以下婴儿做声导抗测试时，以226 Hz为探测音所测得的鼓室导抗图形常不能准确反映中耳的实际情况，"正常"的鼓室导抗图往往无诊断价值，应注意判别。目前有人采用高频探测音660 Hz、678 Hz或1 000 Hz。

5.颞骨

CT扫描可见鼓室内有密度均匀一致的阴影，乳突气房中可见液气面。此项检查不属常规检查项目。

七、诊断

根据病史及对鼓膜的仔细观察，结合Siegle镜下鼓膜活动受限，以及声导抗测试结果，诊断一般并不困难。必要时可于无菌条件下做诊断性鼓膜穿刺术而确诊。但若鼓室内液体很黏稠，或抽吸不到液体，但此时请患者捏鼻鼓气时，常可见鼓膜穿刺所留针孔中出现黏液，或针孔外有少许黏液丝牵挂。

关于婴幼儿中耳炎（主要为分泌性中耳炎）的诊断，由于婴幼儿不会陈述相应症状，鼓气耳镜对鼓膜的观察常因耳道狭小、鼓膜厚且倾斜度大而比较困难，鼓气耳镜观察鼓膜活动度的结果在实践中常遭质疑，其准确性较大龄儿童或成人要低。加之上述鼓室导抗测试尚有探测音等问题有待探索，鼓膜穿刺术因其创伤性而不能作为常规诊断方法等原因，因此，婴幼儿分泌性中耳炎的诊断目前尚存在一定困难。

八、鉴别诊断

1.鼻咽癌

对一侧分泌性中耳炎的成年患者（个别为双侧分泌性中耳炎），应毫无例外地做仔细的鼻腔及鼻咽部检查，包括纤维或电子鼻咽镜检、颈部触诊、血清中EBV-VCA-IgA测定。鼻咽部CT扫描、MR成像对位于黏膜下的鼻咽癌灶有较高的诊断价值，必要时可行之。

2.脑脊液耳漏

颞骨骨折并脑脊液耳漏而鼓膜完整者，脑脊液聚集于鼓室内，可产生类似分泌性中耳炎的临床表现。先天性颅骨或内耳畸形（如Mondini型）患者，可伴发脑脊液耳漏。根据头部外伤史或先天性感音神经性聋病史，鼓室液体的实验室检查结果，以及颞骨X线片、颞骨CT扫描等可资鉴别。

3.外淋巴瘘

不多见。多继发于镫骨手术后，或有气压损伤史。瘘管好发于蜗窗及前庭窗，耳聋为感音神经性，可表现为突发性聋。常并发眩晕，强声刺激可引起眩晕（Tullio现象）。

4.胆固醇肉芽肿

可为分泌性中耳炎的后遗症。鼓室内有棕褐色液体聚集，液体内有时可见细微的、闪烁反光的鳞片状胆固醇结晶，鼓室及乳突气房内有暗红色或棕褐色肉芽，内含铁血黄素与胆固醇结晶溶解后形成的裂隙，伴有异物巨细胞反应。本病病史较长，鼓膜呈深蓝色，颞骨CT扫描可见鼓室及乳突内有软组织影,少数有骨质破坏。

5.粘连性中耳炎

有时粘连性中耳炎可与慢性分泌性中耳炎并存。粘连性中耳炎的病程一般较长,听力损失较重,鼓膜可高低不平。

九、治疗

清除中耳积液、改善咽鼓管通气引流功能,以及病因治疗等综合治疗为本病的治疗原则。

1.非手术治疗

(1)抗生素或其他抗感染药治疗:急性分泌性中耳炎可用抗感染药进行适当的治疗,但疗程不宜过长。可供选用的药物有各类广谱青霉素、头孢菌素、大环内酯类抗生素等。择药时应注意该药对本病常见致病菌——流感嗜血杆菌、肺炎链球菌等的敏感性。

(2)糖皮质激素:可用地塞米松或泼尼松等口服,做短期治疗。

(3)伴有鼻塞症状时:可用盐酸羟甲唑啉等减充血剂喷(滴)鼻。

(4)咽鼓管吹张:可采用捏鼻鼓气法、波氏球法或导管法做咽鼓管吹张。成人尚可经导管向咽鼓管咽口吹入泼尼松龙,隔日1次,每次每侧1 mL,共3~6次。

2.手术治疗

由于不少分泌性中耳炎有自限性,所以对无症状、听力正常、病史不长的轻型患儿,可在专科医师的指导下密切观察,而不急于手术治疗。

(1)鼓膜穿刺术:仅用于成年人。

(2)鼓膜切开术:鼓膜切开术适用于中耳积液比较黏稠、经鼓膜穿刺术不能抽吸出积液,或反复做鼓膜穿刺、积液抽吸后迅速集聚时。

(3)置管术。

3.病因治疗

对反复发作的分泌性中耳炎,除积极进行疾病本身的治疗外,更重要的是仔细寻找病因,并积极进行病因治疗。

(1)腺样体切除术:分泌性中耳炎具有以下情况者,应做腺样体切除术。

①腺样体肥大,引起鼻塞、打鼾者。

②过去曾做过置管术的复发性中耳炎,伴腺样体炎、腺样体肥大者。

(2)扁桃体切除术:儿童急性扁桃体炎反复发作;经常发生上呼吸道感染,并由此而诱发分泌性中耳炎的反复发作;或扁桃体明显肥大者,可做扁桃体切除术。

(3)鼓室探查术和单纯乳突开放术:慢性分泌性中耳炎,特别在成年人,经上述各种治疗无效,又未查出明显相关疾病时,宜做颞骨CT扫描,如发现鼓室或乳突内有肉芽,或骨质病变时,应做鼓室探查术或单纯乳突开放术,彻底清除病变组织,根据不同情况做相应类型的鼓室成形术。

(4)其他:积极治疗鼻腔、鼻窦或鼻咽部疾病,包括手术治疗,如鼻息肉摘除术、下鼻甲部分切除术、功能性鼻内镜手术、鼻中隔黏膜下矫正术等。

十、预后

（1）不少分泌性中耳炎有自限性，积液可经咽鼓管排出或自行吸收。

（2）病程较长而未做治疗的小儿患者，有可能影响语言发育、学习及与他人交流的能力。

（3）顽固的慢性分泌性中耳炎，鼓膜紧张部可出现萎缩性瘢痕、钙化斑、鼓膜松弛，鼓室内出现硬化病灶。

（4）黏稠的分泌物容易发生机化，形成粘连。

（5）咽鼓管功能不良，或上鼓室长期处于负压状态者，可逐渐出现鼓膜松弛部内陷袋，部分发生胆脂瘤。

（6）并发胆固醇肉芽肿。

十一、预防

①预防伤风感冒。

②游泳时注意防止耳朵进水。

③积极预防治疗急性传染病。

④纠正不良生活习惯。

第二节　急性化脓性中耳炎

一、概述

急性化脓性中耳炎是中耳黏膜的急性化脓性炎症。主要致病菌为肺炎链球菌、流感嗜血杆菌、乙型溶血性链球菌及葡萄球菌、铜绿假单胞菌等，前两者在小儿多见。

二、病因

由各种原因引起的身体抵抗力下降，全身慢性疾病以及邻近部位的病灶疾病（如慢性扁桃体炎、慢性化脓性鼻窦炎等），小儿腺样体肥大等是本病的诱因。致病菌进入中耳的途径如下：

1.咽鼓管途径

最常见。

（1）急性上呼吸道感染时：如急性鼻炎、急性鼻咽炎、急性扁桃体炎等，炎症向咽鼓管蔓延，咽鼓管黏膜发生充血、肿胀、纤毛运动障碍，局部免疫力下降，此时致病菌乘虚侵入中耳。

（2）急性传染病期间：如猩红热、麻疹、百日咳、流行性感冒、肺炎、伤寒等，致病微生物可经咽鼓管侵入中耳；亦可经咽鼓管发生其他致病菌的继发感染。

（3）在不洁的水中游泳或跳水，不适当的擤鼻、咽鼓管吹张、鼻腔冲洗及鼻咽部填塞等，致病菌可循咽鼓管侵犯中耳。

（4）婴儿哺乳位置不当，如平卧吮奶，乳汁可经短而宽的咽鼓管流入中耳。

2.外耳道鼓膜途径

因鼓膜外伤，不正规的鼓膜穿刺或鼓室置管时的污染，致病菌可从外耳道侵入中耳。

3.血行感染

极少见。

三、病理

病变常累及包括鼓室、鼓窦及乳突气房的整个中耳黏骨膜，但以鼓室为主。早期的病理变化为黏膜充血，从咽鼓管、鼓室开始，逐渐波及鼓窦及乳突气房。由于毛细血管扩张，通透性增加，纤维素、红细胞、多形核白细胞及血清渗出，黏膜及黏膜下出现水肿；上皮纤毛脱落，正常的扁平立方形上皮细胞变为分泌性柱状细胞，黏液腺分泌增加。以后出现新生的血管，淋巴细胞、浆细胞和吞噬细胞浸润，黏膜增厚。鼓室内开始有少量的浆液性渗出物聚集，以后变为黏液脓性或脓性；由于黏骨膜中血管受损，红细胞大量渗出，分泌物亦可呈血性。鼓膜的早期病变亦为充血，上皮下结缔组织层水肿、增宽，有炎性细胞浸润。以后表皮层的鳞状上皮增生、脱屑，鼓膜中的小静脉出现血栓性静脉炎，纤维层发生坏死、断裂，加之鼓室内积脓，压力增高，鼓膜出现穿孔，脓液外泄。如鼓室内的水肿黏膜从穿孔处脱出，可堵塞穿孔。若治疗得当，炎症可逐渐吸收，黏膜恢复正常。重症者病变深达骨质，可迁延为慢性化脓性中耳炎或并发急性乳突炎。

四、临床表现

本病症状在鼓膜穿孔前后迥然不同。常见症状如下：

1.全身症状

鼓膜穿孔前，全身症状较明显，可有畏寒、发热、怠倦及食欲减退，小儿全身症状通常较成人严重，可有高热、惊厥，常伴呕吐、腹泻等消化道症状。鼓膜穿孔后，体温逐渐下降，全身症状亦明显减轻。

2.耳痛

为本病的早期症状。患者感耳深部钝痛或搏动性跳痛，疼痛可经三叉神经放射至同侧额、颞、顶部、牙或整个半侧头部，吞咽、咳嗽、喷嚏时耳痛加重，耳痛剧烈者夜不成眠，烦躁不安。婴幼儿则哭闹不休。一旦鼓膜出现自发性穿孔或行鼓膜切开术后，脓液向外宣泄，疼痛顿减。

3.耳鸣及听力减退

患耳可有搏动性耳鸣，听力逐渐下降。耳痛剧烈者，轻度的耳聋可不被患者察觉。鼓膜穿孔后听力反而提高。如病变侵入内耳，可出现眩晕和感音性聋。

4.耳漏

鼓膜穿孔后耳内有液体流出，初为浆液血性，以后变为黏液脓性乃至脓性。如分泌物量甚多，提示分泌物不仅来自鼓室，亦源于鼓窦、乳突。

五、辅助检查

1.耳镜检查

早期鼓膜松弛部充血,锤骨柄及紧张部周边可见呈放射状的扩张血管。以后鼓膜迅速出现弥漫性充血,标志不易辨认,鼓膜可全部向外膨出,或部分外突而如乳头状。穿孔前,在隆起最明显的部位出现黄点,然后从此处发生穿孔。穿孔一般位于紧张部,开始时甚小,如针尖大,不易看清,彻底清除外耳道内分泌物后,方可见穿孔处有闪烁搏动的亮点,分泌物从该处涌出。有时须以 Siegle 耳镜加压后,才能窥见鼓膜上的小穿孔。

2.触诊

因乳突部骨膜的炎性反应,乳突尖及鼓窦区可能有压痛。鼓膜穿孔后渐消失。

3.听力检查

呈传导性听力损失,听阈可达 40~50 dB。如内耳受细菌毒素损害,则可出现混合性听力损失。

4.血液分析

白细胞总数增多,多形核白细胞增加,穿孔后血常规逐渐恢复正常。

六、诊断

根据病史和检查,不难对本病做出诊断,但应注意和外耳道疖鉴别。因外耳道无黏液腺,故当分泌物为黏液脓性时,提示病变在中耳而不在外耳道,或不仅位于外耳道。本病全身症状较重,鼓膜穿孔前可高热不退,耳痛持续,鼓膜弥漫性充血,一旦穿孔便溢液不止,此点可与分泌性中耳炎鉴别。

七、治疗

本病的治疗原则为抗感染、畅引流、去病因。

1.全身治疗

(1)尽早应用足量的抗感染药控制感染,务求彻底治愈,以防发生并发症或转为慢性。一般可将青霉素 G 与氨苄西林合用,在头孢菌素中可用第一代头孢菌素头孢拉定、头孢唑林,或第二代中的头孢呋辛钠。鼓膜穿孔后应取脓液做细菌培养及药敏试验,参照其结果选用适宜的抗感染药,直至症状完全消失,并在症状消失后仍继续治疗数天,方可停药。

(2)鼻腔减充血剂滴鼻或喷雾于鼻咽部,可减轻鼻咽黏膜肿胀,有利于恢复咽鼓管功能。

(3)注意休息,调节饮食,疏通大便。重症者应注意支持疗法,如静脉输液、输血或血浆,应用少量糖皮质激素等。对于小儿患者,必要时请儿科医生协同观察处理。

2.局部治疗

(1)鼓膜穿孔前:

①2%苯酚甘油滴耳,可消炎、止痛。因该药遇脓液即释放苯酚,可腐蚀鼓膜及鼓室黏膜,当鼓膜穿孔后应立即停药。慢性化脓性中耳炎忌用此药。

②鼓膜切开术:适时的鼓膜切开术可通畅引流,有利于炎症的迅速消散,使全身和局部症状迅速减轻。炎症消退后,穿孔可迅速封闭,平整愈合,减少瘢痕形成和粘连。鼓膜切开术的适应证为:

a.全身及局部症状较重,鼓膜明显膨出,虽经治疗亦无明显好转者。

b.鼓膜虽已穿孔,但穿孔太小,引流不畅者。

c.有并发症可疑,但无须立即行乳突手术者。

操作步骤:

a.成人取坐位,小儿卧位,患耳朝上。

b.外耳道口及外耳道内以75%乙醇消毒。

c.成人用1%利多卡因或普鲁卡因做外耳道阻滞麻醉,加2%丁卡因表面麻醉,亦可用4%可卡因做表面麻醉;小儿可用氯胺酮全身麻醉。

d.在手术显微镜或窥耳器下看清鼓膜,用鼓膜切开刀从鼓膜后下象限向前下象限做弧形切口,或在前下象限做放射状切口。注意刀尖不可刺入太深,切透鼓膜即可,以免伤及鼓室内壁结构及听小骨。

e.吸尽脓液后,用小块消毒棉球置于外耳道口。

(2)鼓膜穿孔后:在0.3%氧氟沙星(泰利必妥)滴耳液、0.25%~1%氯霉素滴耳液、复方利福平滴耳液、0.5%金霉素滴耳液等滴耳液中选择一种滴耳。炎症完全消退后,穿孔多可自行愈合。穿孔长期不愈者,可做鼓膜成形术。

3.病因治疗

积极治疗鼻部及咽部慢性疾病。

八、预后

若治疗及时、适当,分泌物引流通畅,炎症消退后鼓膜穿孔多可自行愈合,听力大多能恢复正常。治疗不当或病情严重者,可遗留鼓膜穿孔、粘连性中耳炎症、鼓室硬化或转变为慢性化脓性中耳炎,甚至引起各种并发症。

九、预防

(1)锻炼身体,提高身体素质,积极预防和治疗上呼吸道感染。

(2)广泛开展各种传染病的预防接种工作。

(3)宣传正确的哺乳姿势,哺乳时应将婴儿抱起,使头部竖直;乳汁过多时应适当控制其流出速度。

(4)鼓膜穿孔及鼓室置管者禁止游泳,洗浴时防止污水流入耳内。

第三节　急性坏死型中耳炎

急性坏死型中耳炎是急性化脓性中耳炎的特殊类型。多发生于猩红热、麻疹、白喉、伤寒、百日咳和流行性感冒(简称流感)等急性传染病中,以猩红热最多见。本病以中耳及其周围组织的广泛坏死、损毁为特点,可演变为慢性化脓性中耳炎。随着急性传染病发病率的下降,本病已不多见。

急性坏死型中耳炎好发于5岁以下的婴幼儿。由于致病微生物(如乙型溶血性链球菌)毒力甚强,严重的全身感染导致机体抵抗力下降,且婴幼儿中耳免疫防御功能不成熟,以致致病菌及其毒素可迅速破坏局部组织,鼓膜发生溃烂、穿孔,鼓室、鼓窦及乳突气房的黏骨膜坏死,听小骨溶溃,甚至累及中耳局部及周围骨的骨髓,发生骨髓炎,个别可有死骨形成。病变尚可侵犯内耳,并发迷路炎,而于病后数月出现明显的感音性聋。如感染得到控制,炎性坏死过程终止,残存的黏膜上皮向病变区生长,鼓膜穿孔可自行修复,听力恢复正常。有些穿孔虽已愈合,但遗留硬化灶和(或)听骨链中断而引起明显的传导性聋。鼓膜肾形穿孔可长期不愈;外耳道鳞状上皮经穿孔边缘向中耳生长致鼓室黏膜上皮化生者可继发胆脂瘤;亦可遗留局限性骨炎、骨髓炎、肉芽组织增生等。

急性坏死型中耳炎可发生于急性传染病的早期(出疹期)或晚期(恢复期)。其临床表现与一般急性化脓性中耳炎相同。但因鼓膜早期发生穿孔,并在数日内融合而迅速扩大,形成较大的肾形穿孔(因松弛部、锤骨柄及紧张部周边血液供应较好,抵抗力较强,而其他部位血液供应相对较差之故),重症者穿孔可达鼓环。因此,耳部的首发症状多为耳内流脓,脓液腥臭。外耳道有肉芽组织增生时,可遮蔽穿孔的鼓膜和裸露的骨壁,以探针探之,可触及粗糙的骨壁或坏死的听小骨。

治疗同一般急性化脓性中耳炎,特别注意加强支持疗法及原发传染病的治疗,提高机体的抵抗力。

第四节　隐性中耳炎

一、概述

隐性中耳炎又称潜伏性中耳炎、亚临床中耳炎或非典型中耳炎,是指鼓膜完整而中耳隐藏着明显的感染性炎性病变的中耳乳突炎。由于病变隐匿,临床常发生漏诊,甚至待引起颅内外并发症时或死后才发现。近年来,本病有增多的趋势,尤以小儿多见,值得关注。

二、病因

（1）急性化脓性中耳炎或乳突炎治疗不当，如剂量不足、疗程过短或菌种耐药。

（2）婴幼儿急性中耳炎因主诉少、鼓膜厚，易误诊而未获合理治疗，致病变迁延。

（3）中耳炎症后期，鼓室峡或鼓窦入口因黏膜肿胀、增厚或肉芽、息肉生成而阻塞，此时虽咽鼓管功能恢复，鼓室逐渐再充气，然乳突病变尚残存，且继续发展。

三、病理

在完整的鼓膜内有蔓延的病理改变，如胆脂瘤、肉芽组织、胆固醇肉芽肿以及听骨坏死。

四、临床表现

（1）本病无典型症状患者可诉耳部不适，轻微的耳痛或耳后疼痛，听力下降，或有低热、头痛等。

（2）部分患者近期（可在数月前）有过急性中耳炎、乳突炎病史。

（3）鼓膜完整，外观似正常，仔细观察可发现松弛部充血，或鼓膜周边血管纹增多，或外耳道后上壁红肿、塌陷。

（4）乳突区皮肤无红肿，但可有轻压痛。

五、辅助检查

1.纯音听力测试

传导性或混合性听力损失。

2.鼓室导抗图

C 型或 B 型鼓室导抗图。

3.影像学检查

颞骨 CT 扫描对诊断有重要价值。可见乳突内有软组织影，可有房室隔破坏，有时可见液、气面，鼓室内亦可有软组织影。

六、诊断

（1）婴幼儿不明原因发热时，宜仔细检查耳部，必要时做颞骨高分辨率 CT 扫描。

（2）成年人耳部不适，或轻微耳痛，或不明原因的传导性听力损失，鼓膜外观虽无特殊改变，也应警惕本病而做相关检查。

七、治疗

由于本病可引起感音神经性聋、迷路炎、脑膜炎等严重的颅内外并发症，即使在药物的控制下，病变仍可向周围发展，故一旦确诊，即应行乳突开放术，彻底根除病灶。

第五节 慢性化脓性中耳炎

一、概述

慢性化脓性中耳炎是中耳黏膜、骨膜或深达骨质的化脓性炎症,重者炎症深达乳突骨质。本病很常见。临床上以耳内长期间歇或持续流脓、鼓膜穿孔及听力下降为特点。

二、病因

慢性化脓性中耳炎的主要病因可概括为:

(1)急性化脓性中耳炎未获恰当而彻底的治疗,或治疗受到延误,以致迁延为慢性。此为较常见的原因。

(2)急性坏死型中耳炎病变深达骨膜及骨质,组织破坏严重者,可延续为慢性。

(3)全身或局部抵抗力下降,如猩红热、麻疹、肺结核等传染病、营养不良、全身慢性疾病等患者。特别是婴幼儿,中耳免疫力差,急性中耳炎易演变为慢性。

(4)鼻部和咽部的慢性病变如腺样体肥大、慢性扁桃体炎、慢性鼻窦炎等,亦为引起中耳炎长期不愈的原因之一。

(5)鼓室置管是否可并发本病尚无定论。据统计,经鼓室置管的小儿中有15%~74%并发慢性化脓性中耳炎,并认为造成继发感染的原因可能是中耳内原有的病原体繁殖,或由通气管污染所致。鼓膜置管后遗留鼓膜穿孔长期不愈,亦可经外耳道反复感染而引起本病。

(6)乳突气化不良与本病可能有一定关系,因为在慢性化脓性中耳炎患儿中,乳突气化不良者居多。不过其确切关系尚不清楚。

三、病理

本病的病理变化轻重不一。轻者,病变主要位于中鼓室的黏膜层,称单纯型,曾有咽鼓管鼓室型之称。此型于炎症急性发作时,鼓室黏膜充血、水肿,有炎性细胞浸润,并有以中性粒细胞为主的渗出物。如果感染得到控制,炎症吸收,病变可进入静止期,此时鼓室黏膜干燥,鼓膜穿孔仍存,少数小的穿孔也可自行愈合。病变重者,除了中、上鼓室,甚至下鼓室黏膜充血、水肿,有炎性细胞浸润外,黏膜尚可出现增生、肥厚,若黏骨膜破坏,病变深达骨质,听小骨、鼓窦周围、乳突,甚至岩尖骨质都可以发生骨疡,形成慢性骨炎,则局部可生长肉芽或息肉,病变迁延不愈,曾称骨疡型。中耳黏膜破坏后,病变长期不愈合者,有些局部可发生鳞状上皮化生或同时有纤维组织增生,形成粘连或产生硬化病变等。

四、临床表现

1.耳溢液

耳内流脓可为间歇性或持续性,脓量多少不等。上呼吸道感染或经外耳道再感染时,流脓发作或脓液增多,可伴有耳痛,病变由静止期或相对稳定期进入急性发作期。脓液或为黏液性、黏液脓性或为纯脓。如脓液长期不予清洗,可有臭气。炎症急性发作期或肉芽、息肉受到外伤时分泌物内可带血,甚至貌似全血。

2.听力下降

患耳可有不同程度的传导性或混合性听力损失。听力下降的程度与鼓膜穿孔的大小、位置、听骨链是否受损,以及迷路正常与否等有关。就鼓膜穿孔而言,紧张部前下方的小穿孔一般不致引起明显的听力下降;后上方的大穿孔则可导致较重的听力损失。有些患者在耳内滴药后或耳内有少许分泌物时,听力反可暂时提高,此乃因少量的液体遮盖蜗窗膜,使相位相同的声波不同时到达两窗,前庭阶内外淋巴液的振动不会受到干扰之故。

3.耳鸣

部分患者有耳鸣,多与内耳受损有关。由鼓膜穿孔引起的耳鸣,在将穿孔贴补后耳鸣可消失。

五、辅助检查

1.鼓膜穿孔

鼓膜穿孔可分为中央性和边缘性2种。若穿孔的四周均有残余鼓膜环绕,不论穿孔位于鼓膜的中央或周边,皆称为中央性穿孔。所谓边缘性穿孔,是穿孔的边缘有部分或全部已达鼓沟,该处无残余鼓膜。慢性化脓性中耳炎的鼓膜穿孔一般均位于紧张部,个别大的穿孔也可延及松弛部。穿孔可大可小,呈圆形或肾形,大多为中央性。穿孔较大时,部分锤骨柄,甚至部分砧骨长突或砧镫关节可暴露于外。通过穿孔可见鼓室内壁或充血、水肿,而黏膜光滑;或黏膜增厚、高低不平;有时可见硬化病灶;病变严重时,紧张部鼓膜可以完全毁损,鼓室内壁出现鳞状上皮化生。鼓室内或穿孔附近可见肉芽或息肉,具有长蒂的息肉可越过穿孔坠落于外耳道内,掩盖穿孔,妨碍引流;肉芽周围可有脓液。有些肉芽或息肉的根部可能位于前庭窗附近,盲目的撕拉可致镫骨足板脱位而并发内耳炎。

2.听力学检查

呈轻到中度的传导性听力损失,或听力损失为混合性,或感音神经性。

3.颞骨CT

病变主要限于中鼓室者听小骨完整,乳突表现正常;乳突多为气化型,充气良好。中耳出现骨疡者,中、上鼓室及乳突内有软组织影,房室隔不清晰,小听骨可有破坏或正常。但鼓窦入口若因炎性瘢痕而闭锁以致鼓窦及乳突气房充气不良,或乳突内黏膜增厚等,乳突腔内亦可呈现均匀一致的密度增高影,应善加鉴别。

六、诊断

诊断应根据病史、鼓膜穿孔及鼓室情况,结合颞骨 CT 图像综合分析,判断病变性质及范围,而不可仅凭鼓膜穿孔的位置是中央性或边缘性、穿孔的大小以及流脓是间断性或持续性等匆忙做出结论。更何况中耳的病变也是发展的,可转化的。

七、鉴别诊断

1.伴胆脂瘤的慢性化脓性中耳炎

不伴感染的中耳胆脂瘤可无耳溢液;伴化脓性中耳炎者可有流脓、听力下降,伴耳鸣。鼓膜松弛部内陷、穿孔,紧张膜内陷、增厚;或鼓膜后上部边缘穿孔。X 线片:较大的胆脂瘤表现为典型的骨质破坏腔。CT:鼓室乳突密度影增高。

2.慢性鼓膜炎

耳内流脓、鼓膜上有颗粒状肉芽,但无穿孔,颞骨 CT 示鼓室及乳突正常。

3.中耳癌

好发于中年以上的成年人。大多有患耳长期流脓史,近期有耳内出血、伴耳痛,可有张口困难。鼓室内新生物可向外耳道浸润,接触后易出血。病变早期即出现面瘫,晚期有Ⅶ、Ⅸ、Ⅹ、Ⅺ对脑神经受损。颞骨 CT 示骨质破坏。新生物活检可确诊。

4.结核性中耳炎

起病隐匿,耳内脓液稀薄,听力损失明显,早期发生面瘫。鼓膜大穿孔,肉芽苍白。颞骨 CT 示鼓室及乳突有骨质破坏区及死骨。肺部或其他部位可有结核病灶。肉芽病检可确诊。

八、治疗

治疗原则为控制感染、通畅引流、清除病灶、恢复听力、消除病因。

1.病因治疗

积极治疗上呼吸道的病灶性疾病,如慢性鼻窦炎、慢性扁桃体炎等。

2.局部治疗

局部治疗包括药物治疗和手术治疗。

(1)药物治疗

①引流通畅者,应首先使用局部用药;炎症急性发作时,要全身应用抗生素。

②有条件者,用药前先取脓液做细菌培养及药敏试验,以指导用药。

1)局部用药种类

①抗生素溶液或抗生素与糖皮质激素混合液,如 0.3%氧氟沙星(泰利必妥)滴耳液、利福平滴耳液(利福平滴耳液瓶口开启后 3 天药液即失效)、2%氯霉素甘油滴耳液等,用于鼓室黏膜充血、水肿、分泌物较多时。

②乙醇或甘油制剂,如 3%~4%硼酸甘油、3%~4%硼酸乙醇等,适用于脓液少、鼓室潮湿时。

③粉剂,如硼酸粉、磺胺噻唑与氯霉素粉(等量混合)等,仅用于穿孔大、分泌物很少或乳突术

后换药。

2)局部用药注意事项

①用药前,应彻底清洗外耳道及鼓室内的脓液。可用3%过氧化氢溶液或硼酸水清洗,然后用棉签拭净或以吸引器吸尽脓液,方可滴药。

②含氨基苷类抗生素的滴耳剂或各种溶液(如复方新霉素滴耳剂、庆大霉素等)用于中耳局部可引起内耳中毒,忌用。

③水溶液易经小穿孔进入中耳为其优点,但也易流出;甘油制剂比较黏稠,接触时间较长,却不易通过小穿孔。

④粉剂宜少用,用粉剂时应择颗粒细、易溶解者,一次用量不宜过多,鼓室内撒入薄薄一层即可。穿孔小、脓液多者忌用粉剂,因粉剂可堵塞穿孔,妨碍引流,甚至引起危及生命的并发症。

⑤避免用有色药液,以免妨碍对局部的观察。

⑥需用抗生素滴耳剂时,宜参照中耳脓液的细菌培养及药物敏感试验结果,选择适当的、无耳毒性的药物。

⑦忌用腐蚀剂(如酚甘油)。

滴耳法:患者取坐位或卧位,患耳朝上。将耳郭向后上方轻轻牵拉,向外耳道内滴入药液3~5滴。然后用手指轻轻按捺耳屏数次,促使药液通过鼓膜穿孔处流入中耳。5~10 min后方可变换体位。注意:滴耳药应尽可能与体温接近,以免引起眩晕。

(2)手术治疗

①中耳有肉芽或息肉,或电耳镜下虽未见明显肉芽或息肉,而经正规药物治疗无效,CT示乳突、上鼓室等有病变者,应做乳突径路鼓室成形术或改良乳突根治术或经典乳突根治术。

②中耳炎症已完全吸收、遗留鼓膜紧张部中央性穿孔者,可行单纯鼓室成形术。

第二章

耳聋

第一节　遗传性聋

一、概述

遗传性聋的病理基础是来自亲代的致聋基因，或新发生的突变致聋基因所导致的耳部发育异常，或代谢障碍，以致出现听功能不良。遗传性聋既有因外耳、中耳发育畸形引起的传导性聋，亦有因内耳发育不全等所致之感音神经性聋。其中，感音神经性聋在遗传性聋中占有重要位置。Resender 等估计，在先天性聋中大约50%是由遗传因素引起的。在欧美国家，儿童的遗传性感音神经性聋的发病率为 1：6 000～1：2 000。在成人，遗传性感音神经性聋至少占这种耳聋总数的20%。近数十年来，随着分子生物学、遗传学和医学遗传学的迅速发展，遗传性聋的基因研究已经有了长足的进步，取得了不少成果。目前发现，人类基因组中有 200 个基因与耳聋的关系密切。在综合征性耳聋中，已经定位的与耳聋相关的基因约为 100 个，其中 60 多个已被克隆；在非综合征性耳聋中，已定位的基因也约有 100 个。

二、分类

1.按遗传方式的分类

遗传性聋大多通过核基因遗传，少数与线粒体基因有关。遗传基因位于常染色体上者称常染色体遗传；位于性染色体上则称性连锁遗传。无论是常染色体遗传还是性连锁遗传，均可分为显性遗传和隐性遗传 2 种。

（1）常染色体显性遗传（autosomal dominant inheritance，AD）：凡遗传基因位于常染色体上，并由显性基因控制的遗传，称常染色体显性遗传。如双亲之一是杂合子，子女中约有 1/2 是发病个体，另 1/2 则完全正常，且不遗传。有些杂合子可能由于受到修饰基因等因素的影响，其有关疾病的症状可以不表现出来或表现程度有差异，从而出现不完全的外显率。尽管如此，但其后代的发病机会仍为 1/2。目前认为在遗传性聋中，由这种遗传方式传递的非综合征性占10%～20%，耳聋大多表现为出生后才发生的进行性听力下降,且以高频下降型为主,少数伴有眩晕。其中已有不少已经定位和(或)克隆。

(2)常染色体隐性遗传(autosomal recessive inheritance,AR):遗传基因位于常染色体上、由隐性基因控制的遗传,称常染色体隐性遗传。在杂合子中,这种遗传不会表现相应的症状,只有在纯合子时,方出现症状。隐性遗传性聋患者,往往双亲的听力正常,患病个体在其全部子女中占1/4,男女发病的机会相等。近亲婚配者,后代发病的风险增加。由这种遗传方式传递的非综合征性遗传性聋占75%~80%,大多为重度或极重度性聋,且出生时即聋,故为语前聋。

(3)性连锁遗传(sex-linked inheritance):由于 Y 染色体不携带完全的等位基因,故耳聋的遗传基因主要位于 X 染色体上,随 X 染色体传递。目前发现,非综合征性感音神经性聋中,X-连锁遗传约占1%,Y-连锁遗传甚少。性连锁遗传既可为显性遗传,亦可为隐性遗传。隐性遗传者,子女中男性发病率为1/2,女性若为纯合子则受累,否则女性仅为疾病遗传基因的携带者。所以在几代人中男性患者的疾病基因常由女性携带并交叉遗传而来。显性遗传者,若母亲患病,子女中约有 1/2 发病;如父亲为患者,则全部女儿均患病。

2.按病变位置分类

(1)病变位于外耳和(或)中耳,引起传导性聋,如外耳道狭窄或闭锁、听小骨畸形、耳硬化症等。

(2)病变位于内耳,引起感音神经性聋。

(3)病变累及外耳和(或)中耳和内耳者,则引起混合性聋。此型比较少见。

3.按发病时间分类

(1)先天性遗传性聋:耳聋于出生时即已发生的遗传性聋,属先天性遗传性聋。

(2)遗传性进行性聋:出生时听力正常,而于出生后某一年龄阶段开始出现进行性听力下降,最后发展为严重的耳聋。

4.按伴发疾病的有无分类

(1)非综合征性聋(non-syndromic hearing impairment,NSHI):耳聋为发病个体唯一的遗传性疾病,其他器官无遗传性损害,约占遗传性聋的70%。

遗传性非综合征性感音神经性聋大多为先天性,出生时即有耳聋,且多为重度或极重度聋。少数出生时听力正常,于生后某一年龄阶段开始出现进行性听力下降,称为迟发性感音神经性聋。这种迟发性的进行性感音神经性聋可分为高频下降型、低频下降型、中频下降型和早发型4型,以高频下降型较多见。但无论为哪一型,随着耳聋的进行性加重,各型其他频率的听力也将逐渐受损,最终发展为重度聋。

非综合征性感音神经性聋大多通过常染色体隐性遗传的方式传递,也有少数显性遗传或性连锁遗传。常染色体隐性遗传在非综合征性感音神经性聋中占75%~80%。目前的研究证明,在常染色体隐性遗传性聋中,有 40%~50%与编码缝隙连接蛋白 26(Cx-26)基因即 *GJB2* 基因突变有关。该基因定位于 13q11.12,已于 1993 年被克隆。在 *GJB2* 突变中,235delC 是最多见的突变。由于它是第 1 个被发现的与 DFNB 性聋有关的基因,故又称 DFNB1 基因。目前研究认为,它是东亚人种中(包括中国人)最常见的致聋突变基因。戴朴等对我国 18 个省市聋校学生中非综合征性聋流行病学的研究报告中称,在 1 680 例 *GJB2* 基因 235delC 突变筛查中发现突变率为 18.10%。并认为各地区间检出率差异较大。该基因还与少数常染色体显性遗传性聋有关。

编码缝隙连接蛋白 Cx-30 的基因。即 *GJB6* 基因突变也与非综合征性感音神经性聋有关,但是它在不同人种和地区的出现概率不尽相同。在我国这种突变较少见,而 *GJB6* D13S18 突变在欧美人群却比较多见。

我国夏家辉教授等报告了中国 2 个常染色显性遗传性非综合征性聋家系存在 *GJB3*(Cx-31)基因突变。

缝隙连接是相邻 2 个细胞间的通道,由 6 个连接蛋白(Cx)组成,电子、离子、信使分子和代谢物质通过该通道可直接在相邻的 2 个细胞间转运。Cx 在胚胎发育、形态构建及功能调节中具有重要意义。缝隙连接可能在耳蜗 K^+ 循环中起重要作用。Cx 基因突变可能使内耳 K^+ 循环遭破坏,而影响声-电转导过程。但是 Cx 基因突变导致耳聋的确切机制尚待深入研究。

此外,与非综合征性聋相关的基因及其位点还有不少,如 *MYO7*、*MYO15A*、*MYO6*、*WFS*、*COCH*、SLC26A4、TECTA 及线粒体 DNA(mitochondrial DNA,mtDNA)突变等。其中 SLC26A4 和 mt*DNA* 12Sr*RNA* A1555G 也是目前我国发现的较常见的突变基因之一。

目前的研究表明,一种致聋基因可以和不同的遗传性聋有联系,一种遗传基因不仅对应一种遗传方式,还可对应一种以上的遗传方式;不同致聋基因的功能也各不相同。因此,对遗传性聋奥秘的揭示,目前还处于初级阶段。随着医学遗传学研究的不断深入,未来还可能有更多新的致聋基因被发现。

(2)综合征性聋(SHI):患者除遗传性聋外,尚伴有身体其他器官的遗传性疾病,如眼、骨骼系统、神经系统、肾脏、皮肤、内分泌系统、代谢性疾病等。临床上,根据受累器官和病变部位的不同而称为各种综合征。据统计,这种综合征有 400 余种,约占遗传性感音神经性聋的 30%。

1)颅面骨发育不全综合征:又称 Crouzon 综合征,属常染色体显性遗传。可能由于颅骨骨缝过早融合,患者脑颅及面颅骨发育不全。表现为颅面骨形态异常,颅小,头短,上、下颌骨发育不良,眼距过宽、突眼、鹦鹉鼻等。并常伴有智力障碍。本病约 1/3 伴发传导性聋,多由中耳畸形引起,如锤骨头与上鼓室外侧壁融合,镫骨与鼓岬融合、固定,前庭窗全部或部分骨封,蜗窗龛狭小。此外尚可并发外耳道狭窄或闭锁、鼓膜缺如。由于颅底骨质发育不全,岩骨的发育受其影响,以致中耳和内耳的位置可能倾斜,面神经管亦可异位。

2)颌面骨发育不全综合征:又称 Treacher Collins 综合征或 Frances Chetti Klein 综合征。1900 年 Treacher Collins 首先描述了 2 例有关综合征,1949 年 Franceschetti Zwahten Klein 详细描述了本病。为常染色体显性遗传。最常见的表现为颧骨、上颌骨和下颌骨发育不全,眼睑畸形,睑裂斜位等(不伴眼畸形者),称为耳-下颌发育不全。可伴有耳郭畸形(如小耳)、外耳道狭窄或闭锁,或外耳道深部有骨板闭锁、鼓室狭小或未育,或上鼓室骨封,听小骨畸形、鼓膜张肌、镫骨肌缺如、鼓窦甚小或消失和乳突多呈坚质型。如并发内耳畸形,常为前庭受犯,但内耳及面神经极少受累,有时咽鼓管口可有畸形。偶伴后鼻孔闭锁、隐睾、先天性心脏病及智力低下。本畸形与 TCOF 基因突变有关。

3)颈-眼-耳发育不全综合征:又称 Duane 综合征,属常染色体显性遗传。表现为颈椎畸形(椎体融合)、颈短、外展麻痹及眼球陷没。耳部畸形主要在外耳和中耳,如小耳、外耳道闭锁、听小骨融合、镫骨与前庭窗脱离、前庭窗膜性闭锁,也可出现内耳畸形。

4)成骨不全综合征:以蓝巩膜、脆骨症和耳聋(传导性、混合性、感音神经性)为特征,可分为2型。

①先天性成骨不全:为常染色体显性遗传,但外显率不高。有些胎儿可于子宫内发生骨折,颅骨骨折是造成子宫内死亡的常见原因。

②延迟性成骨不全:为常染色体隐性遗传。进行性听力下降一般开始于青春发育期以后。高发病年龄为30~40岁。耳聋开始为传导性,以后可发展为混合性及感音神经性。Schuknecht发现患者耳部病变位于前庭窗区,该区有新生的含有丰富血管的海绵状骨质,如耳硬化症。

小儿时期即开始出现进行性听力下降的成骨不全称为 Van der Hoeve 综合征。

5)眼-耳郭发育不全综合征:眼-耳郭发育不全以眼部畸形或皮样囊肿、副耳郭及先天性耳前瘘管为主要表现。耳前瘘管开口于口角与耳屏之间,即上颌突与下颌突融合线上。眼部畸形可表现为睑裂、虹膜裂、白内障等,尚可伴有颈椎畸形、耳部畸形、巨口畸形及下颌骨发育不全等,也可发生中耳畸形。先天性聋为半规管变形及前庭扩大,亦可有外耳道闭锁、鼓室骨封、鼓骨未发育及小听骨畸形。

6)Marfan 综合征:为常染色体显性遗传。患者身材高,脊柱侧凸,长指(趾),肌张力下降,有晶体脱位倾向,可并发心脏病,特别是主动脉瘤。耳聋呈传导性、混合性或感音神经性。

7)腭裂、颌小及舌下垂综合征:又称 Pierre Robin 综合征。可为常染色体显性遗传,亦可因妊娠早期(第3、第4个月)母亲感染疾病所致。表现为腭裂、颌小畸形、舌下垂,马蹄内翻足、髋部脱位,并有头小畸形、脑积水、智力低下等。耳部畸形则表现为耳郭低位、杯状耳、鼓室未育、镫骨足板及足弓增厚;尚可并发内耳发育不全,如耳蜗中、顶周交通,蜗轴发育不全,内耳道狭窄等,故耳聋可为传导性或混合性。

8)软骨发育不全综合征:又称侏儒症。本病虽属常染色体显性遗传,但约有 3/4 的病例是由基因发生新的突变所致。发病率随父母妊娠时的年龄增高而增加。主要表现为头大、躯干小;听小骨可与鼓室骨缘融合,尚可伴有耳蜗畸形。耳聋多为传导性。有易患分泌性中耳炎的倾向。

9)尖头并指(趾)畸形综合征:又称 Apert 综合征。可为常染色体显性遗传,亦可为基因发生新的突变的结果。患儿头颅高耸、前额扁平、上颌骨发育不全、硬腭高拱、鞍鼻、并指(趾)。伴有程度不等的传导性聋,术中可见镫骨足板固定。

10)耳-腭-指综合征:为性连锁遗传。额骨及枕骨隆凸、下颌及腭骨发育不全、短指、棒状指伴智力发育不全。耳屏过低、小耳、听骨链畸形。

11)21-三体综合征:染色体的先天性异常,表现为染色体增多、减少或缺损。染色体增多者,即在某一对染色体中增加了一个额外的染色体,由原来的2个染色体一组变为3个一组,故称为"三体综合征"。三体综合征可分为3类,即13-三体综合征(Patau 综合征)、18-三染色体综合征(Edwards 综合征)和21-三体综合征(Down 综合征,先天性愚型)。Down 综合征有一额外的第21号染色体。该病在新生儿的发病率为 1∶600,母亲妊娠时的年龄越大,发病率越高。临床上主要表现为反复发作的上呼吸道感染,如鼻窦炎、中耳炎等或外耳道比较狭窄,听骨链有异常;亦可伴有耳蜗发育异常。

12)先天性短颈畸形综合征:又称 Klippel-Feil 综合征、先天性颈胸椎骨性连接及先天性斜颈等。由 Klippel 和 Feil 于 1912 年首先描述。为常染色体显性遗传,但外显率不高;有些为常染色体隐性遗传。女性较为多见。患者有 2 个或 2 个以上的颈椎互相融合,甚者全部颈椎融合成一整块,胸椎亦可受累,环椎可与枕骨融合。颈短,给人以头部似乎直接位于胸部之上的错觉,头部运动受限,但为无痛性,可伴有脊柱裂、低发际。耳蜗发育不全,如 Mondini 畸形等,内耳道可能畸形。耳聋呈感音神经性聋,如并发外、中耳畸形,耳聋为混合性。

13)耳聋、视网膜色素变性综合征:又称 Usher 综合征。为常染色体显性或隐性遗传,亦可为性连锁遗传。本病的主要特点为感音神经性聋,并发进行性视网膜色素变性,亦可伴有眩晕和癫痫。耳蜗底周螺旋器萎缩,血管纹有不规则变性;由于网膜色素沉着,视野逐渐变小。根据耳聋的严重程度和前庭受累情况,本病可分为 2 个临床亚型。

①Ⅰ型:耳聋严重,前庭功能低下。

②Ⅱ型:中度耳聋,前庭功能正常。有报告称,与本综合征相关的基因分别定位于 1q32 区、11q 及 11p、14q。眼科检查是诊断本病的重要方法之一。

14)额部白化、鼻根增宽、耳聋综合征:又称 Waardenburg 综合征。是最常见的综合征之一。属常染色体显性遗传,亦可为隐性遗传或性连锁遗传。基本症状为:患者前额有一束白发或头发全白、眼眦异位、鼻根部扁平、鼻梁增宽、鼻翼发育不良、球状鼻、虹膜异色、睑裂细小、浓眉、连字眉,耳聋出现于单耳或双耳,为中度或重度感音神经性聋;前庭功能减退。本综合征可分为 4 个亚型。

①Ⅰ型:除上述基本症状外并发内眦外移,耳聋发生率为 25%~58%。

②Ⅱ型:基本特征中内眦无外移,可出现单侧上睑下垂,耳聋发生率较高,为 50%~87%。

③Ⅲ型:并发上肢畸形,余同Ⅰ型。

④Ⅳ型:伴巨结肠、胃肠闭锁、先天性心脏病。临床亚型不同,其分子遗传学的特点亦不相同。目前发现了 5 个与本病相关的致病基因:PAX3、MITF、EDNRB、EDN3 及 SOX10。

15)甲状腺肿耳聋综合征:又称 Pendred 综合征。患者有严重的先天性感音神经性聋,并发碘代谢障碍,5~10 岁以后逐渐出现甲状腺肿大,20~30 岁时最重,56%的患者甲状腺功能低下。患者多在出生后数周或数月听力急剧下降,1~2 岁时听力损失明显,患者可伴 Mondini 畸形。为常染色体隐性遗传。致病基因为 PDS(SLC26A4)基因。前庭水管扩大综合征患者亦可检出与此相同的致病基因。

16)Franconi 综合征:常染色体隐性遗传。表现为先天性贫血、皮肤色素沉着、骨骼畸形和智力低下。感音神经性聋为缓慢进行性,高频音听力首先受损。

17)生殖腺畸形综合征:又称 Turner 综合征。为性染色体畸变。表现为生殖腺畸形,并发两侧对称性感音神经性聋,亦可出现外耳及中耳畸形。

18)耳聋、心电图异常综合征:又称 Jervell Lange-Nielsen 综合征。两侧重度感音神经性聋,并发先天性心电图异常,特别是 QT 延长,患者多在 20 岁以前死亡。约半数为常染色体隐性遗传。

19）Alport 综合征：患儿在 10 岁以前出现血尿、蛋白尿、高血压，约 50% 的患者在 10 岁左右开始出现两耳高频下降型感音神经性聋，缓慢进行性加重，但在中年以后听力基本稳定。两耳常听力不完全对称，也可出现平坦型听力曲线。并有眼部前锥形晶体、黄斑周围视网膜斑、黄斑周围融合斑、白内障等。眼部症状多在肾功能不全以后出现，故在儿童期极少见。男性多在 40 岁以前死亡，女性预后稍好。有关病因尚有争论。肾脏病变为遗传性，Ⅱ、Ⅲ、Ⅳ 型 Alport 综合征为性连锁显性遗传，Ⅴ 型和 Ⅵ 型属常染色体显性遗传。颞骨病理检查发现，主要病变为耳蜗毛细胞及血管纹退行性变。个别作者报告螺旋神经节细胞有缺失。

20）Refsum 病：为常染色体隐性遗传。视网膜色素变性，并发周围神经病变及小脑性共济失调。进行性感音神经性聋通常开始于 10~20 岁。

21）Norrie 综合征：为性连锁隐性遗传。表现为进行性视力下降、智力低下，约 1/3 的患者有进行性感音神经性聋。

三、诊断

1.排除引起耳聋的其他原因

遗传性聋的诊断步骤之一，是排除可能引起耳聋的其他原因，如先天性非遗传性聋、药物中毒性聋、病毒性或细菌性迷路炎，以及自身免疫性聋等。

2.全面的体格检查

进行仔细的全身体格检查，了解有无有关各种综合征的其他器官畸形，并进行颞骨 CT 扫描、膜迷路 MR 三维重建及水成像，观察内耳有无畸形。

3.家族病史的询问和调查

仔细询问家族中至少 3 代人的耳聋病史，包括耳聋的发病时间、严重程度、伴发症状，以及是否近亲结婚等，根据病史画出系谱图，通过对系谱图的分析，有助于判断遗传方式；必要时须对家族中的现存成员进行检查，包括听力学检查等，以助诊断。

4.染色体组型分析

分析染色体的大小、数目、形态，注意染色体有无重组、缺失、倒位、转位等异常。

5.基因诊断

又称 DNA 诊断或 DNA 探针技术。其基本原理是应用现代分子生物学和分子遗传学的方法，检查基因的结构及其表达功能。

四、治疗

（1）对遗传性传导性耳聋，大多可通过手术进行治疗，提高听力。

（2）目前对遗传性感音神经性聋尚无有效的治疗方法。有残余听力者，可根据具体情况，佩戴适当的助听器，有适应证者做人工耳蜗植入术。

（3）广泛开展遗传学咨询活动，大力宣传优生优育，使人们认识到提高人口素质的重要性。

（4）在完善基因诊断的基础上，开展遗传性聋的产前诊断，有可能降低其发病率。

第二节　特发性突聋

一、概述

突然发生的听力损失称为突聋,这种耳聋大多为感音神经性。许多疾病都可以引起突聋。特发性突聋则是指突然发生的、原因不明的感音神经性听力损失,患者的听力一般在数分钟或数小时内下降至最低点,少数患者可在 3 天以内;可同时或先后伴有耳鸣及眩晕;除第Ⅷ对脑神经外,无其他脑神经症状。目前,临床上多将这种特发性突聋称为"突发性聋"。由迷路(内耳)窗膜破裂引起的突聋已作为一个单独的疾病,不再包括在"突发性聋"之内。

二、病因

病因未明。主要的学说有如下 2 种。

1.病毒感染学说

据临床观察,不少患者在发病前曾有感冒史;不少有关病毒的血清学检查报告和病毒分离结果也支持这一学说。据认为,许多病毒都可能与本病有关,如腮腺炎病毒、巨细胞病毒、疱疹病毒、水痘带状疱疹病毒、流感病毒、副流感病毒、鼻病毒、腺病毒Ⅲ型、EB 病毒、柯萨奇病毒等。Cummis 等报告了对西非突聋患者血清学的调查结果,仍认为病毒感染是这种突聋的病因。从患者外淋巴液中分离出腮腺炎病毒,从脑脊液中发现疱疹病毒,以及不少患者血清中巨细胞病毒抗体滴度升高,疱疹病毒并发其他病毒的抗体滴度升高等,都提示了病毒感染与本病的病因学关系。支持这一学说的另一资料是颞骨的病理组织学研究结果:Schuknecht 等研究了 12 例特发性突聋患者的死后颞骨组织病理,发现其病理变化与过去所见的病毒性迷路炎相似。Yoon 等观察了 8 例特发性突聋死后的颞骨病理变化,发现内耳最普遍的病变为螺旋器萎缩和耳蜗神经元缺失。这些结果提示特发性突聋的病因可能为病毒所引起的急性耳蜗炎或急性耳蜗前庭迷路炎。Schknecht 认为,除 Ramsay Hunt 综合征外,病毒性耳蜗神经炎是很少见的。

2.内耳供血障碍学说

内耳的血液供应来自迷路动脉。迷路动脉从椎-基底动脉的分支——小脑下后动脉或小脑下前动脉或直接从基底动脉分出。迷路动脉虽然可以通过鼓岬和骨半规管上的裂隙与颈内、颈外动脉的分支相交通,但是这些吻合支均甚纤细,所以迷路动脉基本上是供应内耳血液的唯一动脉。加之椎-基底动脉-迷路动脉系统常常出现解剖变异,这就增加了内耳供血系统的脆弱性。内耳微循环的调控机制目前尚未完全阐明。现已知,它除受自主神经系统及局部调控机制的影响外,也受血压、血流动力学的影响。不少学者证实,来自颈神经节和胸神经节的交感神经节后纤维沿血管(颈内动脉、颈外动脉和椎-基底动脉)周围神经丛,并沿鼓丛神经,第Ⅶ、第Ⅷ、第Ⅹ对脑神经耳支的周围行走,进入耳蜗后,循螺旋蜗轴动脉及其分支伸抵放射状动脉的起始段。而螺旋韧带、血管纹、螺旋缘及基底膜处的小血管则无肾上腺素能神经支配。内耳供血障碍学说认为，特发性突聋可因血栓或栓塞形成、出血、血管痉挛等引起。

不少学者认为，中老年人，特别是并发动脉硬化、高血压者，可因迷路动脉的某一终末支出现血栓或栓塞形成而导致突聋。年轻人于头颅外伤后，亦可因脂肪栓塞而引起突聋。文献中曾报告1例29岁男性病例，于头颅外伤后尿中出现脂肪滴及眼底病变，3天后发生突聋。此外尚有关于潜水工人因内耳空气栓塞而引起突聋的报告。动物实验也证明，心内注射微球后，在蜗轴、血管纹和螺旋韧带等处可见栓塞形成。Sheehy于1960年曾提出血管痉挛学说，认为由于各种原因（如受寒、受热、焦虑等）可引起自主神经功能紊乱，以致血管痉挛、组织缺氧、水肿、血管内膜肿胀，进一步导致局部血流减慢、淤滞，内耳终器因缺血、缺氧而遭到损害。尚有报告特发性突聋患者血液中血小板的黏滞性及凝集性增高者。由于内耳小动脉有迂曲盘绕行走的特点，在正常情况下，此处的血流速度比较缓慢，若血液的黏滞度增高，则在此发生血小板沉积、黏附、聚集，甚至血栓形成的可能性就会增大。动物实验发现，内耳缺血持续6 s，耳蜗电位即消失，而缺血达30 min后，即使血液供应恢复，电位已发生不可逆的变化。

临床上不少患者用血管扩张药或抗凝血药或溶栓剂治疗后，病情得到缓解，也可作为这一学说的旁证。再者，病毒感染也可通过影响局部的微循环而损害内耳：如病毒与红细胞接触引起血球黏集；内耳的血管内膜因感染而发生水肿，造成管腔狭窄或闭塞；病毒感染使血液处于高凝血状态，容易形成血栓等。此外，血压过低也是导致内耳供血不足的原因之一。Plath发现，不少突聋患者的血压较低。动物实验也证明，主动脉的血压和耳蜗的氧分压之间有密切关系。

三、临床表现

本病多见于中年人，男女两性的发病率无明显差异。病前大多无明显的全身不适感，但多数患者有过度劳累、精神抑郁、焦虑状态、情绪激动、受凉或感冒史。患者一般均能回忆发病的准确时间（某月某日某时）、地点，及当时从事的活动，约1/3的患者在清晨起床后发病。

1.听力下降

可为首发症状。听力一般在数分钟或数小时内下降至最低点，少数患者听力下降较为缓慢，在3天以内方达到最低点。听力损失为感音神经性。轻者在相邻的3个频率内听力下降达30dB以上；而多数则为中度或重度耳聋。如眩晕为首发症状，患者由于严重的眩晕和耳鸣，耳聋可被忽视，待眩晕减轻后，才发现患耳已聋。

2.耳鸣

可为始发症状。患者突然发生一侧耳鸣，音调很高，同时或相继出现听力迅速下降。经治疗后，多数患者听力虽可提高，但耳鸣可长期不消失。

3.眩晕

约半数患者在听力下降前或听力下降发生后出现眩晕。这种眩晕多为旋转性眩晕，少数为颠簸、不稳感，大多伴有恶心、呕吐、出冷汗、卧床不起。以眩晕为首发症状者，常于夜间睡眠之中突然发生。与梅尼埃病不同，本病无眩晕反复发作史。

4.其他

部分患者有患耳耳内堵塞、压迫感，以及耳周麻木或沉重感。

多数患者单耳发病,极少数可同时或先后相继侵犯两耳。

四、辅助检查

1.一般检查

外耳道、鼓膜无明显病变。

2.听力测试

纯音听阈测试:纯音听力曲线示感音神经性聋,大多为中度或重度聋。可为以高频下降为主的下降型(陡降型或缓降型),或以低频下降为主的上升型,也可呈平坦型曲线。听力损失严重者可出现岛状曲线。

重振试验:阳性,自描听力曲线多为Ⅱ型或Ⅲ型。

声导抗测试:鼓室导抗图正常。镫骨肌反射阈降低,无病理性衰减。

耳蜗电图及听性脑干诱发电位示耳蜗损害。

3.前庭功能试验

本检查一般在眩晕缓解后进行。前庭功能正常或明显降低。

4.瘘管试验(Hennebert 综合征,Tullio 试验)

阴性。

5.实验室检查

包括血常规、尿常规、血液流变学等。

6.影像学检查

内耳道脑池造影、CT、MRI(必要时增强)示内耳道及颅脑无病变。

五、鉴别诊断

听神经瘤可能由于肿瘤出血、周围组织水肿等而压迫耳蜗神经,引起神经传导阻滞;或因肿瘤压迫动脉,导致耳蜗急性缺血,故可引起突发性感音神经性聋。据文献报告,其发生率为10%~26%。应注意鉴别。

艾滋病患者发生突聋者已有报告,突聋也可为艾滋病的首发症状,两者之间的关系尚不明了。由于艾滋病可以并发中枢神经系统感染、肿瘤及血管病变等,如这些病变发生于听系、脑干等处,则可发生突聋。此外,艾滋病患者在治疗中如使用耳毒性药物,也可引起突聋。

少数分泌性中耳炎患者也可主诉突聋,鼓膜像和听力检查结果可资鉴别。反之,临床上也有将特发性突聋误诊为分泌性中耳炎者,这种错误并不罕见。

由于本病容易发生误诊,为慎重起见,建议对特发性突聋患者进行6~12个月的随诊观察,以了解听力的变化情况、病情的转归,进一步排除其他疾病。

六、治疗

本病虽有自愈倾向,但切不可因此等待观望或放弃治疗。前已述及,治疗开始的早晚和预后有一定的关系,因此,应当尽一切可能争取早期治疗。治疗一般可在初步筛查后(一般在 24 h 内完成)立即开始。然后在治疗过程中再同时进行其他(如影像学)检查。

1.10%低分子右旋糖酐

500 mL,静脉滴注,3~5天。可增加血容量,降低血液黏度,改善内耳的微循环。并发心力衰竭及出血性疾病者禁用。

2.血管扩张药

血管扩张药种类较多,可选择以下1种,至多不超过2种。

(1)钙通道拮抗药:如尼莫地平或尼莫通30~60 mg,每天2~3次;或西比灵(盐酸氟桂利嗪)5 mg,每天1次。钙通道拮抗药具有扩张血管、降低血黏度、抗血小板聚集、改善内耳微循环的作用。注意仅能选其中1种。

(2)组胺衍生物:如倍他司汀6~12 mg,每天3次。

(3)活血化瘀中药:如复方丹参8~16 mL,加入10%葡萄糖注射液中静脉滴注,每天1次,或每次3片,每天3次;或川芎嗪200 mL,以5%葡萄糖注射液或生理盐水稀释后静脉滴注,每天1次。

亦可用银杏叶制剂(舒血宁)20 mL溶于5%葡萄糖250 mL中静脉滴注,每天1次。

许多实验证明,烟酸对内耳血管无扩张作用。

3.糖皮质激素

可用地塞米松10 mg,静脉滴注,每天1次,3天以后逐渐减量。Hughes推荐的治疗方案为:1 mg/(kg·d),5天后逐渐减量,疗程至少10天。对包括糖皮质激素在内的全身药物治疗无效者,或全身应用糖皮质激素禁忌者,有报告采用经鼓室蜗窗给地塞米松治疗而在部分病例取得较好疗效者。因为蜗窗投药可避开位于血管纹和螺旋韧带处的血迷路屏障,使内、外淋巴液中的药物有较高的浓度,药物的靶定位性好,而且不存在全身用药的不良反应。糖皮质激素应用于本病是由于它的免疫抑制作用,大剂量可扩张血管,改善微循环,并可抗炎、抗病毒感染。但在疾病早期用药效果较好。

4.溶栓、抗凝血药

当血液流变学检查表明血液黏滞度增高时,可选用以下1种。

(1)东菱迪芙(巴曲酶)5 U溶于200 mL生理盐水中,静脉滴注,隔日1次,共5~9次,首剂巴曲酶用量加倍。

(2)蝮蛇抗栓酶0.5~1 U,静脉滴注,每天1次。

(3)尿激酶0.5万~2万U,静脉滴注,每天1次。

其他尚有链激酶。用药期间应密切观察有无出血情况,如有出血倾向,应立即停药。如有任何出血性疾病或容易引起出血的疾病,严重高血压和肝、肾功能不全,妇女经期,手术后患者等忌用。

5.维生素

可用维生素B_1 100 mg,肌内注射,每天1次;或口服20 mg,每天3次;维生素E 50 mg,每天3次;维生素B_6 10 mg,每天3次;或施尔康1片,每天1次。

6.改善内耳代谢的药物

如都可喜1片,每天2次;吡拉西坦0.8~1.6 g,每天3次;三磷腺苷20 mg,每天3次;辅酶

A 50~100 U,加入液体中静脉滴注;或腺苷辅酶 B_{12} 口服。

7.气罩吸入 5%二氧化碳及 95%氧气

每次 30 min,每天 8 次;或高压氧。

8.星状神经节封闭

方法:患者仰卧,肩下垫枕,头后伸。首先对第 7 颈椎横突进行定位:第 7 颈椎横突的位置相当于颈前体表面中线外 2 横指和胸骨上切迹上方 2 横指之交界处。在此交界处之上方,即为进针点,从此可触及第 6 颈椎横突。注射时用左手中指和示指从同侧胸锁乳突肌前缘将胸锁乳突肌和颈动脉向外牵移,即将注射针头刺入进针点之皮肤(图 2-1),向皮内注射少许 2%利多卡因后,再进针约 0.3 cm,回抽之,若无空气,则可继续进针,直达颈椎横突,然后略向后退少许,注入 2%利多卡因 2 mL,观察 15~30 s,若无特殊不适,则可将剩余之 4~6 mL 利多卡因注入。如注射部位准确,则患侧迅速出现霍纳综合征(瞳孔缩小、上睑下垂、结膜充血)。除治疗突聋外,本方法亦有用于治疗梅尼埃病者。由于本术可引起气胸、迷走神经或喉返神经麻痹、食管损伤、脑部空气栓塞等并发症,故应谨慎行之。以上治疗无效者,可佩戴助听器。

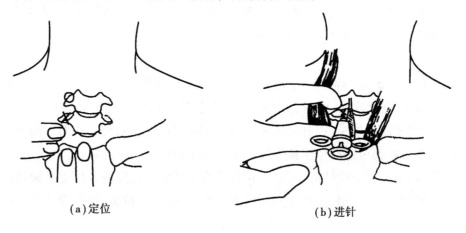

(a)定位　　　　　　　　　　　　(b)进针

图 2-1　星状神经节封闭

七、预后

本病有自愈的倾向。国外报告,有 50%~60%的病例在发病 15 天以内,其听力可自行得到程度不等的恢复。据观察,虽然确有一些病例可以自愈,但其百分率不高,许多患者将成为永久性聋。伴有眩晕者,特别是初诊时出现自发性眼震者,其听力恢复的百分率较不伴眩晕者低。耳鸣的有无与听力是否恢复无明显关系。听力损失严重者,预后较差;听力曲线呈陡降型者较上升型者预后差。治疗开始的时间对预后也有一定的影响。一般在 7~10 天以内开始治疗者,效果较好。老年人的治疗效果较青、中年人差。

据报告,有个别病例于突聋后数年出现发作性眩晕,其中有些病例在突聋发生时甚至无任何前庭症状(迟发性膜迷路积水)。目前尚不了解两者间的关系。这些病例最终大多需要做前庭神经切除术。

第三节　老年性聋

一、概述

老年性聋是指因听觉系统老化而引起的耳聋;或者指在老年人中出现的,而非由其他原因引起的耳聋。

人体随着年龄的老化而会出现神经细胞减少、神经递质和神经活性物质异常、神经纤维传导速度减慢、自由基代谢障碍、酶的活性下降、结缔组织变性等,临床上表现为记忆力衰退、毛发变白、牙齿脱落、肌肉萎缩、血管硬化等衰老现象。因听觉系统衰老而引起的功能障碍即为老年性聋。但是,临床上所见老年性聋的发病机制不仅包括听觉系统衰老的生理和病理过程,还与每一个体在其过去的生命历程中所经受的各种环境和社会因素的综合影响有关。在实践中不可能将其与听系的纯衰老过程决然分开,故又将在老年人中出现的并可排除其他致聋原因的耳聋称为老年性聋。

随着人类寿命的延长,老龄人口增多,老年性聋的发病率也增加。近 100 年以来,西欧 65 岁以上的人口增加近 6 倍。我国人口亦出现了老龄化趋势,根据美国于 1935—1936 年、1954 年和 1959—1962 年 3 次分别对不同年龄段的居民共约 19 000 人所进行的听力学调查发现,随着居民年龄的增加,其听力亦逐渐下降。其中,高频听力的下降较低频听力的下降显著,男性较女性严重。Hincheliffe 对英国不同年龄组的农民进行调查发现,随着年岁的增高,波及 2~8 kHz 的感音神经性聋亦增多。据统计,在老年人群中,听力障碍的发病率为 30%~60%。北京市 1996 年抽样调查发现,北京市区老年人的耳聋患病率为 41.84% 左右,性别间无显著差异。

二、病因

1.听觉系统衰老

和机体的衰老一样,它是组织、细胞衰老的结果。细胞的衰老可能与细胞中沉积的代谢废物(如脂褐素等)影响细胞的正常活动有关;亦可能与蛋白质合成过程中的差错积累有关。

2.遗传因素

在听觉器官的衰老过程中具有重要作用。据估计,40%~50%的老年性聋与遗传有关。老年性聋的发病年龄及其发展速度,在很大程度上与遗传因素有关。有人认为,身体的衰老是由于存在衰老基因的缘故。衰老基因在生命早期并未表达,直至生命后期才开始活化。近年来研究发现,人类 mtDNA4977 缺失、鼠 mtDNA4834 缺失与部分老年性聋有关。在鼠的研究中还发现 *ahl*、*ahl2*、*ahl3* 等数个核基因与老年性聋有关。

3.外在环境因素

除上述组织、细胞的自然衰老过程外,老年性聋还与个体在过去所遭受的各种外在环境因素的综合影响有关,但它们并未构成某种或某些耳聋疾病。

(1)微弱噪声的损伤:是人体在其生命过程中,间断受到的交通噪声、打击音乐、摇滚音乐、火器发射等各种噪声损伤长期积累的结果,这种损伤对老年性聋的发生具有不同程度的影响。

(2)血管病变:动脉硬化等血管病变也是人体衰老的基本表现之一。全身(包括听觉系统在内)的血管病变,以及其伴随的氧交换减少及代谢障碍等,亦属老年性聋的致病因素之一。

(3)感染:儿童或成年时期的急性中耳炎等感染疾病,亦可能对老年性聋具有一定的影响。虽然有些老年人已遗忘了过去的有关病史,鼓膜上亦未遗留任何病变的痕迹。

(4)由耳毒性药物或化学试剂、乙醇等引起的轻微损害。

Rosen 等检测了苏丹东南部一个孤立的生活区——Mabaans 居民的听力,发现该地区老年人的高频平均听力较西方工业化国家同年龄组居民的听力好。多数人认为,这是由于 Mabaans 居民所接触的噪声少、动脉硬化的发病率较低的缘故。Drettner 对 1 000 名瑞典居民的调查结果却显示,无论是患有高血压、高血脂的老年患者,还是正常老年人,其高频听力并无任何区别。

此外,某些神经递质和神经活性物质的改变,如谷氨酸盐、GABA 等,也与听觉器官的老化有关。

三、病理

老年性聋的病理变化发生于包括外耳、中耳、内耳、蜗神经及其中枢传导径路和皮层的整个听觉系统中。

外耳:耳郭和外耳道皮肤、软骨等均可出现老年性改变,如皮肤粗糙、脱屑、软骨弹性降低等,但这对听力并无明显影响。

中耳:由于结缔组织的退行性变,如弹性纤维减少、透明变性、钙质沉着,以及肌肉萎缩等,可使鼓膜、鼓室内的韧带和听骨链中的关节等物理特性发生改变,镫骨周围环状韧带的弹性减退,可影响足板的活动,甚至发生固定,从而出现传导性听力障碍。

内耳:基底膜可出现增厚、钙化、透明变性;螺旋韧带萎缩;内、外毛细胞萎缩,伴支持细胞减少;血管纹萎缩;螺旋神经节细胞退变,耳蜗神经纤维变性,数量减少。内耳血管亦随年龄的逐渐增高而出现退化、萎缩,如耳蜗内的放射状细动脉、毛细血管等。迷路动脉的硬化、管腔狭窄亦与内耳的退变有关。

听觉中枢神经系统:在老年性聋中,其听觉传导通路和皮层中的神经核团亦可发现神经节细胞萎缩凋亡、数量减少、核固缩等改变,如蜗腹侧核、上橄榄核、外侧丘系、下丘及内侧膝状体等。

综上所述,可见老年性聋的病理变化比较复杂,范围广泛,但每个个体的主要病变部位,一般仅限于 1~2 处,且个体差异较大。在此基础上,Schuknecht 将老年性聋的病理变化分为 4 种不同的类型。

1.感音性老年性聋

此型以内、外毛细胞和与其相联系的神经纤维萎缩、消失为主要特点。病变从底周末端开始,逐渐向顶周缓慢发展。外毛细胞一般首先受损,然后累及内毛细胞。纯音听力图以高频陡降型为特点,早期低频听力正常。Covel 等曾认为毛细胞的这种病变属于耳蜗螺旋神经节细胞萎缩的继发性改变,但随后 Johnsson 等通过大量的病理解剖发现,从儿童时期开始,毛细胞已出现萎缩,随着年龄的增长,萎缩以非常缓慢的速度发展、加重。亦有人认为,支持细胞可能是最早发生退变的细胞。

2.神经性老年性聋

耳蜗螺旋神经节和神经纤维的退行性变是本型的主要特征。表现为神经节细胞大小不一,核固缩、偏移,细胞数量减少,伴神经纤维变性、数量减少,但施万细胞正常。病变以底周和顶周较重。Schuknecht 观察到,虽然猫的耳蜗底周螺旋神经节细胞消失多达 80%,但仍可维持正常的听阈;而在人体,如耳蜗某一部位的螺旋神经节细胞有 75% 以上发生退变,则其相应频率的听阈可出现变化。临床上表现为在纯音听阈的所有频率均提高的基础上,高频听力通常受损较重,言语识别能力明显下降,与纯音听阈变化程度不一致。

3.血管性老年性聋

又称代谢性老年性聋。因为在生理状态下血管纹产生能量,以调控内淋巴的电离子浓度,维持正常的蜗内电位,从而保证耳蜗的正常生理功能,故本型又有"代谢性老年性聋"之称。本型以耳蜗血管纹萎缩为病变特点。病损常波及包括从顶周到底周的全部血管纹,所以患者的听力曲线多呈平坦型,言语识别率可正常。

4.耳蜗传导性老年性聋

或称机械性老年性聋。在本型中耳蜗及听神经均无明显病变,但基底膜因增厚、透明变性、弹性纤维减少等而变得僵硬,特别是在底周末端基底膜最狭窄处,尤为明显。Schuknecht 认为,这是一种以基底膜弹性减退为特征的机械性或耳蜗传导性聋。纯音听力图表现为以高频听力下降为主的缓降型听力图。

四、临床表现

1.听力下降

不明原因的双侧感音神经性聋,起病隐匿,进行性加重,但进展速度通常甚为缓慢。一般双耳同时受累,亦可两耳先后起病,或一侧较重。听力损失以高频听力下降为主,言语识别能力明显降低。在部分患者,言语识别率可较纯音听力下降更为严重,并且往往是引起患者或家属注意的第一个症状。开始时该症状仅出现于特殊的环境中,如当许多人同时谈话,或参加大型的会议时,老年人常感听话困难。以高频听力下降为主者,患者常常对如鸟鸣、电话铃声、门铃声等高频声响极不敏感。病情逐渐发展后,患者对一般的交谈亦感困难。言语识别能力的降低与纯音听力下降的程度不相称的原因可能为:

(1)听觉通路中神经元的退变。

(2)高频听力下降明显,而中、低频听力尚可。

2.耳鸣

多数病例均有一定程度的耳鸣,开始为间歇性,仅于夜深人静时出现,以后逐渐加重,可持续多日。耳鸣多为高调性,如蝉鸣、哨声、汽笛声等,有些为数种声音的混合;有些患者诉搏动性耳鸣,可能与并发的高血压、动脉硬化有关。

3.眩晕

不是老年性聋的症状,但老年性聋病例可有眩晕,可能与前庭系老化或椎-基底动脉的老年性病变有关。

4.其他

疾病晚期,由于听力下降、社交能力差,精神状态受到不同程度的影响,甚至出现孤独、压抑、反应迟钝等精神变化。

五、辅助检查

1.鼓膜

无特征性改变。一般老年人鼓膜混浊者较多,有时在靠近鼓环处可见白色半环形条带,其他如钙斑、萎缩性瘢痕、鼓膜内陷等亦可见。

2.纯音听力曲线

有不同类型,如陡降型、缓降型、平坦型、盆型、马鞍型及轻度上升型等,其中以前3种类型最为常见。一般男性缓降型较多,女性平坦型较多。

除感音神经性聋以外,由于鼓膜、听骨链随年龄老化而发生僵硬,故老年性聋中亦可并发传导性听力下降而呈现混合性聋,但仍以感音神经性聋为主。

3.阈上功能试验

(1)重振试验:耳蜗病变时重振试验阳性,如耳蜗病变和蜗后病变并存,阳性的机会也较多;或仅有轻度的重振或部分重振现象。

(2)短增量敏感指数试验(short increment sensitivity index test,SISI):正常或轻度增高。

4.言语试验

言语识别率降低者多,与纯音听力下降的程度常不一致,有些病例的纯音听力图仅示轻、中度损害,而其言语识别率却明显下降;相反,有些言语识别率轻度降低,纯音听力却明显下降。

噪声干扰下的言语、滤波言语、竞争语句、交错语句、凑合语句等敏化言语(或称畸变言语)试验可出现识别力降低。

六、诊断

60岁以上老年人出现的双耳渐进性感音神经性聋,在排除其他病因以后,即可诊断为老年性聋。然而,老年性聋的发病年龄并不固定,有70岁以上的老年人两耳听力仍相当敏锐,亦有少数人年仅40余岁,即出现听系统老化现象。诊断中可结合全身其他器官衰老情况综合分析,并仔细排除药物中毒性聋、噪声性声损伤、梅尼埃病、耳硬化症、鼓室硬化、中耳粘连、听神经瘤、高脂血症、糖尿病以及自身免疫性感音神经性聋、遗传性进行性感音性聋等,方可做出诊断。

七、治疗

由于衰老是一种自然规律。目前,尚无方法加以逆转,故性激素、维生素(维生素 A、维生素 B、维生素 E 等)和微量元素以及血管扩张药等对本病均无确切的治疗效果。

建议早期佩戴适当的助听器。目前认为，老年人的言语识别能力差可能与中枢听觉系功能障碍以及患者的认知能力下降有关，故早期佩戴助听器可尽早保护患者中枢神经系统的言语识别功能。此外，应告知患者家属，与患者交谈时避免向患者大声喊叫，言语应尽量缓慢而清晰，必要时可借助面部表情或手势，以帮助患者了解语意。

八、预防

预防衰老始终是人类的理想，但至今并无良方。以下方法或可延缓听觉系统的衰老过程。

(1)注意饮食卫生，减少脂类食物，戒除烟酒嗜好，降血脂，防治心血管疾病。

(2)避免接触噪声。

(3)避免应用耳毒性药物。

(4)注意劳逸适度，保持心情舒畅。

(5)进行适当的体育活动。

(6)改善脑部及内耳血循环。

第三章

鼻外伤

第一节　外鼻软组织损伤

一、概述

鼻软组织损伤包括外鼻挫伤和裂伤2种。外鼻挫伤是指由打击或撞击所引起的皮下软组织损伤，多见于重物的碰撞、外力钝器的打击；裂伤又分为切割伤、撕裂伤、刺伤等。由锐利的刀刃、玻璃片等所引起损伤往往伤缘整齐，多呈直线，常称切割伤。由重物或钝器撞击或打击所致的软组织裂开一般伤缘不整齐，伤口很不规则，邻近组织损伤也较重，常称撕裂伤。刺伤多由尖细的木竹器、刀尖等刺入软组织所致，伤口细小，但可能较深。鼻部刺伤较少，伤口多与鼻腔、鼻窦等相通形成贯通伤。还有一种由高速度异物如弹片、金属碎屑进入组织所致的伤口，有进口而无出口，异物常存留于组织中，称为非贯通伤，但由于外鼻软组织体积较小，因而极少见。

二、临床表现

外鼻挫伤表现为鼻部软组织肿胀、皮下淤血等，可伴有鼻骨及面骨骨折，诊断容易，通过病史询问及常规查体即可明确。

三、诊断

对于鼻部裂伤的诊断，则需对受伤过程和伤口情况作较为详尽的收集，包括视诊、触诊、窥镜检查、X线片及CT检查等，查明鼻外伤属于哪一种，伤口污染情况如何，有无组织内异物存留，有无周围骨质骨折等，尤其需要了解邻近器官及全身损伤情况，以便分清轻重缓急，适当处理。

四、治疗

1.单纯挫伤

早期可用冷敷或湿敷，以控制血肿与水肿的形成与发展；受伤24 h以后者可改用热敷，或局部理疗以促使肿胀和淤血消退。这种损伤如不伴有其他部位的开放性伤口,可进行止痛等对症处理,一般不需要使用抗生素。

2.切割伤

应早期予以缝合处理,预后往往良好。

3.撕裂伤、贯通伤等开放性伤口

因鼻部血管丰富,常以局部出血为主要症状,严重者可致休克,故应早期通过局部压迫、钳夹、缝扎、鼻腔填塞等方法进行止血,如条件允许,伤口止血可与清创、缝合过程一并进行。同时,破伤风抗毒素应列为常规使用。

第二节 鼻骨骨折

一、概述

外鼻突出于面部中央,容易遭受撞击而发生鼻骨骨折。鼻骨上部厚而窄,较坚固。下端宽而薄,又缺乏支撑,故骨折多累及鼻骨下部。严重者常伴有鼻中隔骨折、软骨脱位、面部明显畸形、眶壁骨折等,如鼻根内眦部受伤使鼻骨、筛骨、眶壁骨折,则出现所谓"鼻额筛眶复合体骨折"。

二、临床表现

(1)鼻骨骨折多为闭合性骨折,伤者有明显的面部遭受打击或撞击病史。

(2)局部疼痛及触痛,伴有鼻阻、鼻腔出血,出血可多可少,但量往往不多。

(3)可见鼻根部软组织肿胀和皮下淤血,以及鼻梁偏斜,骨折侧鼻背塌陷,有时可感知骨擦音。如肿胀明显,可掩盖外鼻畸形。擤鼻后可出现伤侧下眼睑、颜面部皮下气肿。鼻腔可见黏膜肿胀,如有鼻中隔受累见中隔偏离中线,前缘突向一侧鼻腔。若有中隔血肿,中隔黏膜向一侧或两侧膨隆。若鼻中隔血肿继发感染,则引起鼻中隔脓肿,导致软骨坏死,鞍鼻畸形。

三、诊断

鼻骨侧位 X 线检查,大部分可发现鼻骨下端骨折线。如高度怀疑骨折而 X 线未能发现鼻骨骨折线者,应行鼻骨 CT 扫描并三维重建,加以甄别。

四、治疗

1.一般治疗

鼻外有伤口者与一般外科处理相同。视情况考虑注射破伤风抗毒素和抗生素,伴有鼻出血者,宜先行止血处理。

2.专科治疗

(1)外观无畸形的无错位性鼻骨骨折无需复位,需复位者应尽量在伤后3 h内行骨折复位,赶在组织肿胀发生之前不仅可使复位准确,且有利于早期愈合。若肿胀明显,可暂缓进行复位,待5~7天肿胀消退后再复位,但不宜超过10天,以免发生错位愈合,增加处理困难。方法:先以鼻腔收敛剂如1%麻黄碱收缩鼻腔黏膜,1%丁卡因鼻黏膜表面麻醉2~3次。用复位器伸入鼻骨下塌处,置于鼻骨之下将其抬起,此时常可听到鼻骨复位时的"咔嚓"声。复位器伸入鼻腔勿超过两侧内眦连线,以免损伤筛板。有鼻中隔软骨脱位也应同步复位:将复位器的两叶伸入两侧鼻腔,置于中隔偏曲处的下方,夹住鼻中隔垂直向上移动,即可使脱位的中隔复位。复位后鼻腔须行填塞,以便起到支撑和止血的作用。填塞物如为一般凡士林纱条,在鼻腔滞留时间一般不超过48 h。

(2)疑有鼻中隔血肿可穿刺抽吸确诊,鼻中隔血肿内的血块很难自行吸收,须早期手术切开清除,以免发生脓肿及软骨坏死。沿鼻中隔前缘做"L"形切口,切口要足够大,并放置橡皮引流片,以利彻底引流,必要时反复术腔冲洗或负压吸引。术后鼻腔填塞,以防复发。并用足量抗生素。

(3)对开放性鼻骨骨折,应争取一期完成清创缝合与鼻骨骨折的复位等。鼻中隔损伤出现偏曲、脱位等情况时,如鼻腔内复位不成功应做开放复位。对鼻骨粉碎性骨折,应视具体情况做切开固定(如局部缝合固定、金属板固定等),同时行鼻腔内填塞,时间应适当延长。鼻额筛眶复合体骨折多并发严重的颅脑损伤,以开放复位为宜。使用多个金属板分别对鼻骨及其周围断离的骨进行固定并同上鼻腔填压固定。

(4)鼻骨骨折复位后,尤其是开放复位或行鼻中隔切口后,应足量使用抗生素。

第三节　上颌窦骨折

一、概述

鼻窦围绕在鼻腔周围,上邻颅脑,旁及眼眶,当颜面软组织发生挫伤或裂伤时,须考虑鼻窦发生骨折的可能,严重的鼻窦骨折可伴有脑部、眼部症状及严重的鼻出血。

鼻窦骨折以发生在上颌窦或额窦者多见,筛窦次之,蝶窦最少。上颌窦骨折多由外界暴力直接撞击引起,可发生在额突、眶下孔、内壁及上牙槽突等处,以前壁塌陷性骨折最常见。

二、临床表现

此型骨折外伤早期由于软组织淤血肿胀,面部畸形可不甚明显,肿胀消退可见明显面部塌陷。如上颌窦骨折和鼻骨、颧骨、上颌骨以及眶骨骨折联合出现,可导致复视、呼吸道阻塞、咬合错位、颜面畸形等症状。

三、治疗

1.线性骨折或骨折间骨质

无明显错位,仅上颌窦有积血,预计不会出现面部畸形者,无须外科治疗,予以抗感染、止血、鼻收敛剂滴鼻等。

2.上颌窦骨折

①导致面部畸形者:应尽可能早期整复,一般要求在伤后 24 h 内进行,因超过此时限常有软组织肿胀,增加了操作难度。如错过早期整复时机,可待软组织肿胀基本消退后再予复位。

②上颌窦前壁骨折内陷:可在下鼻道开窗或采用上颌窦根治术进路,用剥离子等金属器伸入窦内将骨折部分抬起复位,窦内填塞聚维酮碘纱条以做固定。

③上壁(眶底)骨折:采用上颌窦根治术进路,用器械抬起骨折部分,窦内亦填塞聚维酮碘纱条以做固定与支撑,约 1 周后经下鼻道窗口取出纱条。

④下壁骨折即上牙槽突骨折:建议请口腔颌面科医生进行复位固定处理,尽可能达到解剖复位。

第四节　额窦骨折

一、概述

额窦骨折按骨折部位分为前壁骨折、后壁骨折、底部骨折和复合骨折,骨折以额窦前壁常见,骨折又可分为线型骨折、凹陷型骨折、粉碎性骨折 3 种。

二、临床表现

额窦骨折临床表现较为复杂,单纯额窦骨折主要引起鼻出血、额部肿胀或凹陷、眶上缘后移、眼球下移等,因额窦前壁有骨髓,前壁骨折时有继发骨髓炎的可能;鼻额筛眶复合体骨折,常并发鼻额管骨折、泪器损伤和视力障碍;额骨前后壁复合骨折时,常有脑膜损伤,可出现颅前窝积气、血肿或脑脊液鼻漏,有引起颅内严重感染的可能。

三、治疗

根据伤情、临床表现并借助 X 线、CT 等影像资料,尽早明确骨折类型,个性化处理,防止并发症的发生。

1.单纯性线型骨折

无须外科治疗,仅以鼻收敛剂滴鼻保持鼻额管通畅,给予抗生素即可。前壁骨折额部塌陷,可沿眉弓切开,以剥离子进入额窦,挑起塌陷的骨片,使其复位。此法不成,可将窦底凿开,用鼻中隔分离器伸入窦内复位。缝合伤口,应用抗生素以预防骨髓炎。术后消毒鼻前孔,禁止擤鼻。

2.复杂性骨折

应行常规外科清创,清除窦腔内异物、血块或游离的碎骨片,尽可能保留窦腔黏膜,为预防因鼻额管阻塞引起额窦黏液囊肿,应重建鼻额管通道,恢复额窦引流。临床上可根据实际情况,从额窦底放置一个硅胶扩张管至鼻腔,至完全愈合后取出。后壁凹陷型或粉碎性骨折者,应检查有无脑膜撕裂、脑脊液鼻漏,以便及时用筋膜或肌肉修补。须注意给予足量抗生素控制感染。

如同时伴有眶内或颅内损伤,应请相关科室会诊,根据病情轻重缓急,及时协同处理。

第五节　筛窦骨折

一、概述

单独筛窦骨折少见,因筛骨水平板及筛顶均为颅前窝底的一部分,且骨质菲薄,与硬脑膜连接紧密,故筛窦骨折易伴发脑脊液漏;后组筛窦与视神经管毗邻,故外伤有可能损伤视神经;如果筛窦损伤累及筛前动脉,则会导致剧烈鼻出血。筛窦、额窦和眼眶在解剖上关系密切,外伤时常常同时受累,因此,Stran 称此处骨折为额筛眶复合体骨折。

二、临床表现

伤情复杂,常包括:

①颅脑损伤,如颅底骨折、脑震荡、脑脊液鼻漏等。

②鼻部损伤,可发生鼻额管损伤、鼻根部塌陷且扁平宽大(内眦间距 40 mm 以上,正常值为34~37 mm)、额窦和筛窦骨折。

③眼部损伤、泪器损伤、视神经管骨折,出现视力障碍,MarcusGunn 瞳孔(伤侧无直接对光反射,但间接对光反射存在)。

三、治疗

单独发生筛窦骨折不影响功能者,一般不需手术处理。额筛眶复合体骨折无视力障碍者可早期行骨折复位。如有眼球外伤视力减退者应先行眼科急诊手术,然后择期骨折复位。因视神经管骨折所致的视力下降,应做视神经管减压术。出现严重鼻出血,鼻腔填塞无效者,应考虑筛前动脉破裂出血,需结扎筛前动脉。眶内血肿形成张力较高时,应及时开放筛窦或眶内减压,手术可经由鼻内镜下鼻腔进路或鼻外进路。如有脑脊液鼻漏发生,经保守治疗无效时,应行脑脊液鼻漏修补术。

第六节　眶尖及视神经管骨折

一、概述

眶尖及视神经管骨折是在严重的闭合性颅脑外伤,尤其在额部、眉弓部钝挫伤时,导致颅底、后组鼻窦骨折合并眶尖、视神经骨管骨折,造成的视神经损伤。1890 年 Battle 首先提出此种视力丧失为视神经管骨折所致的视神经损伤。在颅脑外伤发病中 6%~8%的病例伴有视神经管骨折。本病若处理不及时,可使许多患者失去难得的治疗机会,甚至终身失明。

二、诊断

患者有头面部外伤史,并出现相应的外伤症状,视力减退多在受伤时立即发生,少数可在伤后几小时减退或丧失。检查伤侧瞳孔无直接对光反射,但间接对光反射存在。眼底正常,但视神经乳头在伤后不久即因萎缩而苍白,视野可有改变。常有伤侧鼻出血或脑脊液鼻漏。高分辨率 CT 薄层扫描可能观察到眶尖及视神经管骨折征,但未发现视神经管骨折征并不能排除视神经管骨折。

三、治疗

按急症及早行视神经管减压术。其适应证是:头面部外伤后视力下降,CT 检查发现视神经管骨折,应即时进行减压手术。如果未发现明显视神经管骨折,经大量糖皮质激素治疗 12 h 以上,视力无改善者亦应将视神经管减压。

1.视神经管减压术

(1)鼻内镜经筛窦、蝶窦探查视神经管减压术:一般在全身麻醉下进行,打开筛泡、中鼻甲基板、后组筛窦和蝶窦前壁,暴露纸板后部及蝶窦外侧壁,使其尽量在一个平面,此时多可见到后筛骨折、淤血,纸板及蝶窦外侧壁骨折,上述过程一般出血甚少,解剖标志清楚,较易完成。寻找视神经管隆突和颈内动脉隆起,电钻磨薄视神经管内侧壁,并间断用生理盐水冲洗术腔,以防止电灼热损伤视神经,用骨翘小心去除纸板后部和视神经管内侧壁全长 1/3~1/2 周径,去除骨质时不应将视神经作为骨翘的支撑物,注意清理术腔及视神经周围的骨折碎片和血肿,切开视神经鞘膜时,应避开视神经下方的眼动脉,同时切开总腱环。在开放的管段视神经内侧放置庆大霉素和地塞米松吸收性明胶海绵,术腔填塞凡士林纱条。

(2)鼻外筛蝶窦进路(眶内进路)视神经管减压术:先完成鼻外筛窦开放术,剥离眶内侧壁,暴露筛前动脉和筛后动脉,沿其连线向后分离,距内眦 4.5~5.0 cm 处即可见视神经孔内侧缘的隆起部,在手术显微镜下去除骨折碎片,尽量去除视神经管内侧壁全长 1/3~1/2 周径。切开视神经鞘膜,并切开总腱环,放置庆大霉素和地塞米松吸收性明胶海绵填塞术腔,充分止血后分层缝合。

(3)2种手术进路优缺点:经鼻外筛蝶窦进路视神经管减压术是临床上常用的手术进路,视野较大,进路直接,解剖标志清楚,筛前筛后神经血管管束和视神经眶口几乎位于一条直线上,分离眶骨膜后很容易找到视神经眶口,定位视神经眶口较准确。但是,该进路相对需切除的组织多,如纸样板、泪骨、上颌骨额突、鼻骨等,术中出血多,术后面部遗留瘢痕,手术时间长。鼻内镜下的视神经管减压术,术中很少损伤筛前筛后动脉,术中出血明显减少,术中较小范围切除纸样板和筛蝶窦,手术时间短,进路直接,面部不留瘢痕,但要求术者熟练掌握鼻内镜操作,要求患者术前 CT 显示蝶窦、后组筛窦发育要好,无骨质增生。客观来说,上述 2 种手术进路为不同的患者和术者提供了更为适合个性化的选择,但最终的治疗效果,还是取决于视神经损伤的类型、患者视力丧失程度、手术时间及视神经管减压术的正确应用。

目前认为,2 种手术进路的手术效果还未表现出明显的差别,但经鼻内镜鼻内筛蝶窦进路视神经管减压术因其损伤小,出血少,手术时间短,可在具有熟练内镜技术的基础上更多选择性地应用。

(4)与手术效果的相关因素:视力损害出现的早晚对于判定视神经损伤的程度、手术适应证的选择及预后相当重要。一般来说,外伤后立即失明,通常表示视神经严重撕裂伤、挫伤,甚至部分或全部断裂,手术减压多无效,而对于外伤后有视力(即使有短暂的视力)或外伤后视力逐渐下降,一般表示视神经未完全损伤,可能为视神经的震荡伤、视神经周围及鞘内血肿、视神经管变形或骨折碎片对视神经的压迫、视神经水肿、视神经血液循环障碍等病理改变,这时有必要立即进行视神经管减压术,以解除视神经管或鞘膜对水肿视神经的压迫,同时可解除骨折碎片、视神经周围血肿对视神经的压迫,这种病例通常可获得较好的治疗效果。但在临床实际工作中,因患者受伤后常常出现昏迷、面部肿胀淤血等症状,此时应全力抢救患者生命,往往需待患者清醒、面部眼睑消肿后才发现视力丧失,给判定视力损害出现的早晚带来了困难。

现有研究认为,外伤后立即失明,损伤时间较长和闪光视觉诱发电位(flash visual evoked potentials,FVEP)检查无波形出现的患者无手术指征。

2.其他治疗

手术前后均应使用糖皮质激素、抗生素、神经营养剂,并可在手术后酌情使用促进微循环药物,以及辅以高压氧治疗。

第七节　脑脊液鼻漏

一、概述

脑脊液鼻漏可分为外伤性脑脊液鼻漏和非外伤性脑脊液鼻漏,外伤性脑脊液鼻漏可分为急性和迟发性两类,迟发性脑脊液鼻漏可发生在伤后或手术后 6 天至数年,非外伤性脑脊液鼻漏较为少见,常为肿瘤或脑积水等因素所致。脑脊液鼻漏若长期不能治愈,必将并发化脓性脑膜炎而危及生命,因此,脑脊液鼻漏应早期诊断并给予积极治疗。

二、临床表现

脑脊液鼻漏以外伤性最常见,占2/3以上。据统计,颅脑外伤病例中2%伴有脑脊液鼻漏,颅底骨折的病例中5%伴有脑脊液鼻漏。发生频率最高的是颅前窝骨折所致的脑脊液鼻漏。鼻窦或颅底手术也为其常见原因。

三、诊断

①有明确的外伤或鼻-颅底手术史。

②清水样或者淡红色鼻漏液,鼻漏液滴在纸上即化开,无黏性。

③有时可见颅前窝骨折的相关体征如"熊猫眼"。

④鼻漏液葡萄糖定量检查,其含量超过 1.7 mmol/L 即可确诊。

瘘孔定位诊断较为困难,一般可采用鼻内镜检查法、粉剂冲刷法、棉片法、椎管内注药法、CT鼻-颅底薄层扫描和 MRI 水成像。

四、治疗

1.脑脊液鼻漏的治疗原则

①外伤后早期出现的脑脊液鼻漏以非手术治疗为主,若保守治疗3~4周无效可手术治疗。

②病情重或者有明显颅内感染及脑水肿时,需待病情缓解、急性炎症控制或消失后再行手术。

③在治疗原发病如脑瘤、脑膜-脑膨出或因开放性颅脑损伤或颅内血肿并发脑脊液鼻漏者,可在治疗原发病之后或同时修补鼻漏。

④迟发性或者复发性脑脊液鼻漏应尽早手术。

2.保守治疗

外伤性脑脊液鼻漏大部分可经保守治疗而愈,其常用的方法有:

①静卧,保持半坐位,避免用力咳嗽、擤鼻,防止便秘。

②使用降低颅内压的药物,常用 20%甘露醇 125~250 mL 快速静脉滴注,每8小时 1 次。

③漏孔在筛骨筛板流量较少的脑脊液鼻漏,可在表面麻醉下,用鼻内镜确定漏孔部位后,用卷棉子蘸少许 20%硝酸银在鼻内镜下涂于漏孔边缘的黏膜上,刺激形成新的创面,促进愈合。

④全身使用能透过血-脑脊液屏障的抗生素,如青霉素、氯霉素、磺胺等,如哌拉西林钠他唑巴坦钠 4.5 g,每天 2 次。

⑤必要时做腰椎穿刺留置脑脊液引流管降低颅内压。

3.手术治疗

脑脊液鼻漏的手术治疗主要是手术修补,分为颅内法和颅外法。颅内法由神经外科医生开颅进行修补,创伤较大,现多用于颅脑外伤清创止血当时修复,或用于颅底肿瘤手术后修复重建。

颅外法又分为鼻内法和鼻外法,传统的颅外法难以修补部位深在的复杂型脑脊液鼻漏,且创伤较大,脸上留有瘢痕,现多用于额窦脑脊液鼻漏的修补。目前多使用鼻内镜手术修补脑脊液鼻漏,国内文献报道经鼻内镜手术修补脑脊液鼻漏的病例已有逾千例,1 次手术修补成功率在 90%以上。应用鼻内镜手术修补脑脊液鼻漏,具有创伤小、成功率高、并发症少等优点,已得到国内外医学界同行的广泛认同。

(1)经鼻内镜修补脑脊液鼻漏的手术适应证:

①筛顶、筛板、蝶窦及部分额窦底后壁的脑脊液鼻漏。

②外伤性脑脊液鼻漏经非手术治疗无效。

③自发性脑脊液鼻漏及部分外伤后迟发性脑脊液鼻漏。

④医源性脑脊液鼻漏在术中发现或术后发现经非手术治疗无效。

⑤排除严重颅内创伤、出血、感染,全身情况稳定能接受全身麻醉手术。

(2)手术径路选择:术前仔细阅读 CT(鼻-颅底薄层扫描)或者 MRI 水成像,同时结合鼻内镜检查确定颅底大致缺损位置,根据缺损部位的特点选择不同的手术径路。Messerkinger 手术径路适用于来源于嗅裂和中鼻道的脑脊液鼻漏或者术前明确筛顶筛板有骨质破坏的患者。Wigand 手术径路适用于蝶窦鞍区的脑脊液鼻漏,即直接经鼻开放蝶窦的方法。

(3)鼻内镜下漏口定位和漏口处理:首先根据影像学资料开放筛窦或者蝶窦,在开放筛窦、蝶窦的同时寻找漏口,最后明确漏口位置。判断漏口的方法是:

①漏口位置的鼻窦黏膜多呈高度水肿,呈灰白色,可帮助我们探查。

②如果术中发现微量可疑漏出液,可用细管吸引器边吸边仔细观察,若见线状液体流动,可确定脑脊液鼻漏存在,再根据流出部位寻找漏口。处理漏口时要充分开放漏口周围气房,探查漏口情况,刮出漏口中的肉芽及碎骨片,创造新的创面。在必要时用电凝止血。对位于蝶窦侧壁的脑脊液鼻漏,处理漏口时要特别注意避免损伤重要解剖结构。

(4)修补材料的选择:较小的漏口(直径<5 mm)可选择高分子材料或自体脂肪、肌筋膜及鼻黏膜修补,再用生物胶和吸收性明胶海绵,然后用膨胀海绵填塞鼻窦鼻腔;较大的漏口(直径>10 mm)宜用大块的阔筋膜并同时用生物蛋白胶。

(5)术后处理:

①全身大剂量使用能透过血-脑脊液屏障的抗生素(如哌拉西林钠他唑巴坦钠 4.5 g,每天 2次)至少 10~14 天,至鼻腔内纱条抽完为宜,以控制或预防颅内感染。必要时腰椎穿刺置管引流来降低颅内压。

②术后最初数天患者取半坐卧位,防止咳嗽、便秘。

③应用脱水药,如静脉输入 20%甘露醇 250 mL,每天 2 次,慎用糖皮质激素。

④鼻腔填塞物可 10~14 天后取出。

第四章

鼻腔炎性疾病

第一节　急性鼻炎

一、概述

急性鼻炎源于发生在鼻腔黏膜内的急性病毒感染,一般被称为"伤风"或"感冒",与流行性感冒存在差异,因此也可称为普通感冒。急性鼻炎一般会影响到鼻窦或咽部,极具传染性,一般出现在换季阶段。

二、病因

1.病因

该病最开始是由病毒引发,之后又感染细菌,同时还有部分患者是由于感染支原体导致的。通常在秋季与春季最易感染,冠状病毒的流行季节为冬季。对于之后感染的细菌类别,最为常见的是链球菌、肺炎链球菌、葡萄球菌等。这几类细菌通常情况下会存在于正常机体的鼻腔或鼻咽等部位,在机体被病毒入侵之后,机体的局部免疫力下降。此外全身的免疫力同步降低,导致上述细菌进入黏膜导致病变。

2.常见诱因

(1)身体虚弱,大量饮酒吸烟、患有全身性疾病,导致机体的免疫系统低下而患病。

(2)遭受凉、湿的刺激,导致皮肤或呼吸道黏膜局部性缺血,当持续时间延长后,对应的机体局部抵抗力降低,容易被病毒或细菌所感染。

(3)鼻部出现疾病,常见的有鼻中隔偏曲、慢性鼻咽炎等,都能引发急性鼻炎。

(4)身患腺样体或扁桃体炎等病证的患者。

此外,鼻部由于职业特点频繁遭受刺激,如磨粉、烟厂工人;被化学物质所刺激,如氯、氨等气体;抑或经受毒气的迫害,均能引发急性鼻炎等症状。经历感冒之后,会出现短时间的免疫期,通常为1个月,此后容易患此病,经常在全年发生几次感冒。

三、临床表现

为一种单纯炎症变化,当病变开始时,因黏膜血管痉挛,局部缺血,腺体分泌减少,继而发生反射性神经兴奋作用,很快使黏膜中血管和淋巴管扩张,腺体及杯状细胞扩大,黏膜水肿,分泌物增多而稀薄似水,黏膜中有单核细胞及多形核白细胞浸润。此后,白细胞浸润加重,大量渗出黏膜表面,上皮细胞和纤毛坏死脱落,鼻分泌物渐成黏液脓性或脓性,若无并发症,炎症逐渐恢复,水肿消除,血管已不扩张,表皮细胞增殖,在2周内即恢复至正常状态。

1.潜伏期

一般于感染后1~3天有鼻腔内不适感、全身不适及食欲减退等。

2.初期

开始有鼻内和鼻咽部瘙痒及干燥感,频发喷嚏,并有畏寒、头胀、食欲减退和全身乏力等。鼻腔检查可见黏膜潮红,但较干燥。

3.中期

初期持续2周后,出现鼻塞,流出多量水样鼻涕,常伴有咽部疼痛、发热;发热因人而异,一般为37~38 ℃,小儿多有高热达39 ℃以上者。同时头重头痛,头皮部有痛觉过敏及四肢酸软等。此期持续1~2天。鼻腔检查可见黏膜高度红肿,鼻道分泌物较多,为黏脓性。

4.晚期

鼻塞更重,甚至完全用口呼吸,鼻涕变为黏液脓性或纯脓性。如鼻窦受累,则头痛剧烈,鼻涕量亦多。若侵及咽鼓管,则有耳鸣及听力减退等症。炎症常易向下蔓延,致咽喉疼痛及咳嗽。此时检查可见下鼻甲红肿如前,但鼻道内有多量脓涕。此期持续3~5天,若无并发症,鼻塞减退,鼻涕减少,逐渐恢复正常。但一般易并发鼻窦炎及咽、喉及气管等部位化脓性炎症,使流脓涕、咳嗽及咳痰等拖延日久。

5.免疫期

一般在炎症消退后可有1个月左右的免疫期,之后免疫力迅速消失。

四、诊断

根据患者病史及鼻部检查,不难确定诊断,但应注意是否为其他传染病的前驱症状。此病应与急性鼻窦炎、鼻部白喉及变应性鼻炎相鉴别。

1.急性鼻窦炎

多位于一侧,白细胞增多,局部疼痛和压痛,前鼻孔镜检有典型发现。

2.变应性鼻炎

有变态反应发作史,无发热,鼻黏膜肿胀苍白,分泌物清水样,其中嗜酸性粒细胞增多。

3.鼻白喉

具有类似症状,但鼻腔内常流血液,且有假膜形成,不难鉴别。

五、治疗

主要手段为支持与对症治疗,此外注意防范并发症。

1.全身治疗

(1)休息、保暖,发热患者需卧床休息,进食高热量的饮食,多饮水,使大小便通畅,以排出毒素。

(2)发汗疗法:

①生姜、红糖、葱白煎汤热服。

②解热镇痛药复方阿司匹林1~2片,每天3次;阿司匹林0.3~0.5 g,每天3次;或酚氨咖敏片1~2片,每天3次等。

(3)中西合成药:板蓝根冲剂、吗啉胍等。

(4)并发细菌感染或有并发症可疑时,应用磺胺类及抗生素药物。

2.局部治疗

(1)对鼻塞者可用1%麻黄碱液滴鼻或喷雾,使黏膜消肿,以利引流。对儿童用药须使用低浓度(0.5%)。

(2)针刺迎香、上星、神庭、合谷穴。

(3)急性鼻炎中期,应提倡正确的擤鼻法,切忌用力擤鼻,否则可引起中耳炎或鼻窦炎。

六、预防

出现急性鼻炎病症之后,会激发短时间的免疫力,大约持续1个月,之后会再次引起此病证,所以需格外注意预防。其中,预防的基本做法是提高抵抗力、切断传染源及注重治疗等。

1.提高身体的抵抗力

加强锻炼,倡导用冷水洗脸、洗澡,经常晒太阳,均衡饮食,适量饮酒,严禁吸烟。因为导致患病的病毒类别很多,并且两者之间不会出现交叉免疫,当前没有特别适宜的疫苗用来预防。在易感阶段,借助丙种球蛋白或胎盘球蛋白或流感疫苗等来提高身体的抵抗力与预防流感。

2.谨防传染

患者需多休息,能够有效避免传染他人。在打喷嚏或咳嗽过程中注意用毛巾遮住口鼻。患者外出过程中佩戴口罩,避免去人多的地方。

3.加急治疗

注重对上呼吸道类疾病的有效治疗。

第二节 慢性鼻炎

一、概述

慢性鼻炎为发生在鼻黏膜与黏膜下层的慢性疾病。临床症状为黏膜水肿、分泌物变多、没有确切的病原微生物、病程通常大于4周以及易于复发等,为一类发生频率高的疾病,同时还有可能为全身性疾病在局部的体现。依据当前的理念,慢性炎症反应为体液与细胞介导的免疫应答反应,根据病理特点与功能被损坏情况,能划分成慢性单纯性鼻炎与慢性肥厚性鼻炎 2 种,其病因虽然没区别,但大多数情况下后者是从前者演变过来的。

二、病因

导致慢性鼻炎的原因不确切,但经常和以下影响有关系。

1.全身因素

(1)全身性疾病在局部的体现:如贫血、结核、慢性疾病等,都能够导致鼻黏膜持续的淤血或充血。

(2)营养不全面:维生素的摄入不足,过量消耗烟酒等,导致鼻黏膜部位的血管出现功能障碍或导致黏膜增厚。

(3)内分泌紊乱:例如,在甲状腺功能不足的情况下会导致鼻黏膜出现水肿;妇女经期之前及妊娠期鼻黏膜出现充血、水肿等。同等条件下,青年女性慢性鼻炎的发病率高于男性,考虑可能与机体内性激素水平尤其是雌激素水平增高有关。

2.局部因素

(1)急性鼻炎不断复发或未被根治,会逐渐发展成慢性鼻炎。

(2)鼻部的炎症导致鼻黏膜持续遭受分泌物的刺激,导致慢性鼻炎出现。

(3)慢性扁桃体炎及增殖体肥大,邻近感染病灶的影响。

(4)鼻中隔出现偏曲或棘突时,鼻腔的变小影响鼻部的通气情况,容易导致炎症反应。

(5)局部药物刺激:较长时间使用血管收缩滴鼻剂,导致黏膜功能发生障碍,黏膜水肿。局部麻醉药的使用会影响鼻黏膜纤毛的传输作用。

3.职业及环境因素

基于工作过程中或日常生活中经常接触粉尘类物质,以及化学成分与刺激性气体的长时间影响,都可能引发慢性鼻炎。此外,环境温度及湿度的大幅度波动也是诱导因素之一。

4.其他

(1)免疫功能异常:慢性鼻炎患者存在局部免疫功能异常,鼻塞会影响局部抗体生成,进而影响呼吸系统抗感染的性能。同时,全身免疫功能低下时,鼻炎容易反复发作。

(2)不良习惯:烟酒嗜好容易损伤黏膜的纤毛功能。

(3)过敏因素:与儿童慢性鼻炎关系密切。随年龄增长,过敏因素对此类疾病的影响不断减小。

三、病理

当机体出现慢性单纯性鼻炎时,其鼻黏膜较深区域的血管,尤其是下鼻甲的海绵状血窦表现出缓慢的扩张,通透性提高,血管与腺体附近出现炎细胞浸润现象,腺体的分泌能力加强。对于慢性肥厚性鼻炎而言,起始阶段呈现出黏膜固有层所有血管的扩张,静脉与淋巴管附近出现淋巴细胞与浆细胞浸润的现象。在后期逐渐变为黏膜及黏膜下层出现局部的或弥散性的纤维组织增生,其中下鼻甲尤为突出。两者的病因大体相同,在病理方面没有很清楚的界限,但两者临床表现不同,治疗上也有区别。

鼻黏膜发生水肿的程度与腺体的分泌情况被自主神经所调控,交感神经利用调控容量血管的阻力实现对血流的调控,副交感神经利用调控毛细血管实现对血容量的调控。交感神经兴奋时,鼻黏膜血管阻力增加,进入鼻黏膜的血流减少,导致鼻黏膜收缩,鼻腔脉管系统的交感神经兴奋性部分受颈动脉、主动脉化学感受器感受 CO_2 的压力影响。副交感神经兴奋导致毛细血管扩张,鼻黏膜充血、肿胀,翼管神经由源自岩浅大神经的副交感神经和源自岩深神经的交感神经构成,分布于鼻腔鼻窦的黏膜,支配鼻腔鼻窦黏膜的血液供应,影响鼻黏膜的收缩和舒张。

四、临床表现

1.鼻塞

鼻塞是慢性鼻炎典型的外在表现形式。单纯性鼻炎导致的鼻塞表现为间断性及交替性,平卧时比较严重。因为在此体位时,鼻黏膜肿大和颈内静脉压力存在一定的关联性,斜坡位和水平位之间的角度<20°时静脉压会提升,这时就会导致显著的鼻塞。此外,慢性鼻炎患者鼻黏膜较正常鼻黏膜敏感,轻微的刺激可引起明显的反应而出现鼻塞症状。肥厚性鼻炎的主要外在表现形式亦为鼻塞,然而比较严重,表现为连续性,单侧抑或双侧阻塞都可能出现。鼻黏膜增生、肥厚,表现为暗红色,表面粗糙。有时鼻甲骨也肥大、增生,舒缩度较小,故两侧交替性鼻塞并不常见,严重时,患者张口呼吸,严重影响患者的睡眠。

2.嗅觉障碍

慢性鼻炎对于嗅觉产生的作用一般不大,但是如果长时间阻塞嗅区,也可能会变成感觉性嗅觉减退抑或缺失。

3.鼻涕

单纯性鼻炎患者鼻涕比较多,大部分表现为黏液性,在产生感染的过程中会逐渐演变为黏脓性。而针对肥大性鼻炎来说,鼻涕比较少,主要表现为黏液性或黏脓性。

4.头痛

鼻黏膜肿大阻塞窦口会导致负压性头痛;同时,如果中鼻甲肥厚对鼻中隔施加的压力较大,因为连接位置的后方吸气过程中负压较大,导致黏膜肿大和产生瘀斑,而以上局部的变化会使得敏感性较高的人产生血管扩张性头痛。

5.闭塞性鼻音

慢性鼻炎因为鼻黏膜弥漫性肿大,鼻腔局部出现阻塞,患者在发出声音时鼻音比较明显。

6.其他

(1)继发鼻窦炎:慢性鼻炎时鼻黏膜弥漫性肿胀,特别是中下鼻甲肥大对鼻窦的通气引流功能具有重要影响。中鼻甲为窦口鼻道复合体内不可或缺的主要内容。中鼻甲处在鼻腔的正中位、窦口鼻道复合体的前部,能够为中鼻道和不同的窦口提供保护,鼻腔中的气流首先冲击中鼻甲;此外,中鼻甲存在丰富的腺体,是鼻腔分泌型抗体的主要来源,因此,中鼻甲病变影响窦口的通气引流,继发鼻窦炎。此外,下鼻甲肥大不仅影响鼻腔的通气,而且可以造成中鼻道狭窄,导致鼻腔阻塞,从而患上鼻窦炎。

(2)继发周围炎症:鼻涕流向鼻咽部可继发咽喉炎;若鼻涕从前鼻孔流出,可造成鼻前庭炎。若下鼻甲前端肥大明显可阻塞鼻额管,造成溢泪及泪囊炎;若后端肥大明显,突向鼻咽部影响咽鼓管咽口,可造成中耳炎。

7.检查

慢性单纯性鼻炎两侧下鼻甲肿大,表现为暗红色,表面平滑、湿润,探针触诊下鼻甲黏膜质地较软,而且具有较高的韧性,给予其较小的压力时,会出现凹陷,探针抽出之后,会立刻恢复;鼻黏膜对血管收缩剂较为敏感,在使用之后下鼻甲肿大的症状会在较短的时间内缓解与消失;鼻底、下鼻道或总鼻道中存在黏液性鼻涕积聚,而总鼻道中时常存在较多的黏液丝牵挂。慢性肥厚性鼻炎鼻黏膜增生、肥厚,表现为暗红色与淡紫红色,下鼻甲肿胀,鼻塞症状显著,表面粗糙,表现为结节状或桑葚状,触诊质地较硬,通过轻压难以产生凹陷,如果出现了凹陷就很难立刻恢复,黏膜对1%麻黄碱棉片收缩反应差。

五、诊断

根据病症的外在表现形式、鼻镜检测和鼻黏膜对麻黄碱等药物的反应,做出精准的诊断比较容易,然而需要注意的是应当和结构性鼻炎伴慢性鼻炎者区分开来。鼻内镜检测和鼻窦CT可以完整地认清鼻腔与鼻窦的构造和有没有解剖变异以及鼻窦炎。从整体上评价构造、功能及病证的外在表现形式之间的关联性,合理判定致病因素和病变的位置,才可以保证拥有较高的疗效。

六、鉴别诊断

慢性单纯性鼻炎与慢性肥厚性鼻炎鉴别要点,见表4-1。

表4-1　慢性单纯性鼻炎和慢性肥厚性鼻炎鉴别要点

鉴别项目	慢性单纯性鼻炎	慢性肥厚性鼻炎
鼻塞	间歇性(冬季、夜间、静坐时明显,夏季、白天、运动时减轻或消失),两侧交替性	持续性
鼻涕	略多,黏液性	多,黏液性或黏脓性,不易擤出
味觉减退	不明显	可有
闭塞性鼻音	无	有
头痛、头昏	可有	常有
咽干、耳塞闭感	无	可有
前鼻孔镜所见	下鼻甲黏膜肿胀,表面光滑,暗红色	下鼻甲黏膜肥厚,暗红色,表面光滑或不平,或呈结节状、桑葚状或分叶状,鼻甲骨可肥大

续表

鉴别项目	慢性单纯性鼻炎	慢性肥厚性鼻炎
下鼻甲探针触诊	柔软,有弹性,轻压时有凹陷,探针移去后立即恢复	有硬实感,轻压时无凹陷,或虽有凹陷,但不立即恢复
对1%~2%麻黄碱的反应	黏膜收缩明显,下鼻甲缩小	黏膜不收缩或轻微收缩,下鼻甲大小无明显改变
治疗	非手术治疗	一般宜手术治疗

七、治疗

针对慢性鼻炎的诊治要将消除病因、恢复鼻腔通畅性当作最终目的。第一,要主动清除机体整体和部分有概率会发生病变的因素,优化工作生活的条件,改善鼻腔变形,防止长时间使用血管收缩剂。第二,强化部分的诊治力度,预防感染,避免鼻黏膜肿大,改善鼻塞,尽可能使纤毛与浆液黏液腺发挥正常的功能。通常来讲,患有此病证同时并发感染的患者,选择抗生素溶液滴鼻的方式效果较好。为缓解鼻黏膜肿大与鼻塞症状,选择血管收缩剂效果较好,然而针对儿童来说,应当尽可能避免使用,如果不得不用,那么应当将使用时间控制在1周以内。选择良好的清理鼻涕的方式,清理鼻腔内多余的分泌物,可以为鼻黏膜重新获得正常的功能提供良好的环境,并可以预防继发性中耳炎。无其他并发症的慢性鼻炎的组织病理变化是可逆的,局部诊治需要提前采取措施以预防对鼻黏膜功能的不良影响。肥厚性鼻炎同单纯性鼻炎的治疗一样,首先消除或控制其致病因素,然后才考虑局部治疗,同时这种方式的目标通常是伴随各个环节的病理变化而变化的,对于鼻黏膜肥大,然而却没有显著增生的环节,应当尽可能地使其重新获得原有的功能,如果已经出现了增生,那么要将缓解鼻部病证与使肺部重新获得正常的功能当作重点。局部治疗的方法如下。

1.局部保守治疗

适合于慢性单纯性鼻炎及慢性肥厚性鼻炎局部应用血管收缩剂尚能缩小者。

(1)单纯性鼻炎。以促进局部黏膜恢复为主,可利用0.25%~0.5%普鲁卡因于迎香穴与鼻通穴进行封闭操作,或两侧下鼻甲前端黏膜下注射,给予温和的刺激,改善局部血液循环,每次1~1.5 mL,隔日1次,5次为1个疗程。此外,可以配合三磷腺苷、复方丹参、山莨菪碱、转移因子、干扰素、类固醇皮质激素等进一步加强局部的防御能力,以利于黏膜的恢复,但应防止视网膜中央动脉栓塞。预防措施:尽量不选择乳剂或油剂当作注射液。在注射操作之前,要进行常规行鼻甲黏膜收缩,在乳剂或油剂内融入1:1的50%葡萄糖注射液稀释,在操作环节内要注退同步。防止于下鼻甲内侧面与上面连接位置进针。高新生在表面麻醉下用冻干脾转移因子粉剂1 mL加生理盐水2 mL溶解后于每侧下鼻甲内注射1 mL,每周1次,4次为1个疗程,总有效率为97.8%,其机制为转移因子是一种新的免疫调节与促进剂,可增强人体的细胞免疫功能,提高人体的防御能力,从而使鼻黏膜逐渐恢复其正常的生理功能。王立平利用三磷腺苷下鼻甲注射治疗慢性单纯性鼻炎280例也取得了93.2%的良好效果。陈仁物等对下鼻甲注射针头进行了研制和临床应用,具有患者痛苦小、药液分布均匀、见效快、明显缩短疗程、提高疗效等优点。其具体方法:将5

号球后针头的尖端四面制成筛孔状的一种专用针头,分为Ⅰ、Ⅱ、Ⅲ 3 种型号。

①Ⅰ号:2 个孔,孔距 4 mm,适合下鼻甲肥大局限和青年患者。

②Ⅱ号:3 个孔,孔距 5 mm,适合下鼻甲前端肥大者。

③Ⅲ号:4 个孔,孔距 5 mm,适合弥漫性下鼻甲肥大及下鼻甲手术的麻醉。

(2)慢性肥厚性鼻炎。为了促使黏膜瘢痕化,将缓解鼻塞情况当作主要内容,可以采取注射下鼻甲硬化剂的方式达到目的。一般用得较多的硬化剂包含 80% 甘油、5% 苯酚甘油、5% 鱼肝油酸钠、50% 葡萄糖、消痔灵、磺胺嘧啶钠等。周全明等经过研究指出,消痔灵置于慢性鼻炎患者共计 300 人,而恢复健康的有 291 人,产生一定的效果但是并未完全恢复健康的共有 9 人。这种方式的操作流程为取消痔灵注射液 1 mL,融入 1% 利多卡因 1 mL 混匀之后,于下鼻甲处注射,两侧分别注射 0.5~1 mL,注射频率为 7~10 天 1 次,1 个疗程 3 次,2 周为 1 个疗程。刘来生等利用磺胺嘧啶钠下鼻甲注射治疗慢性肥厚性鼻炎也取得了良好的效果,其机制为局部产生化学性反应,引起下鼻甲肥厚的黏膜组织萎缩从而改善鼻塞症状。

这些年,伴随激光、微波、电离子治疗仪在医疗领域中的不断渗透与发展,这个领域关于诊治慢性肥厚性鼻炎的案例资料大量涌现,已形成相当成熟的经验。Nd:YAG 激光是利用瞬间高热效应使肥厚的黏膜凝固或汽化,造成下鼻甲回缩而改善鼻腔通气,不仅可以直接凝固、汽化肥厚的黏膜,而且可以插入黏膜下进行照射,效果可靠,但是由于 Nd:YAG 激光水吸收性较低,破坏深度不易控制,而且该激光辐射能的 30%~40% 被反向散射,术中可造成周围正常黏膜较大面积损伤。此外,导光纤维前端易被污染,容易折断在黏膜下,术后反应重。微波不但能够在表层凝固黏膜,而且能够把探头直接插进黏膜下,借助生物热效应将其膜下组织进行凝固,能够确保黏膜的完善性,不会对鼻黏膜正常作用的发挥产生不良影响,同时也不需要担心探头会折断于黏膜中。就目前来看,这是应对此病证最佳的诊治方式。电离子治疗仪借助自身较好的切割性,能够对此病证的肥厚黏膜展开处理,同时实现缓解鼻塞的目的,同时在手术过程中,出血情况较少,产生的不良反应较小;在手术过程中借助短火火焰进行凝固、汽化、切割组织,借助长火火焰进行凝固止血,然而需要注意的是在手术过程中要最大限度地收敛黏膜来避免功能正常的鼻中隔黏膜受损。射频借助频率为 100~300 kHz、波长为 0.3 km 的电磁波来影响产生病变的细胞,并促使细胞内部与外部离子与细胞内的极性分子产生剧烈运动,继而出现内生热效应,温度通常保持在 65~80 ℃,进而导致组织蛋白发生形变、凝固,病变范围内产生无菌性炎症反应,血管内皮细胞肿大,继而出现血栓,使得血管流通受阻,血液供应不足,黏膜慢慢纤维化而产生萎缩,最终实现治愈增生性病变的目标。这种方式的特点主要包含以下几个方面:不会产生散射热效应、不会出现火花、不会对功能正常的部位产生影响以及操作便捷等。辛朝风利用射频治疗慢性肥厚性鼻炎56 例取得了良好的治疗效果,认为慢性鼻炎的病理基础是鼻甲黏膜下组织增生伴血管扩张,是射频治疗的最好适应证。国外学者认为射频可以解释为于黏膜下在不损坏表层黏膜的基础上,产生的热损伤,能够在一定程度上弥补手术之后的出血、结痂、产生刺鼻性气味、鼻子的灵敏性降低等不足,是针对这种病证的最佳方式。

2.手术治疗

鼻腔构造比较繁杂,它的所有结构对于自身的呼吸等活动皆会产生较大的影响。正常人中鼻腔的每一结构都完全正常也是很少的。鼻部症状的产生原因是多方面的,或某一结构的形态或结构异常,或几种结构均明显异常,或几种结构轻度异常的协同作用。其中对于多结构的轻度异常和某一结构的形态异常(如下鼻甲过度内展,其本身并不肥大)等情况难以诊断,这种情况常笼统地被称为"结构性鼻炎"。在实践中,通常可以看到一些人鼻腔部分结构显著异常,然而自己却不知道;相反,无明显结构异常者,有时也会有明显的自觉症状。因此,在慢性鼻炎的手术治疗中,应仔细检查,全面衡量,解除引起症状的病因,方可获得满意的治疗效果。

(1)中鼻甲手术。中鼻甲手术包括传统的常规手术(中鼻甲部分切除术及中鼻甲全切除术)和中鼻甲成形术。传统的中鼻甲切除术虽然能解除鼻塞症状,但中鼻甲功能受损,失去了再次手术的解剖标志,同时常规中鼻甲手术后中鼻甲周围的正常黏膜可以出现代偿性增生,导致症状的复发,同时也说明中鼻甲在保持鼻腔的生理功能方面具有重要的作用。目前常用的中鼻甲成形术在解除症状的同时又避免了传统常规中鼻甲手术所造成的缺陷。

(2)下鼻甲手术。主要包含以往的下鼻甲部分切除术、下鼻甲黏骨膜下切除术、下鼻甲骨折外移术及下鼻甲成形术几个部分。这些年大部分专业人士对这些类型的手术进行了改进,并且利用先进的手术器械,对慢性鼻炎的治疗取得了良好的临床效果。下鼻甲黏膜血液供应丰富,术中极易出血。采用翼腭管注射法既可以减少出血,又提高麻醉效果。下鼻甲的大小与鼻腔的阻力关系密切,尤其是下鼻甲的前端,故行下鼻甲手术时应正确估计切除的范围,以便获得满意的临床效果。

近年来,国外有学者报道仅做下鼻甲黏骨膜下分离,破坏黏膜下的血管网,肥厚的下鼻甲黏膜呈瘢痕化收缩,而达到改善鼻塞的效果。此方法仅适用于病变程度较轻者。由于引起鼻塞的因素很多,单一手段治疗效果较差,选择阶梯式复合治疗方式可以获得较好的成果,然而却不可当作固有的方式,应当从患者的实际状况进行调整,同时在选择方式的过程中应当坚持操作便捷、患者遭受痛苦最少、花费最低以及效果最好。这样可以筛选出最佳的方式,进而获得最好的疗效,防止因为方式选择不合理导致二次手术的问题。总之,慢性鼻炎的手术趋向应以解除患者的症状、创伤小、保持鼻甲的生理功能为目的。此外,由于慢性鼻炎的病因解除后,肥大的下鼻甲可以转归,故尽量减少下鼻甲手术,特别是防止下鼻甲切除过多造成空鼻综合征。

第三节 鼻息肉

一、概述

鼻息肉属于一种鼻-鼻窦黏膜慢性炎症性病证,其临床特点为高度肿大的鼻黏膜于中鼻道内产生息肉。致病率为1%~4%,然而在支气管哮喘、阿司匹林耐性较差、变应性真菌性鼻窦炎和囊性纤维化患者之间,致病率高于15%。发病多在中年以上,男性多于女性。息肉多源自窦口鼻道复合体和嗅裂。

二、临床表现

1.症状

持续性鼻塞,嗅觉减退;鼻腔分泌物增多;影响鼻窦引流,可引起鼻窦炎;阻塞咽鼓管咽口可出现耳鸣、耳闷和听力下降;后鼻孔息肉常表现为单侧进行性鼻塞,呼气时经鼻呼气困难。

2.体征

鼻腔内可见一个或多个表面光滑,灰白色、淡黄色或淡红色的半透明,如荔枝肉状肿物,触及柔软,一般不易出血,但出血坏死性息肉则触及易出血;多次手术复发者基地宽,不易移动;息肉小者需收缩鼻腔后可见,息肉大者可突至前鼻孔,向后突至后鼻孔及鼻咽部;后鼻孔息肉可见蒂茎自中鼻道向后伸展,位于后鼻孔或鼻咽部。巨大鼻息肉可致外鼻变形,鼻背变宽,形成"蛙鼻"。

三、治疗

鼻息肉的治疗主张综合治疗,包括药物治疗和手术治疗。值得注意的是,鼻息肉的复发多数是因缺乏有效的、规范的和系统的药物治疗。

1.药物治疗

(1)糖皮质激素:现阶段,除了手术以外,糖皮质激素为诊治这种病证效果最好的药物,在进行手术之前结合使用能够让鼻息肉范围变小,保持鼻腔呼吸畅通,在手术之后使用能够预防或减缓鼻息肉再次出现。

1)鼻用糖皮质激素:鼻用糖皮质激素具有较强的局部抗炎作用,可减少鼻息肉组织中淋巴细胞数目,抑制细胞因子的合成,亦可减少鼻息肉组织中嗜酸粒细胞的数目和活化状态。鼻息肉术后鼻内局部使用激素时间通常为3~6个月。

2)全身用糖皮质激素:短期全身使用糖皮质激素可减小和控制鼻息肉的生长。术前在鼻用激素的基础上,配合口服激素3~5天,可以明显减小鼻息肉。对伴有哮喘患者或有明显变应性因素者,给予激素口服可减少支气管高反应性,缓解症状。

(2)黏液稀化剂:慢性鼻窦炎鼻息肉患者,尤其是有前期手术史者,鼻腔鼻窦黏液纤毛清除功能遭破坏,导致炎症的恶性循环。黏液稀化剂的作用包括:

①碱化黏液,降低黏液的黏滞度。

②β 拟交感效应,增强纤毛活性,调节分泌。

③恢复黏液毯的构成比例。对维护和促进恢复黏液纤毛清除系统功能有重要意义。如桃金娘科树叶提取物(标准桃金娘油 0.3 g 口服,每天 2 次,3~6 个月为 1 个疗程),鼻息肉术后使用一般应持续 3~6 个月,最好根据鼻腔分泌物的多少和黏膜状况确定使用时间。

(3)鼻用减充血剂:建议使用盐酸羟甲唑啉喷鼻,如果连续使用应限制在 7 天以内。

(4)其他药物:如白细胞三烯受体拮抗药、抗组胺药(如氯雷他定片 10 mg 空腹服,每天 1 次,连服 5~7 天)等,可以起到抗变态反应和抗炎的作用。

2.手术治疗

(1)手术时机:规范化药物治疗 6~8 周以上仍无效时。治疗无效的判断标准包括:

①症状无明显缓解,或者患者自觉症状缓解不满意要求手术。

②鼻内镜检查鼻黏膜炎症未得到有效控制,或与此有关的分泌物无明显减少。

③鼻窦影像学检查提示病灶仍较广泛或窦口引流不畅等。

(2)术前处理:

①术前检查鼻窦CT,变应性因素评估及与手术有关的检查,如心电图、胸片、血常规、凝血功能、术前标志物、肝功肾功等。

②术前用药,如同前述规范药物治疗方案,最好于术前2周开始。

③术前对患者症状评估,知情同意及沟通。

④手术前修剪鼻毛,术前30 min使用止血药、镇静药。

⑤依据病情的严重程度及结合患者要求,选择局部麻醉或全身麻醉。

⑥选择合适正确的手术器械对手术效果起一定作用。

(3)手术方法:主要有圈套法和电动切吸法。

1)圈套法:鼻腔在丁卡因+肾上腺素表面麻醉下,用鼻镜或鼻内镜,明视下,了解息肉大小、范围及根蒂位置,和周围组织有无粘连,用鼻圈套器伸入鼻腔,沿鼻中隔平面插至息肉下部,转动钢丝圈套住息肉,并将圈套器顶端向息肉的蒂部推进,逐渐收紧钢丝圈,但又不能紧到切除息肉程度,然后用力向下急速拉出,使息肉连同根蒂一并摘除。可用丁卡因+肾上腺素棉片压迫止血,稍待片刻后取出,再将深部息肉同法切除。若有残留根蒂可用鼻息肉钳挟住后,旋转拉下,拉出息肉时,有时筛房被开放,鼻窦内有息肉应将息肉、息肉样变的黏膜切除,鼻窦内无息肉,有脓,应扩大窦口,吸净脓液,清除病变黏膜。术后鼻腔填塞。

2)电动切吸法:鼻内镜直视下,手术中借助电动切割器将息肉或息肉样变的黏膜组织切吸干净。术后鼻腔填塞。

(4)术后处理:

①术后注意避免用力擤鼻,避免剧烈活动,清淡温凉饮食。

②应用抗生素1周,预防感染(如青霉素钠粉针800万U,静脉滴注,每天1次)。

③术后全身使用糖皮质激素,抽出鼻腔填塞物后局部使用糖皮质激素3个月以上。

④酌情使用抗组胺药(如氯雷他定片10 mg空腹服,每天1次)。

⑤术后使用黏液稀化剂(如标准桃金娘油0.3 g口服,每天2次,3~6个月为1个疗程)。

⑥鼻腔局部使用油剂,软化结痂,有利于结痂排出。

⑦局部鼻用减充血剂。

⑧鼻腔冲洗,对术腔清洁和保持湿润起重要作用,通常持续3个月左右。

⑨鼻窦内镜复查半年。

(5)手术并发症及其处理:

1)出血:术中损伤筛前动脉、筛后动脉、蝶腭动脉或其分支如鼻腔后外侧动脉等。处理:

①因鼻部血管损伤引起的出血可经鼻腔填塞或双极电凝止血。

②保守治疗出血不止者,可考虑行经上颌窦做蝶腭动脉结扎术。

2)鼻腔粘连:鼻腔粘连常因术后换药不及时或清理不当,特别是中鼻甲与鼻腔外侧壁粘连,可以阻塞上颌窦和额窦开口,导致炎症经久不愈或复发。大多数的鼻腔粘连不会引起临床症状,如随访中发现粘连可在局部麻醉下分离。

鼻息肉的基本病理变化为鼻腔鼻窦黏膜的慢性炎症反应,仅有去除息肉才可保持鼻腔呼吸畅通,但是极易再次发作。临床观察大约 1/5 的鼻窦炎患者在接受手术之后再次发作率和变应性鼻炎存在密切的关系。仅仅是鼻息肉症状在手术之后再次发作率通常为 15%~20%,而有变态反应素质的鼻息肉患者术后复发率可上升至 40%~70%。

第四节　变应性鼻炎

一、概述

变应性鼻炎又称过敏性鼻炎,主要是特异性个体在接触变应原后于鼻黏膜处发生的非感染性炎症,主要表现为阵发性喷嚏、清水样鼻涕、鼻塞和鼻痒,部分伴有嗅觉减退。

分为常年性和季节性,后者又称"花粉症"。变应性鼻炎的发病与遗传及环境密切相关。

二、病因

常年性和季节性这 2 种过敏性鼻炎对不同物质敏感,前者主要因为吸入粉尘、螨虫、脱落的上皮等,进而出现鼻炎表现,其次是食物和药物。从临床角度来说,靠风力来实现传播的花粉是引起花粉症的主要因素。

三、发病机制

变应性鼻炎是在 IgE 参与下的速发型变态反应。

易感者接触变应原后,机体首先分泌特异性免疫抗体与鼻黏膜部的肥大细胞、嗜碱性粒细胞形成免疫复合物。在该阶段,鼻黏膜的反应性迅速提高。之后,如若易感者接触同一变应原,变应原迅速与细胞表面的特异性抗体发生"桥连",进而分泌较多的组胺介质使毛细血管发生扩张性改变,血管通透性变大,平滑肌收缩剧烈,分泌物增多。机体表现为一系列的过敏症状,如阵发性喷嚏、清涕、鼻塞、鼻痒等。上述病理改变在缓解期可恢复正常,如多次反复发作,导致黏膜肥厚及息肉样变。

四、临床表现

1.阵发性喷嚏

喷嚏每天发生较频繁,且表现阵发性特点。喷嚏多在清晨起床后或夜间发作,接触变应原也可立即出现症状。

2.鼻涕

大量清水样鼻涕,有时可不自觉地从鼻孔滴下。

3.鼻塞

鼻塞程度不一,季节性变应性鼻炎与常年性变应性鼻炎相比鼻黏膜水肿较重,所以鼻塞症状更加明显。

4.鼻痒

季节性变应性鼻炎尚有眼痒和结膜充血。

5.嗅觉减退

由于鼻黏膜水肿引起,但多为暂时性。

五、辅助检查

鼻镜所见,常年性者,鼻黏膜可为苍白、充血或浅蓝色。季节性者,鼻黏膜常呈明显水肿。如合并感染,则黏膜暗红,分泌物呈黏脓性或脓性。

六、诊断

1.常年性变应性鼻炎

根据其常年发病的特点以及临床检查所见。但需与其他类型的非变应性的常年性鼻炎相鉴别。

2.季节性变应性鼻炎

发病具有典型的地区性和季节性,就某一地区的某一患者而言,其每年发病的时间相对固定。

七、鉴别诊断

常年性变应性鼻炎与其他非感染性炎症的某些特点相似,需进行如下对比(表4-2)。

表4-2 不同种类常年性鼻炎的区别点

鉴别要点	常年性变应性鼻炎	嗜酸性粒细胞增多性非变应性鼻炎	血管运动性鼻炎
病因	Ⅰ型变态反应	不清楚	血管反应性增多
鼻痒和喷嚏	+++	++++	+
鼻分泌物量	+++	++++	+
鼻涕倒流	+-	+-	++
鼻黏膜充血	−	−	++
鼻黏膜苍白	++	++	−
鼻黏膜水肿	+++	+++	+-
鼻分泌物嗜酸性粒细胞	+	+	−
特异性皮肤试验	阳性	阴性	阴性
特异性IgE	升高	正常	正常
个人及家庭病史	+	−	−
治疗	糖皮质激素、抗组胺药	糖皮质激素	减充血剂

八、并发症

并发症主要有变应性鼻窦炎、支气管哮喘和分泌性中耳炎。

九、治疗

1.非特异性治疗

(1)肾上腺皮质激素:该类激素缓解炎症及过敏的效果较好。可以口服也可局部给药。现阶段,局部给药在临床上应用更为广泛,但长期使用可能会导致鼻血管和鼻黏膜造成损伤。所以,在使用糖皮质激素时应严格把握给药剂量及禁忌证。

(2)抗组胺药:H_1 受体拮抗药可快速减轻变应性鼻炎的临床表现,对鼻炎的治疗效果更好。第一代抗组胺药如氯苯那敏等,服用后可能会出现嗜睡及困倦等中枢系统症状。第二代抗组胺药如开瑞坦等克服了第一代抗组胺药对神经系统的不良影响,且对变应性鼻炎的效果更好,但可能会对心血管系统产生影响。

2.特异性治疗

(1)避免与变应原接触。

(2)免疫疗法,主要用于治疗吸入变应原所致的Ⅰ型变态反应。

3.手术治疗

(1)并发鼻中隔偏曲,变应性鼻窦炎鼻息肉者可考虑手术治疗。

(2)部分患者可采取相关神经切断类手术来达到治疗目的,但临床上不大力提倡该方法。

(3)行下鼻甲冷冻、激光、射频、微波等可降低鼻黏膜敏感性。

第五章

鼻窦炎性疾病

第一节 急性上颌窦炎

一、临床表现

1.症状

（1）起病情况：起病急，通常继发于上呼吸道感染或急性鼻炎，原症状加重。

（2）局部症状：

1）鼻塞：多为患侧持续性鼻塞，若两侧同时罹患，则为双侧持续性鼻塞。系鼻黏膜炎性肿胀和分泌物积蓄所致。

2）脓涕：鼻腔内大量脓性或黏脓性鼻涕，难以擤尽，脓涕中可带有少许血液。厌氧菌或大肠埃希菌感染者脓涕恶臭。脓涕可流至咽部或喉部，刺激局部黏膜引起发痒、恶心、咳嗽和咳痰。

3）鼻出血：一般表现为少量出血、涕带血丝，大量出血少见。

4）嗅觉障碍：因鼻塞而出现嗅觉减退或嗅觉丧失。嗅觉随着炎症的消退而逐渐恢复。

5）头痛和局部疼痛：为本病最常见症状。上颌区疼痛是急性上颌窦炎的早期常见症状，多在上颌窦前壁，有时可向上延至眼球，并影响额窦区。有时向下扩展，引起上牙槽痛，咀嚼时感到病侧的磨牙较痛。有时病侧疼痛很不明显，只诉上颌窦区有沉重感或发胀感。此外有头部钝痛或偏头痛，甚至有广泛性头痛。疼痛或头痛多在下午出现，或以下午较重，常在傍晚时缓解，此与上颌窦的引流和通气有很大关系。

（3）全身症状：可出现畏寒、发热、食欲减退、便秘、全身不适等。儿童可发生呕吐、腹泻、咳嗽等消化道和呼吸道症状。

2.体征

（1）局部红肿：患者面颊眶下部红肿，但较少见。

（2）压痛和叩痛：典型病例扪诊上颌窦区有压痛，叩诊该区疼痛明显。如叩击尖牙、前磨牙和磨牙，也可出现疼痛。

（3）鼻腔所见：患侧中鼻甲和下鼻甲黏膜充血水肿，有时在中鼻道可以看到脓性分泌物。若用鼻咽镜检查，可见中鼻甲和下鼻甲后端充血及水肿，后鼻孔边缘和鼻咽部有分泌物附着，患侧鼻底常有分泌物积聚。

二、辅助检查

1.X 线摄片检查

鼻颏位摄片可见患侧上颌窦广泛性模糊，黏膜水肿，有时显液平面。

2.CT 检查

诊断更直接、方便，可见上颌窦黏膜水肿增厚，窦腔可见分泌物，窦口鼻道复合体黏膜水肿、模糊；如为牙源性上颌窦炎，骨窗可见上颌窦底黏膜增厚，其下方有残牙根伴周围骨质吸收。

3.实验室检查

多数病例有白细胞升高、红细胞沉降率加快。鼻分泌物涂片检查出现中性粒细胞和纤毛柱状上皮细胞。

三、诊断

急性起病，继发于上呼吸道感染或急性鼻窦炎之后，出现鼻塞、脓涕、头痛及嗅觉下降；伴有发热、畏寒及全身不适症状；头痛多在上颌区，具有上午轻、下午重的特点；体格检查，患侧上颌窦前壁压痛、患侧中鼻甲和下鼻甲黏膜充血水肿，有时在中鼻道可以看到脓液；X 线摄片及 CT 检查可见上颌窦黏膜水肿增厚，窦腔可见分泌物。

四、鉴别诊断

1.急性牙源性感染

仅有患牙叩击痛，而没有鼻腔症状及体征；鼻窦 X 线检查未见异常。

2.眶下神经痛

多为全日性烧灼样疼痛，压迫神经疼痛减轻；鼻腔检查、鼻窦 X 线检查均为阴性。

3.三叉神经痛

可发生于上颌支分布区，痛如刀割或针刺，非常激烈，突发突止；但鼻部检查阴性。

4.眼部疾病

如角膜炎、睫状体炎，可引起与上颌窦炎相似的症状，但有眼部阳性体征可做鉴别。

五、治疗

1.治疗原则

以非手术治疗为主，并尽快消除病因，促进鼻窦的通气引流，控制感染以防发生并发症或转成慢性鼻窦炎。

2.治疗方案

（1）全身治疗

1）一般治疗：与治疗急性鼻炎相同，如注意休息，多饮水或进高营养流质饮食；对症处理，如头痛或局部疼痛激烈时,可使用镇痛药等。

2)抗感染治疗:因多为球菌、杆菌或厌氧菌感染,故宜首选并足量使用青霉素类抗生素或头孢类抗生素。最好能在用药前或用药期间行细菌培养及药敏实验,以便正确选用有效抗生素,这对防止发生并发症或转成慢性鼻窦炎至关重要。

3)适当使用抗组胺药如马来酸氯苯、氯雷他定等,以及黏液促排剂。

（2）局部治疗

1)鼻部用药:与治疗急性鼻炎基本相同,为促进鼻窦的通气引流,可适当使用血管收缩剂,如1%麻黄碱溶液滴鼻。

2)上颌窦穿刺:急性鼻源性上颌窦炎无并发症者,在全身症状消退局部炎症基本控制,化脓已趋局限化时,可行上颌窦穿刺冲洗法,亦可于冲洗后向窦内注射抗生素或类固醇激素。

3)物理治疗:超声雾化、蒸汽吸入、红外线照射、超短波电疗、电透热法和局部热敷等物理疗法,对改善局部血液循环、促进炎症消退或减轻症状均有帮助。

4)手术疗法:急性期多不宜手术,仅在鼻窦炎症向外扩散而导致毗邻器官发生严重并发症时,才不得已而施之,但必须严格掌握适应证。

3.病程观察及处理

治疗过程除了观察局部症状和体征是否改善之外,还要注意体温和血液白细胞是否逐渐恢复正常。病程康复缓慢,注意是否出现并发症或患者免疫力低下,必要时做鼻窦分泌物细菌培养及药敏试验,以便挑选合适抗生素。

六、预后

一般轻症者,只要解剖上没有异常,黏膜、纤毛、鼻窦开口均正常,2周之内即可愈合,不需特殊治疗。如处理不当,则有转为亚急性上颌窦炎的可能。

第二节　急性额窦炎

一、概述

临床所见的急性额窦炎,常与其他鼻窦炎同时存在,如筛窦炎或上颌窦炎。经治疗后,急性额窦炎可以痊愈,由急性转为慢性额窦炎者较少见。

急性额窦炎的常见致病菌为链球菌、葡萄球菌或肺炎链球菌,也可为杆菌或真菌感染。

二、临床表现

1.症状

（1）详细询问病史,起病是否继发于上呼吸道感染或急性鼻炎之后。对全身因素也不应忽视。局部症状包括头痛、鼻塞、脓涕及嗅觉下降,其中头痛症状明显且具有特征性。

(2)头痛的特征性表现,如前额部局限性头痛周期性发作,病变初期一般呈额部隐痛,继而加重,局限在前额和眼眶内上角,头痛往往是规律性发作,即头痛常于早晨起床后不久逐渐加重,中午最烈,直到午后或黄昏逐渐减轻,夜间完全消散。倘炎症未消,每天将以同样规律周而复始地持续 10 多天。

(3)除了鼻部症状外,患侧可出现眼痛、流泪、畏光。

2.体征

(1)前鼻镜检查可见鼻黏膜充血,鼻甲红肿,以中鼻甲前端明显,中鼻道有黏脓或脓性分泌物存留。

(2)患侧前额部可见皮肤发红、肿胀、压痛,尤以眉弓内下区的额窦底部最为明显。

三、辅助检查

1.血常规检查

细菌急性感染的表现:血白细胞升高,以中性粒细胞为主。

2.CT 检查

患侧额窦内黏膜增厚、窦腔积液。

四、诊断

(1)继发于急性上呼吸道感染之后,出现头痛、鼻塞、脓涕及嗅觉下降等症状。

(2)前额部局限性头痛周期性发作,头痛常于早晨起床后不久逐渐加重,中午最烈,直到午后或黄昏逐渐减轻,夜间完全消散。前额部相应部位最可见皮肤发红、肿胀、压痛,尤以眉弓内下区的额窦底部最为明显。

(3)CT 检查显示额窦黏膜水肿或窦腔积液。

五、鉴别诊断

1.急性鼻炎

以鼻塞、水样涕或黏液样涕为主要症状,头痛相对较轻,头痛没有明显规律性;体征表现为下鼻甲黏膜急性充血肿胀,中鼻道无引流。

2.眶上神经痛

无明显上呼吸道感染诱因,出现眶上周围闪电样牵拉性头痛,常伴有三叉神经其他分支的反射性疼痛;鼻腔检查无急性炎症表现。

六、治疗

1.治疗原则

抗炎消肿,促进引流,注意预防并发症(额骨骨髓炎、眶内蜂窝织炎或脓肿、颅内感染等)。少数病例由于急性阻塞引流或者出现并发症时,则须行手术治疗。

2.治疗方案

(1)全身治疗:与"急性上颌窦炎"相同。

(2)局部保守治疗:鼻内用药及局部理疗基本与"急性上颌窦炎"相同,目的是减轻鼻内黏膜的充血肿胀,促进额窦引流畅通,促进炎症渗出物吸收。

(3)手术治疗:当保守治疗无效或出现并发症时应采用手术治疗。

1)额窦钻孔术:在额窦底部钻一小孔,经此置入硅胶管或硬塑料管于窦腔内,便于引流或冲洗。

2)经鼻内镜额窦开放术:适应证包括急性额窦炎反复发作,各种保守治疗效果欠佳;鼻窦CT检查提示额窦口骨性狭窄、额周气房过大妨碍额窦引流或软组织阻塞窦口;在应用足量有效抗生素的基础上进行手术;手术通常需要切除部分钩突,开放筛泡,继而开放鼻丘气房及其他额周气房,使额窦在中鼻道前端形成宽敞的引流通道。

3.病程观察及处理

治疗过程除了观察局部症状和体征是否改善之外,尚要注意体温和血液白细胞是否逐渐恢复正常。如出现并发症,应在感染适当控制下及早手术治疗。

七、预后

如无并发症出现,一般预后良好。

第三节　急性筛窦炎

一、临床表现

1.症状

与重感冒相似,筛窦炎所致的头痛一般不典型,位于鼻根深部或额部,头痛轻重不等,轻者仅有鼻根部闷痛感,眶内发胀,重者不能忍受。前筛房病变有流泪、畏光等症,后筛房感染较重者,则多有嗅觉减退、头顶部疼痛。

2.体征

鼻黏膜普遍充血肿胀,中鼻甲、中鼻道与筛泡高度充血肿胀,中鼻道有黏脓。后鼻镜可见中鼻道及蝶筛隐窝处黏膜充血水肿。鼻咽或咽后壁有黏脓附着。眼球压痛,小儿在泪囊窝处有较明显的压痛,眼睑或有水肿。

二、诊断

(1)当感冒的病期过久,症状不见减轻时,应想到筛窦已受感染。

(2)鼻腔检查,特别留意中鼻道及嗅沟情况,如黏膜充血水肿或有脓性分泌物,可确诊为鼻窦炎。

(3)鼻窦 CT 检查,筛窦气房混浊、积液,黏膜水肿增厚是其特征。

三、鉴别诊断

急性鼻炎以鼻塞、水样涕或黏液样涕为主要症状,头痛相对较轻,头痛没有明显规律性;体征表现为下鼻甲黏膜急性充血肿胀,中鼻道无引流。

四、治疗

1.治疗原则

抗炎消肿,促进引流,预防并发症。

2.治疗方案

(1)一般治疗:在感冒的后阶段,应用抗感染药,可收到对筛窦炎及其并发症的预防和治疗的效果。治疗方法与"急性上颌窦炎"的全身治疗及局部药物应用、理疗相同。

(2)手术治疗:如有并发症(如眶内脓肿)发生,应及时切开引流。

3.病程观察及处理

同"急性上颌窦炎"。

五、预后

一般预后良好。

第四节　急性蝶窦炎

一、临床表现

1.症状

急性蝶窦炎常与急性筛窦炎伴发,其临床症状也与急性筛窦炎相似,缺乏特异性。但当炎症明显时,急性蝶窦炎的头痛有一定特征性,可出现颅底或眼球深部钝痛,而急性蓄脓期的头痛常发生在后枕部、头顶、额、颞、颅内或乳突深部,后者多因蝶腭神经节反射至耳神经节所致。因蝶窦邻近三叉神经,反射区较广,故疼痛也可位于颈项部及球后。当炎症严重,波及海绵窦时,可出现视力减退或眼球运动障碍。头痛的规律为晨起轻、午后重,采集病史的时候要注意部位以及与眼球的关系。

2.体征

(1)鼻镜检查:嗅裂后部或可看到脓液或息肉。

(2)鼻内镜检查:是诊断、观察蝶窦炎确切可靠的方法。常可见蝶窦口或蝶筛隐窝有脓液和黏膜水肿等炎性病变。

(3)CT 检查:蝶窦黏膜增厚、窦腔混浊,或伴有蝶筛隐窝黏膜水肿。

二、诊断

(1)当感冒的病期过久,症状不见减轻时,应想到蝶窦已受感染。或当已有急性筛窦炎的时候,应该考虑到并发蝶窦感染的可能。而急性鼻窦炎并发眼球深部钝痛或出现眶尖综合征时,急性蝶窦炎的可能性很大。

(2)鼻内镜检查:常可见蝶窦口或蝶筛隐窝有脓液和黏膜水肿等炎性病变。

(3)CT 检查:蝶窦黏膜增厚、窦腔混浊,或伴有蝶筛隐窝黏膜水肿。

单根据临床症状常不能确诊。鼻内镜检查及 CT 检查均为确定诊断的重要根据。

三、治疗

1.治疗原则

抗炎消肿,促进引流,预防并发症。多数病例通过保守治疗能够获得痊愈。当感染比较严重,特别是出现并发症时,应及早手术治疗。

2.治疗方案

(1)保守治疗:全身用药及局部用药与"急性上颌窦炎"相同。

(2)手术治疗:当保守治疗效果欠佳时,应采用手术治疗。目前大多采用经鼻内镜蝶窦开放术,进路有 2 种:经蝶筛隐窝蝶窦开放术;经筛窦蝶窦开放术。

3.病程观察及处理

部分病例因为蝶窦肿瘤或囊肿并发感染而出现急性蝶窦炎临床表现,这类病例应及早通过鼻内镜手术明确诊断及做肿瘤或囊肿的相应处理。临床上,当急性蝶窦炎经积极抗感染治疗头痛无改善,或 CT 表现蝶窦骨质破坏或骨质吸收时,应考虑蝶窦炎症仅为继发性病变,需及早处理原发性病变,以免保守治疗耽误病情,出现严重后果。

四、预后

在出现并发症之前,急性蝶窦炎保守治疗或手术治疗均能取得满意效果。

第五节　慢性鼻窦炎

一、概述

鼻炎是鼻科临床上最常见的疾病之一,因其常与鼻窦炎同时存在,故现在又称鼻-鼻窦炎。按照病程可将鼻-鼻窦炎分为 2 种类型:

①急性鼻窦炎病程 12 周以内。

②慢性鼻窦炎成人病程持续 12 周以上。

按照发生的位置分为单鼻窦炎、多鼻窦炎、全鼻窦炎。按照是否伴有鼻息肉,将慢性鼻窦炎分成伴有鼻息肉的慢性鼻窦炎和不伴鼻息肉的慢性鼻窦炎 2 类。

慢性鼻窦炎(chronic sinusitis,CRS)是由多种因素单独或交叉长期作用下所引起的鼻窦和(或)鼻腔黏膜的慢性炎症性疾病。一般认为主要的致病因素包括呼吸道感染、呼吸道变态反应、呼吸道黏膜纤毛系统疾病,及其他因素造成的黏膜炎症,也有认为鼻腔解剖结构异常、外伤等引起相应的黏膜改变与 CRS 的发生有一定的相关性。

二、临床表现

症状持续 12 周以上,病情可反复、稳定、加重,也可缓解,但不会完全消失。

1.症状

轻重不等,多不明显或很轻,可有精神不振、头痛头昏、易倦、精神抑郁、记忆力减退、注意力不集中等现象。

2.局部症状

(1)鼻塞:是慢性鼻窦炎的主要症状之一,但不及急性鼻窦炎者明显。多是由于黏膜肿胀、鼻甲肿大、鼻内分泌物过多和(或)伴有息肉形成阻塞通气所致。擤除分泌物后可暂时缓解症状。

(2)流脓涕:是慢性鼻窦炎的另一主要症状。来自前组鼻窦的分泌物多可从前鼻孔擤出;后组鼻窦产生的分泌物多向后流,从后鼻孔流入鼻咽部,主述"涕倒流"或"痰多"。慢性鼻窦炎者分泌物较黏稠,色黄或灰白色,可呈团块状,偶有腥臭味。牙源性上颌窦炎时,脓涕多带腐臭味。

(3)嗅觉障碍:常表现为嗅觉减退或嗅觉缺失,多为暂时性,但嗅区黏膜长期炎性变,部分患者可导致退行性变,造成永久性失臭。嗅觉障碍的主要原因是嗅区黏膜炎性变,或形成息肉,或脓性分泌物蓄积于嗅裂等。

(4)头痛:一般情况下慢性鼻窦炎者此症状并不明显,仅有局部钝痛及闷胀感,疼痛时间及部位多较固定。主要是因细菌毒素吸收所致的脓毒性头痛,或因窦口阻塞、窦内空气被吸收而引起的真空性头痛。慢性鼻窦炎头痛常有下列特点:①多有时间性或固定部位,多为白天重、夜间轻,且常为一侧,如为双侧者必有一侧较重;前组鼻窦炎者多在前额部痛,后组鼻窦炎者多在枕部痛。②休息、滴鼻药、蒸汽吸入或引流改善、鼻腔通气后头痛减轻;咳嗽、低头位或用力时因头部静脉压升高而使头痛加重;吸烟、饮酒和情绪激动时头痛亦加重。

(5)视觉障碍:是本病的眶内并发症之一,病变多存在于筛窦或蝶窦,炎症累及眶内、眶尖及管段视神经时症状较明显。主要表现为视力减退或失明(球后视神经炎所致),也有表现其他视功能障碍如眼球移位、复视和眶尖综合征等。孤立性蝶窦炎,特别是蝶窦真菌感染导致视力损伤的机会最多。

三、辅助检查

1.前鼻镜检查

(1)可见鼻黏膜充血、肿胀或肥厚,钩突肥大、泡状中甲、中鼻甲反向弯曲、鼻中隔高位重度弯曲压迫中鼻甲。

(2)中鼻道或者嗅裂有黏膜息肉样变性或者鼻阻塞。

(3)中鼻道或者嗅裂可见分泌物积聚,黄色或白色,黏性、黏脓性或脓性,量不等。若中鼻道见脓性分泌物,多提示为前组鼻窦炎,后组鼻窦炎脓液多位于嗅裂,或积蓄于鼻腔后段、流入鼻咽部。若怀疑鼻窦炎但检查未见鼻道有分泌物者,可用1%麻黄碱收缩鼻黏膜并做体位引流后,重复上述检查,可助诊断。

2.鼻内镜检查

除可清楚准确判断上述各种病变及其部位,还可发现经前鼻镜不能窥视的其他病变,如窦口及其附近区域的微小病变和上鼻道、蝶窦口的病变。

3.口腔和咽部检查

牙源性上颌窦炎者同侧上列第2双尖牙或第1、第2磨牙可能存在病变,后组鼻窦炎者咽后壁可见脓液或干痂附着。

4.X线平片

可见窦腔形态变化及窦内黏膜不同程度的增厚、窦腔密度增高,或息肉影,如窦内积聚脓性分泌物,则可见液平面。但由于其伪影过多,现多不提倡使用。

5.CT检查

是诊断鼻窦炎最直接和准确的方法之一,可以显示病变鼻窦的位置、范围、解剖学致病因素、鼻腔鼻窦黏膜病变程度。

6.MRI检查

虽能准确地观察鼻窦内软组织占位性病变的范围、程度及与周围肌肉、血管等组织的解剖关系,但不能准确显示解剖学骨性标志和变异,因此,在鼻窦炎诊断和指导手术治疗中应用价值不大,临床上仅仅用于鉴别是否伴有鼻腔和鼻窦肿瘤时使用。

四、诊断

(1)出现鼻塞、流涕、嗅觉下降或者消失、头面部疼痛或者沉重感等2个或者2个以上症状,其中必须有鼻塞或者脓涕之一,症状持续时间≥12周。

(2)常规鼻科检查及鼻内镜下的变化
①中鼻道可见黏膜息肉样变性或者鼻息肉。
②中鼻道可见黏性、黏脓性、脓性分泌物。
③中鼻甲黏膜充血、水肿或肿胀导致堵塞。

(3)CT检查:窦口鼻道复合体和(或)鼻窦内的黏膜改变或者积液。

五、鉴别诊断

1.急性鼻炎及鼻窦炎

病程较慢性鼻窦炎短,头痛、鼻塞等症状更明显、严重,并常伴有其他上呼吸道急性感染症状及体征,如四肢酸痛、周身不适、发热、咽痛、扁桃体肿大、咽后壁充血及大量滤泡等。

2.慢性鼻炎

鼻腔内的分泌物较慢性鼻窦炎少,以黏液性分泌物为主,且中鼻道未见黏液、脓性分泌物,未见中鼻道黏膜水肿和息肉样变性。

3.变应性鼻炎

常有明显的过敏病史和(或)家族史,以鼻痒、阵发性喷嚏、水样分泌物等症状为主,鼻黏膜水肿、苍白,中鼻道一般无分泌物和黏膜水肿。但若需确诊,还应进一步行变态反应相关的检查,如变应原皮肤试验、特异性 IgE 测定等。

4.真菌性鼻-鼻窦炎

可出现于长期使用抗生素、糖皮质激素、免疫抑制剂或接受放疗等患者,或出现于有慢性消耗性疾病如糖尿病及其他可致机体免疫力下降的疾病的患者,也可见于正常人。鼻窦 CT 大多表现为单窦发病,窦壁骨质增生,窦内密度不均匀钙化斑。组织病理学、真菌培养等可以鉴别。

六、治疗

1.治疗原则

(1)控制感染和变态反应因素导致的鼻腔鼻窦黏膜炎症。

(2)改善鼻腔鼻窦的通气、引流。

(3)病变轻者,不伴有解剖畸形者,可采用药物治疗(包括全身和局部药物治疗);如果药物治疗无效,或者伴有导致窦口鼻道复合体和嗅裂阻塞的明显的解剖异常以及鼻道息肉,则应采用综合治疗的手段,包括内科和外科措施。

2.治疗方案

(1)全身用药

1)抗生素:对于明确感染性病因,或并发有感染因素的慢性鼻窦炎,应使用足量、足疗程的抗生素;选用抗生素,最好的原则是依据鼻内分泌物细菌培养和药敏试验结果而定,而在未得到确切的检验依据前,可选用针对化脓性球菌或杆菌有效的抗生素,也可适当加用抗厌氧菌类药物。最终根据鼻腔分泌物量、色泽来确定疗程。

2)口服糖皮质激素:不作为常规用药,可辅助控制鼻腔鼻窦黏膜炎症,其主要作用为抗感染、抗水肿。如必须使用应充分了解禁忌证,应根据病情及时调整其用量。

3)黏液稀释及改善黏膜纤毛活性药:常规辅助用药,可稀释脓性分泌物,同时恢复黏膜纤毛的活性,有利于分泌物的排出和鼻腔黏膜环境的改善。

4)抗组胺类药:对于并发变应性因素者可适当加用该药,以减轻鼻腔黏膜的水肿程度。

5)中药制剂:虽缺乏严格、高级别的循证医学依据,可考虑使用。

(2)局部用药

1)局部糖皮质激素:是目前治疗慢性鼻窦炎最重要的一线用药。局部糖皮质激素具有强大的抗炎、抗水肿效应,无论病因是感染性还是变态反应性,病变程度及范围大小、是否伴有鼻息肉、术前还是术后,局部糖皮质激素都可作为主要用药;常规应用糖皮质激素喷雾治疗,以控制鼻-鼻窦黏膜的炎症及水肿,最终达到改善鼻腔通气和引流的目的。

2)减充血剂的应用:长期使用鼻腔减充血剂会对黏膜纤毛系统的形态与功能造成破坏,尤其是盐酸萘唑啉、麻黄碱类药物。因此应根据不同的病情酌情使用,应选择低浓度、不良反应少的减充血剂。慢性鼻窦炎的鼻腔鼻窦黏膜及黏膜下组织以组织间质水肿、增生为主,而非单纯血管扩张所致,减充血剂作用不大,除伴有急性感染发作、鼻塞症状非常明显时,一般很少使用。慢性鼻窦炎手术治疗后,由于鼻腔、鼻窦引流通气问题已经解决,可不再使用减充血剂。

3)生理盐水冲洗:是当代非常流行的治疗和鼻腔保健护理方法。有2种冲洗方法:①用35~40 ℃无菌温生理盐水经特制的器皿,直接进行鼻腔冲洗。可以达到清洗鼻腔、改善黏膜环境的目的。②用特制的导管伸入窦口冲洗,适用于上颌窦、额窦及蝶窦的一般炎症。但此种方法操作较难、盲目,且容易损伤窦口黏膜,故现已很少使用。

(3)局部治疗:

1)上颌窦穿刺冲洗:在急性上颌窦炎无并发症、全身症状消退、局部炎症基本控制且化脓性病变已局限化时,可行上颌窦穿刺冲洗法。根据症状确定冲洗次数,一般每周1~2次,冲洗至再无脓液冲出;每次用温无菌生理盐水冲洗后,可向窦内适当注入抗生素,或抗厌氧菌类药,达到局部消炎的效果,目前并不推荐使用上颌窦冲洗术治疗CRS。

2)鼻窦置换治疗:目的是促进鼻窦引流,并将药物通过负压置换入窦腔内,起到排脓抗炎的作用。可用于慢性额窦炎、筛窦炎和全鼻窦炎者,鼻窦急性炎症者或慢性鼻窦炎急性发作时,或单一鼻窦炎者,应禁用此法。

3)鼻内镜下吸引:在鼻内镜的直视下,能更清楚地观察到脓性分泌物的来源、色泽及黏度等,用吸管吸除鼻道内的分泌物,观察窦口是否有阻塞、黏膜是否水肿及窦内黏膜的病变程度。特别适合FESS术后鼻窦处理。

(4)外科手术:手术原则通过解除鼻腔鼻窦解剖学异常造成的机械性阻塞、切除不可逆的病变、恢复鼻腔、鼻窦的通气和引流,尽可能保留可以恢复正常的黏膜和鼻腔、鼻窦正常结构为原则。

1)手术指征:

①影响窦口鼻道复合体和嗅裂引流的解剖学异常,如重度的高位鼻中隔偏曲,泡状中鼻甲,中鼻甲反向弯曲,钩突和筛泡的肥大、筛漏斗区域的畸形等。

②影响OMC区和嗅裂的通气与引流的鼻息肉。

③怀疑CRS导致的眶、颅并发症。

④修正炎症性组织增生,如钩突、筛泡、中鼻甲的息肉样变。对于以上这些机械性阻塞,外科手段是最有效的方法。

⑤开放鼻窦,应在规范的药物治疗无效后选择鼻窦手术。

2)术前准备:术前10~14天开始应用针对所感染细菌的抗生素,常规应用局部激素喷鼻。当有严重的鼻息肉和Samter三联征时,需口服糖皮质激素类药物。鼻分泌物稠厚时使用黏液促排剂,还可酌情使用减充血剂和(或)抗组胺药。

3)手术方式:

①传统的鼻窦手术,包括经典的Caldwell-Luc手术(上颌窦根治术)、Lima手术(经上颌窦鼻内筛窦切除术)、经鼻内筛窦手术、经鼻额窦手术等。这类手术普遍存在视野狭窄、照明不清、一定程度的盲目操作以及病变切除不彻底、创伤较大或面部留有瘢痕等缺点。

②经鼻内镜鼻窦手术,又称FESS,在鼻内镜和电视监视下,纠正鼻腔解剖学异常、清除不可逆

的病变,尽可能地保留鼻-鼻窦的黏膜,重建鼻腔鼻窦通气引流(尤其是窦口鼻道复合体区域的通畅与引流),为鼻腔鼻窦黏膜炎症的良性转归创造生理性局部环境,最终达到鼻-鼻窦黏膜形态与自身功能的恢复。FESS 手术创伤小、视角开阔、术野清晰、操作精确。这种手术已经成为慢性鼻窦炎外科治疗的主体手术方式。根据不同部位的疾病种类,鼻内镜手术有多种术式,但总体上是由 2 种基本术式发展而来。

a.从前向后法:由奥地利学者 Messerklinger 首先提出,故又常称 Messerklinger 术式,是较为常用的术式。基本手术方式为:

切除钩突:向内侧推开中鼻甲,暴露钩突;以剥离子或镰状刀沿着鼻腔外侧壁上颌线的走向切开钩突,并向内侧方向分离,对头端和尾端残余的相连,可用中鼻甲剪刀剪断,取出钩突,暴露上颌窦口。切除钩突时,器械方向不可过度向外、向后,以免损伤纸样板。

开放前组筛窦:取筛窦钳咬除筛泡及其周围的气房,暴露中鼻甲基板。为防止正常黏膜(尤其是纸样板处)被撕脱,可用切钳切除病变组织,亦可先剔除骨质,然后用切割钻处理病变黏膜。

开放后组筛窦:使用刮匙或咬钳从中鼻甲基板的内下方开放基板和后组筛窦,直至蝶窦前壁。开放后组筛窦时,应遵循近中线原则,即靠近中鼻甲从前向后进行,以免伤及视神经管。

开放蝶窦:使用刮匙或咬钳从最后筛窦气房的蝶筛隔板进入蝶窦,也可从蝶筛隐窝处蝶窦自然开口进入。蝶窦自然口位于蝶窦前壁距后鼻孔上缘 10~12 mm 近中线处,比较恒定的解剖参考标志是上鼻甲。在蝶筛隐窝狭窄、寻找窦口困难时,切除上鼻甲后下 2/3,有助于暴露开口。为有效恢复术后鼻窦引流的生理功能,应注意保护窦口下缘黏膜的完整性,可以向内、上、外方向扩大窦口。

开放上颌窦:正常情况下,上颌窦自然口位于筛漏斗的后下部,钩突下部的后方,一般在 45°鼻内镜下均可以较好暴露窦口;可以使用弯头探针在筛泡前下方沿着钩突缘向下方滑行。若上颌窦自然口开放良好,窦内无明显病变,则不必破坏其自然引流结构。若上颌窦自然口阻塞,可以向后囟或前囟开放窦口,直径达 1~2 cm。为有效恢复术后鼻窦引流的生理功能,应注意保护窦口后下缘黏膜的完整性。

开放额窦:额窦手术是鼻内镜手术的热点与难点。目前,额窦手术方式以经鼻内镜下切除额窦口气房、建立宽敞的额窦引流通道,保留正常解剖结构的术式为主流。国内外许多专家根据各自的理论,建立了各具特色的手术方式。

Draf 建立的经鼻内镜额窦开放手术分型:Draf 根据患者病变累及的范围和严重程度,提出 Draf 分型的手术方式。May 提出与 Draf 相对应的鼻内镜下额窦开放术的分型(表5-1)。

表 5-1 Draf 额窦手术分型方法

Draf 分型	手术范围
I	清理额窦口下方的阻塞性病变,去除阻塞额窦引流通道的前筛气房,手术不涉及额窦口
II	IIa 去除涉及额窦的筛气房,切除中鼻甲和纸样板之间的额窦底壁 IIb 切除鼻中隔纸样板之间额窦底壁,在额窦和额隐窝之间建立广泛的引流通道
III	双侧II型额窦手术,切除鼻中隔上部、额窦底壁和额窦中隔下部,称为改良的 Lothrop 手术

Wormald PJ 术式:以鼻丘气房为中心的经鼻内镜额窦开放术(图 5-1)。其理论依据为鼻丘气房的上壁为额窦的底壁,鼻丘气房的后壁构成额隐窝的前壁;只要在术中打开鼻丘气房的顶壁和后壁,即可开放额窦底壁。其基本手术方式:在中鼻甲和鼻腔外侧壁之间"腋窝"之外侧处做一蒂部在内上方的皮瓣,向内上方翻起,暴露"腋窝"下方骨质,用咬骨钳去除鼻丘气房的前壁,进入鼻丘气房,再将鼻丘气房上壁和后壁去除,即开放额窦底壁和额隐窝前壁。

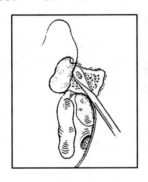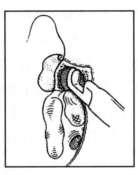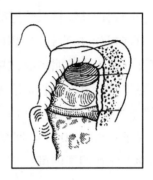

图 5-1　以鼻丘气房为中心的经鼻内镜额窦开放术

Friedman M 术式:以钩突上部为中心的经鼻内镜额窦开放术(图 5-2)。其理论依据为钩突的上端附着主要有 3 种方式:附着在颅底、中鼻甲和纸样板,钩突上端不同附着方式导致额窦不同的开口形式:附着在纸样板(包括鼻丘气房),则额窦开口在钩突与中鼻甲之间;附着在前颅底和中鼻甲,则额窦开口在钩突与纸样板之间,术中可根据钩突上端附着的方式寻找额窦的引流开口。其基本的手术方式:在冠状位鼻窦 CT 上判定钩突附着,手术中定位钩突上端的附着,在钩突上端的外侧或内侧来追溯寻找额窦开口。

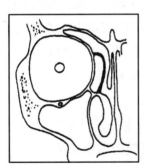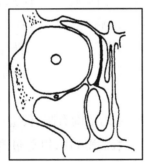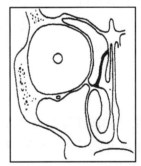

图 5-2　钩突上端分别附着在纸样板、颅底和中鼻甲

Stammberger 剥蛋壳技术:其理论依据为额窦结构就像一个高脚杯,上部为额漏斗,中间狭窄为额窦口,下部为额隐窝,慢性额窦炎的主要成因是额隐窝被发育过度的气房阻塞,就好像在高脚杯内放了一个鸡蛋,导致额窦引流和通气不畅,使得额窦炎经久不愈。其基本手术方式:用各种特殊手术器械,如环形咬切钳、杯状钳、额窦刮匙等,切除这些阻塞额窦口和额隐窝的类似蛋壳样的气房骨壁,保留周围正常的解剖结构和黏膜,称为"剥蛋壳技术"。

改良 Lothrop 术式:适合额窦再次手术、额窦内翻性乳头状瘤、额窦脑脊液鼻漏、顽固性额窦炎等。其基本手术方式是在额窦和鼻腔之间形成一个广泛引流通道,具体步骤如下:切除鼻中隔前端上部;去除双侧额窦底壁;切除额窦间隔;切除部分额嘴。

鼻窦球囊扩张术的基本原理和手术步骤:鼻窦球囊扩张术的基本原理是在鼻内镜照明直视下,将可承受一定压力的未充盈气囊置于待开放的窦口,给予一定的压力使之膨胀,从而对窦口结构施压、扩张,无弹性的骨性结构骨折、破坏,有弹性回缩力的黏膜组织受压、塑形。

手术主要步骤:根据病情、个体差异选择局部麻醉或全身麻醉,鼻内镜直视下,将与引导管手柄连接的球囊引导管头端位于目标鼻窦口(开放额窦时应置于额隐窝处)。将球囊扩张管沿着引导管缓慢推送,当到达球囊扩张管尾端的第一条标记线时停止推送。再将导丝穿入球囊扩张管,沿着扩张管一直向前推送直到出现阻力再推送3~4 cm,早期使用C型臂X线透视机观察导丝位置,改良后打开导丝相连照明系统,根据导丝头端光源直接判定导丝位置。当证实导丝位于目标鼻窦时,将球囊扩张管沿引导管缓缓推入,确定其头端球囊的近中部处位于目标窦口,再将充水加压系统连接于扩张管尾端的接口上,加压膨胀球囊(目前一般采用10个大气压,最大压力应不超过14个大气压),维持10 s后,回缩球囊,目标鼻窦开放完毕,若需要冲洗,则抽出球囊扩张导管及导丝,换冲水导管冲洗即可。

总之,额窦开放术成功的关键是确认并彻底清除额隐窝和额窦口的气房,重建良好的额窦引流通道,尽可能保留额窦口的黏膜。对于额窦不同的病理状态,应采用不同的手术方式,其原则是:选择由简至繁、由创伤小至创伤大、由鼻内径路至鼻外径路的方法,进行有的放矢的治疗。当然,如果以上术式能够在先进的影像导航系统下完成,将会更加微创、安全。

b.从后向前法:由德国学者Wigand首先提出,故又称Wigand术式。该术式适合于既往手术造成鼻腔鼻窦结构缺失、解剖标志欠清,仅仅局限于后筛和蝶窦的患者。

使用中鼻甲剪刀剪除中鼻甲后、下1/3,沿着上鼻甲(或者最上鼻甲)与鼻中隔之间,在蝶筛隐窝处寻找蝶窦自然开口。蝶窦自然口距离前鼻孔一般不超过7 cm,距离后鼻孔上缘1~1.5 cm,与鼻底的夹角约30°。找到开口后,根据暴露病变的需要,使用环形咬切钳或者蝶窦咬骨钳,向不同方向开放扩大蝶窦开口,原则上不能环形损伤窦口黏膜,防止造成术后窦口狭窄。

自后向前逐一开放后组筛窦和前组筛窦气房、额隐窝周围气房以及上颌窦,基本方法同从前向后法。

c.激光、射频和微波等物理学方法:适用范围有限,仅适合少部分中鼻甲、下鼻甲肥大的病例,建议使用时在鼻内镜下进行操作,不可大面积应用,以免过度损伤黏膜功能。

七、预后

(一)术后观察及处理

1.一般处理

(1)术后搬动患者时避免剧烈改变体位,导致体位性降压;还应及时补充血容量,护理患者直至清醒,反应灵敏,通气良好,给予氧气吸入。

(2)出血少者,术腔仅填塞少许可溶性的止血物,如明胶海绵、Rhino鼻腔填塞条等。出血多的可轻压膨胀海绵,24~48 h取出。术后口服抗生素5~8天,也可于术腔内置抗生素,适时、适量应用糖皮质激素鼻内气雾剂以减轻术腔炎症及黏膜水肿,防止复发。鼻腔及鼻窦手术后2天内要做创面处理,去除创面的黏液结痂,术后第5~7天开始给予冲洗鼻腔,冲洗液可用温生理盐水或具有抗炎成分的中药制剂。术后第 7~14 天行鼻内镜清理术腔,主要是保持造窦口的通畅,及时将窦口周围的血痂、分泌物去除,保证其引流通畅。

2.并发症的观察及处理

(1)并发症分类与发生率:鼻内镜外科技术操作区域邻近眼眶、颅底等重要结构,解剖毗邻关系复杂,如操作不当,容易出现并发症。按照严重程度分类可分为轻微并发症和严重并发症;按照部位分类可分为颅内并发症、眼部并发症、鼻部并发症和血管并发症等。关于鼻内镜手术并发症的发生率,国内外文献报道差异较大,国外为 0~24%,国内为 0~16%,其中存在一个对并发症的定义和分类问题。

(2)并发症发生的相关因素:鼻内镜手术并发症发生的相关因素主要有 5 个方面。

1)术者经验:研究数据表明,并发症发生率的高低在不同技术水平的术者间存在较大差异。有学者按照时间顺序,将 2 000 例鼻内镜手术并发症的发生时间分 3 个阶段,结果显示前、中、后 3 个阶段并发症的发生率差异明显,分别为 19%、12.5%、5.9%。这种现象被称为"学习曲线"。尽管有学者对此存有异议,但是术者经验,尤其是在各种不利情况下对解剖标志的正确判断能力,在并发症的影响因素中起着重要作用。

2)解剖结构:先天或后天的许多因素使鼻腔鼻窦的解剖结构发生明显改变,如 Onodi 气房伴有筛窦、蝶窦骨壁变薄,前期手术使鼻窦骨质增厚、中鼻甲残缺等,可造成解剖标志消失、毗邻关系发生改变,术者易出现判断失误,导致并发症发生。

3)术中出血:术前鼻窦黏膜炎症没有经过规范治疗,基础疾病如高血压、出血性疾病没有得到有效控制、长期服用阿司匹林、手术操作粗糙等造成术中创面剧烈出血,术野不清,解剖标志难以辨认,盲目进行操作,增大并发症的发生率。

4)麻醉方式:许多学者认为,局部麻醉较全身麻醉发生并发症的概率要低,这是由于局部麻醉手术往往出血较少,术野的清晰度较高。此外,局部麻醉手术时,术中可以通过患者的疼痛反应判断手术的部位和深度,避免操作不当;而全身麻醉手术时,必须等患者麻醉苏醒后才有机会发现并发症的可能体征。但这并不意味着全身麻醉手术风险一定更大,全身麻醉有专业麻醉师相助,术者可以更加从容处理病变,不为患者的自身感受所干扰。

5)右侧手术:尽管有文献统计认为右侧鼻腔手术并发症的发生率,尤其是严重并发症,明显高于左侧,提示这可能与大部分术者左侧操作更加顺畅自然相关,但我们的经验并不赞同这一理论。

(3)并发症预防处理:全面掌握鼻腔鼻窦的解剖知识、系统进行鼻内镜鼻窦手术的训练是预防并发症发生的关键环节。一旦发生手术并发症,应采取正确的处理方法与补救措施。

1)颅内并发症:系前颅底骨质和(或)硬脑膜破损所致,常发生在筛凹、筛板和额突等处。颅内并发症包括颅内血肿、颅内感染、气脑、脑脊液鼻漏、脑膜膨出和脑实质损伤等。颅内出血和血肿的处理应根据血肿的大小、形成的速度、位置、临床症状,从简单地使用止血药、脱水药、激素、局部止血、术腔引流到选择介入治疗、开颅血肿清理等;若发生颅内感染、气脑等,应采取积极的抗感染治疗;发生脑脊液鼻漏、脑膜膨出等损伤,应采取脑脊液鼻漏修补及颅底缺失修补术。

2)眼部并发症:系损伤纸样板、眶尖和视神经管、泪道等处骨壁,导致筛前和筛后动脉出血,内直肌、视神经和鼻泪管损伤,临床表现为眶周青紫(俗称"熊猫眼")、眼睑肿胀、眼球运动障碍、复视、视力障碍和溢泪等。

a.视神经损害的原因:手术直接在蝶窦和后组筛窦外侧壁进行,直接钳夹和骨质压迫损伤了视神经;手术中误将视神经隆突当成后筛,用吸引管头挤压时造成局部骨折外移,压迫视神经,造成视力急剧下降;也有将前组筛窦外侧的纸样板当成中鼻甲基板,手术进入眶内,将眶脂肪当成鼻息肉进行切割,损伤眶内段视神经。手术造成眶内严重出血,血肿压迫视神经,造成视力间接损害。手术造成的眶尖综合征、神经反射、术中使用丁卡因和肾上腺素,造成眼部缺血性损害,由于手术刺激导致视网膜中央动脉栓塞等。

b.眼球运动障碍的原因:直接损伤,多为眼球运动障碍的最主要原因。内直肌与纸样板邻近,两者之间仅隔以薄层眶筋膜、少量脂肪和眼球筋膜(Tenoni 囊)。在鼻内镜手术中,当手术钳,尤其是鼻息肉切割器进入眶内时,非常容易引起内直肌损伤,引起眼球运动障碍,表现为眼球运动时疼痛、复视、眼球外斜、向内侧运动障碍;其他如上斜肌和下直肌受损的机会相对较少。眼外肌周围的眶内损伤导致的局限性无菌性炎症和眶内纤维化(脂肪粘连综合征)也会导致一定程度的眼球运动障碍。支配眼外肌的血管和神经损害导致眼球活动障碍,但这种情况比较少见。眶内广泛出血导致的眶尖综合征,是指在眶尖部血肿直接压迫支配眼肌的眶上裂内神经和血管。眼球运动障碍的处理比较困难,早期全身应用类固醇激素可减轻损伤附近可能发生的粘连和瘢痕。肌肉的挫伤、神经和血管的损伤导致的眼肌运动障碍可观察保守治疗 3 个月。如果病情无好转,可以考虑眼外肌矫正术,但手术时机目前尚无定论。不建议早期进行眼肌探查,因为部分眼肌功能障碍可能在积极的药物治疗后恢复,同时,早期损伤后局部出血,组织标志不清,肌肉处于肿胀状态,不适合手术,一般认为在 3~6 个月以后进行眼肌探查为宜。手术方式包括内直肌后移、筋膜连接眼球和内直肌残端以修复缺损的内直肌,但恢复情况并不乐观,尽管可以减轻复视的程度,但眼球运动通常只能部分恢复。对于眶尖综合征导致的眼球运动障碍,应尽早进行眶尖减压术来达到改善眼球运动的目的,如果早期干预,通常预后比较好,但完全恢复需 3~6 个月。

c.临床上泪道损伤的常见原因:下鼻道开窗,鼻泪管的下鼻道开口位于下鼻道顶端,距离前鼻孔约 25 mm,下鼻道开窗时位置过于向后、上,容易损伤鼻泪管开口。扩大上颌窦口,上颌窦自然口前缘距离鼻泪管后缘的距离为 5~10 mm,扩大时用反咬钳过分向前、下开放,容易损伤鼻泪管。切除钩突,钩突中部附着在泪骨上,如果用咬骨钳过度咬除钩突中部附着部位骨质,尤其是泪囊内侧壁骨质菲薄时,可能损伤泪囊。幸运的是,有70%~80%的泪囊和鼻泪管损害患者术后并不出现溢泪等临床症状,如果术中发现这一情况,可适当扩大泪囊内侧壁,术后定期进行泪道冲洗。如果出现溢泪和慢性泪囊炎,经鼻内镜泪囊鼻腔造孔术是解决这一并发症最重要的一条途径。

d.眶纸板和轻度眶筋膜的损伤不必特殊处理,术后注意用足量的抗生素,禁止擤鼻涕,1 周内不要行鼻腔冲洗,术后早期可以采用冷敷。严重眶纸样板损伤会导致眶内出血,当动脉受到损伤时,出血迅速,导致眶内血肿,称为眶内急性出血,症状严重、发生迅速,表现为眼球疼痛、眶周青紫、视力急剧下降、眼球突出、眶内压迅速增高、眼球运动障碍等。而牵拉、切割眶脂肪、眼肌和静脉系统的损伤,导致的眶内出血可能会轻微很多,称为慢性出血,一般都有自限倾向。临床对于眶内出血普遍的处理方式包括:抽出鼻腔填塞材料、静脉应用止血药、甘露醇和利尿药等减轻眶内压、类固醇激素减轻眶内组织水肿。

e.术腔粘连、闭锁术中切除中鼻甲基板下缘、中鼻甲根部骨折、中鼻甲骨质被切除等,是造成中鼻甲漂移的主要原因,导致中鼻甲与鼻腔外侧壁粘连。上颌窦、额窦或蝶窦窦口闭锁的主要原因是开放各鼻窦时,窦口黏膜环形损伤所致,保证黏膜的完整性,勿过度处理囊泡和水肿黏膜,以免妨碍黏膜创伤修复的生理过程,导致瘢痕愈合。

f.大出血引起鼻窦手术出血的原因分成2大类:术中损伤大的血管如筛前动脉、筛后动脉、蝶腭动脉,甚至颈内动脉或海绵窦。一旦出现上述血管损伤,先采用含肾上腺素或者生理盐水的棉片、纱条或明胶海绵压迫局部止血,并用双极电凝止血。若损伤颈内动脉,上述方法往往难以奏效,应立即行颈内动脉介入栓塞或颈总动脉结扎术,但有可能引起患者死亡或者偏瘫。

(二)疗效判断及处理

1.治愈

症状消失,内镜检查窦口开放良好,窦腔黏膜上皮化,无脓性分泌物。

2.好转

症状明显改善,内镜检查见窦腔黏膜部分区域水肿、肥厚或肉芽组织形成,有少量脓性分泌物。

3.无效

症状无改善,内镜检查见术腔粘连,窦口狭窄或闭锁,息肉形成,有脓性分泌物。

应保证近期随访不少于6个月,远期随访1年以上。

(三)出院随访

(1)出院时带药,目前多数带3个月量的小剂量大环内酯类抗生素、鼻用类固醇、黏液促排剂和某些中成药。

(2)术后1个月内1~2周行鼻内镜复查,此后1年内每月定期内镜检查。

(3)定期门诊复查与取药。

(4)出院应当注意定期鼻腔冲洗,戒烟、戒酒,遵从医嘱用药,生活规律。

第六章

鼻腔鼻窦肿瘤

第一节　血管瘤

一、概述

血管瘤是脉管组织常见肿瘤之一。在鼻腔良性肿瘤中,血管瘤最为常见,占鼻、鼻窦良性肿瘤的 42% 以上。按传统分类方法,鼻腔鼻窦血管瘤可分为毛细血管瘤和海绵状血管瘤。本病可发生于任何年龄,但多见于青壮年。毛细血管瘤约占全部鼻腔鼻窦血管瘤的 80%,多发生于鼻中隔。海绵状血管瘤约占 20%,好发于下鼻甲和上颌窦内。

二、临床表现

鼻腔鼻窦血管瘤的主要症状是单侧进行性鼻塞、反复出血。如肿瘤压迫致鼻中隔偏曲可导致双侧鼻塞;反复鼻出血是其突出表现,严重者可导致休克、死亡,患者常继发贫血。此外,肿瘤还可因延伸至鼻咽部造成传导性聋;肿瘤在鼻窦内生长,可使窦腔扩大,骨质吸收,严重者可出现面部膨隆、突眼、复视、视力下降、头痛等临床表现。鼻腔毛细血管瘤大多瘤体较小,有细蒂或广基,色鲜红或暗红,质软有弹性,触之易出血。海绵状血管瘤的瘤体较大,多广基,质软可压缩;原发于上颌窦者可呈出血性息肉状突出于鼻腔。

三、诊断

根据临床表现和检查发现,诊断血管瘤并不困难。对局限于鼻腔的血管瘤,鼻内镜检查有助于了解其侵犯范围,并明确其根蒂所在。X 线片、CT、MRI 等影像学检查可帮助确诊及了解肿瘤扩展范围。CT 表现为受累的鼻窦均有不同程度的扩大,窦壁骨质受压、变形、骨质不连续并形成缺损,残端骨质可伴有硬化,病变区内可见软组织肿块影,边界清楚,密度不均匀,部分病例可见静脉石影;增强后呈明显不均匀强化,内有形态不一的明显强化区域。MRI 成像 T_2 加权像大多呈高信号影,但病变区信号不均匀;增强后病变呈显著不均匀强化,可呈蜂窝状、斑驳状。CT 和

MRI检查如发现典型骨质改变和静脉石,则提示该病可能性极大。上颌窦穿刺和鼻腔内肿瘤的活检应极为谨慎,两者皆可导致大出血。

四、治疗

1.手术治疗

鼻腔鼻窦血管瘤的治疗以手术切除为主。鼻内镜外科技术问世以前,鼻腔鼻窦良性肿瘤除局限于鼻腔内的小肿瘤采用鼻内进路手术切除外,大多采用鼻侧切开、Denker切口或面中掀翻径路手术,虽然可获得良好的手术视野,彻底切除肿瘤;但手术同时多会损伤正常鼻腔结构,并且遗留面部瘢痕。鼻内镜技术在良性鼻腔、鼻腔肿瘤手术中的应用,使鼻腔鼻窦血管瘤的手术切除有了更微创的新选择。

(1)传统手术方式

鼻腔鼻窦血管瘤一般以手术切除为主。手术方式应根据肿瘤部位和侵犯范围,选择不同的手术途径。对中、下鼻甲和鼻中隔中前段血管瘤,经前鼻孔切除后,可对瘤体根部使用电凝、冷冻或激光进行处理。对瘤体较大或位于鼻窦者可施行鼻侧切开、柯-陆术式或面中掀翻径路手术切除肿瘤。柯-陆术式和面中掀翻径路可以避免遗留面部瘢痕,且与鼻侧切开相比,面中掀翻径路同样可以充分暴露肿瘤,将肿瘤基底部和软骨膜一并切除,从而避免术后复发。

(2)鼻内镜手术

鼻腔鼻窦血管瘤的鼻内镜手术,其最大优势在于通过鼻内镜监视系统可将病变部位尤其是肿瘤根蒂部清晰显示出来。并且鼻内镜手术克服了传统术式创伤大、恢复慢、肿瘤整体窥视不清的缺点,不同类型的角度镜及动力系统结合微波、电凝、等离子、激光等手术,使鼻窦内的肿瘤同样可以顺利切除。例如,位于上颌窦内的血管瘤,可在鼻内镜下,切开鼻腔外侧壁,充分显露上颌窦腔,经扩大的上颌窦内侧壁腔道伸入鼻内镜,带角度内镜可清楚显示上颌窦内各壁,通过监视系统在明视下将肿瘤摘除,并用电凝、微波等方法处理肿瘤基底部创面止血,同时避免复发。

(3)手术中出血的处理

不论是传统术式,还是鼻内镜手术,在切除鼻腔鼻窦血管瘤时,都面临着手术中可能大量出血的问题。如果瘤体较大,侵犯部位广泛,那么术中出血量很可能会比较多;所以术前和术中采用相应的止血措施,从而减少出血量是很有必要的。

1)供血血管的预置:鼻腔鼻窦血管瘤供血血管大多来自颈外动脉系统,以颌内动脉、上唇动脉多见。对于瘤体较大、广泛侵犯的肿瘤,术前可行数字减影血管造影(digital subtraction angiography, DSA),明确供血血管后行选择性血管栓塞;也可在术中切除肿瘤前先行结扎或阻断上唇动脉,必要时可先结扎颈外动脉。

2)控制性降压:在鼻腔鼻窦肿瘤手术过程中,实施控制性降压,将患者血压控制在较低的水平,在减少出血量、降低出血速度的同时,可帮助术者实现清晰的手术野,便于手术顺利进行,从而缩短手术时间。尤其在鼻内镜手术中,控制性降压意义重大,是鼻内镜手术中减少术中出血主要的麻醉技术。控制性降压一般多采用气管内全身麻醉下或硬膜外阻滞下应用血管扩张药或神经节阻滞药控制血压。硝普钠为强力的血管扩张药,能直接松弛小动脉与小静脉血管平滑肌,降低血压,减轻心脏的前、后负荷,降低心肌氧耗量;且对肾血流量与肾小球滤过率无明显影响,降压作用强,半衰期短,可控性强;为控制性降压的首选用药。应用微量泵输注硝普钠,结合异氟烷降压更为有效,副反应更小。除全身麻醉可应用控制性降压外,目前国内还有作者尝试,在局部麻醉下实施控制性降压,将降压幅度控制在 30% 左右,降压起效时间控制在 15 min 左右;在降低血压的同时有效地减少术中出血,提高术野清晰度,缩短手术时间;更重要的是这种方式安全而且经济。

3)超声刀:传统单极电凝易对肿瘤周围的组织及血管造成损伤,容易引起术后鼻腔内组织粘连及大量结痂;并且电凝时产生的烟雾影响术者的视野。超声刀的应用克服了上述问题,在鼻腔鼻窦血管瘤的手术过程中,结合鼻内镜可以实现很好的微创治疗效果。超声刀的工作原理是将电能转化为机械能,利用超声频率发生器使金属刀头以 5 515 kHz 的超声频率进行机械振荡,使组织内迅速水汽化,蛋白质的氢键断裂,细胞崩解,使组织被切开或凝固;同时实现闭合小血管(3~5 mm 以下),而其能量向周围传播不超过 500 μm。超声刀的显著优点包括:

①使用过程中术野清晰,术中无烟雾及焦痂。

②减少出血,缩短手术时间,加快手术进度。

③减少术后鼻腔粘连和结痂的形成。

④一机多用,手术过程中,超声刀既可以进行组织的切割、止血,又可以对瘤体直接进行凝固,并封闭供血小血管。

⑤安全可靠、适用面广,由于使用过程中没有电流通过人体,所以即使安装了心脏起搏器和其他相关置入体的患者也能在血管瘤手术中应用。

(4)微波、激光、低温等离子等特殊手术方式

1)微波:是一种波长为 1~100 mm 的电磁波,这种电磁波在组织内产生热效应,瞬间使局部组织温度升高、血管闭塞、组织变性、凝固坏死至脱落;在治疗中,被处理的组织边界清楚,周围组织反应轻。且可配不同型号、角度的微波头,可根据需要改变其形态,使微波刀头可深入到鼻腔各个部位,方便手术的操作。手术中可首先对血管瘤的基底部进行充分热凝,可减少出血,甚至不出血,然后完整摘除血管瘤。

2)激光:鼻腔鼻窦血管瘤手术中,常用的是 Nd:YAG 激光。Nd:YAG 激光在血液中吸收系数低,可以透过血液去封闭直径为 0.5 mm 左右的血管。Nd:YAG 激光同样具有热凝固作用,对鼻腔黏膜上的血管瘤照射后,能选择性地被血管瘤组织吸收,尤其是血管内有大量的血红蛋白,经激光照射瘤体后,被血红蛋白吸收,形成黏性血块封闭血管,继而瘤体纤维化,达到痊愈的目的。鼻中隔、中下鼻甲范围不大的毛细血管瘤是激光的最佳适应证。

3)低温等离子:低温等离子消融术是一项较新的外科技术。其原理是在 2 个电极之间的组织形成等离子薄层,薄层中的等离子体被电场加速,将能量传递给组织;在低温下(40~70 ℃),该薄层中带电粒子具有足够的动能打断组织分子键,将组织分解成低相对分子质量的分子、原子(如氧气、氮气等),从而产生定时、高效和精确的切割和消融效果。由于其低温特性,在手术中既可以达到止血和紧缩肿瘤的效果,又确保了不至于破坏周围正常组织;并且在液体中可以稳定发射,对于血管瘤这种术野中血液较多的手术,其止血效果比较好。常规的使用方法,同样是对基

底广、瘤体较大的肿瘤,先行瘤体的热凝处理,然后再从基底部切除肿瘤。

2.非手术治疗

鼻腔鼻窦血管瘤的非手术治疗主要包括放射治疗(简称放疗)、冷冻治疗、硬化剂注射治疗等。这些非手术治疗在目前的鼻腔鼻窦血管瘤治疗中一部分仅仅作为辅助治疗手段,另一部分也因为前述手术技术的运用,已逐渐被临床医生淘汰。

(1)术前放疗:放疗在鼻腔鼻窦血管瘤的治疗中具有显著的辅助作用。通过术前的鼻内镜检查或活检发现出血较多的鼻腔鼻窦血管瘤,可先行术前放疗,促使肿瘤坏死、机化、缩小其体积,部分肿瘤可转化为息肉样变,从而减少手术中的出血量,且肿瘤体积的缩小也有利于彻底切除。常规处理方法是:使用高能射线治疗,每天 1 次,每次 1 Gy,总量 10~20 Gy。对鼻腔内较大或累及鼻咽部、鼻后孔、筛窦等深部的毛细血管瘤,术前放疗剂量可增加到 12~30 Gy;对鼻窦海绵状血管瘤或多部位广泛累及的血管瘤,术前放疗剂量可增加到 20~40 Gy。这样的剂量既可较快地使血管瘤缩小、变硬,便于手术彻底切除,又不致引起严重的放疗副反应。对年幼患儿不主张实施放疗。而对于合并其他疾患不能耐受手术者,可考虑行单纯放疗,总剂量一般不超过 30~40 Gy。

(2)冷冻治疗、硬化剂注射治疗:冷冻治疗用于血管瘤开始于 20 世纪 60 年代。大多是液氮或 CO_2 直接作用于病变区域。但该方法容易造成局部大量瘢痕且难以控制治疗的强度和深度,常造成肿瘤残留、局部瘢痕、畸形等不良后果。自 2000 年后国内已无相关文献报道。在早期的鼻腔鼻窦血管瘤治疗中,有使用鱼肝油酸钠等硬化剂注射入血管瘤体内的做法。但该方法局部刺激和创伤大,治疗后易出现感染、组织坏死、大量瘢痕形成,目前该方法也很少应用。

第二节　骨瘤

一、概述

骨瘤是鼻部常见良性肿瘤之一。大多数文献报道,鼻腔鼻窦骨瘤在鼻部良性肿瘤中排第 3 位,仅次于血管瘤和乳头状瘤。鼻部骨瘤生长缓慢,早期多无症状,常常在影像学检查中被发现。骨瘤好发于鼻窦,而鼻腔、鼻骨等处极少见;鼻窦中以额窦最为常见,占 39%~78%,其次为筛窦、上颌窦,蝶窦最少。鼻窦骨瘤多发生于 30 岁以下,以男性多见,部分患者在成年后可停止生长;患者年龄越小、生长速度越快,症状出现越早。

二、临床表现

鼻部骨瘤以 30 岁以下青年男性多见。相当一部分骨瘤于 X 线片或 CT 检查过程中偶然发现,早期大多无症状,骨瘤增大后可因为阻塞鼻腔鼻窦、压迫周围邻近结构而出现临床症状。骨瘤可能出现的主要症状包括鼻塞、鼻出血、流涕、头痛。侵入邻近结构可导致突眼、眼球移位、视力下降、面痛、额面部隆起畸形等。鼻内镜检查如骨瘤未扩展到中鼻道、总鼻道,多不能直接发现肿瘤,常可发现因骨瘤而继发的鼻息肉、鼻窦炎改变。

三、诊断

术前诊断骨瘤最有价值的是影像学检查,早期多行 X 线鼻窦片检查;目前以 CT 检查为最佳手段。CT 检查大多有较为特征的表现:根据骨瘤不同的分型,常见于额窦内的骨瘤多表现为圆形或近圆形高密度骨样组织,似牙釉质样改变;筛窦内骨瘤可出现骨质密度不均匀,但边缘仍光滑锐利,边界清晰;如骨瘤较大可表现为眶壁受压或缺损、眼球移位、前颅底被挤压上抬等邻近器官受累改变。

虽然鼻窦骨瘤多可通过 CT 确诊,但其中松质型、混合型仍需与骨化纤维瘤、骨纤维异常增殖症、钙化脑膜瘤、骨肉瘤等相鉴别。

四、治疗

鼻窦骨瘤的治疗,除手术外,目前国内外极少有其他治疗方式的报道。然而对于鼻窦骨瘤的手术适应证,或者说治疗时机的问题,国内外却没有完全统一。当额筛窦的骨瘤已经出现明显的临床症状,或者继发阻塞性鼻窦炎、黏液囊肿等,或者累及颅内、眶内等引起并发症时,其手术适应证是比较明确的;关于适应证争论的焦点在于:当肿瘤比较小,既无临床症状,又没有造成继发疾病时,如前所述骨瘤生长缓慢,部分成年患者的骨瘤甚至会长时间停止生长,这种情况下骨瘤应当立即切除还是继续观察? 部分作者认为由于鼻窦骨瘤晚期常侵犯颅底及眼眶,导致手术困难及术后面部畸形、功能障碍等,所以凡是有症状或虽无症状但已经确认有增长倾向的小骨瘤也应尽早手术。Savic 和 Djeric 总结额筛窦骨瘤手术适应证时认为:额窦骨瘤扩展到额窦以外的、邻近额隐窝的、继发鼻窦炎的、引起头痛的应进行手术,筛窦骨瘤一经发现应立即手术。Smith 等提出,当额窦骨瘤占据窦腔容积的 50% 以上或阻塞额窦引流通道时应当切除。著者观点是:早期鼻窦骨瘤,发生在筛窦的都应该尽早切除;CT 发现的无症状早期额窦骨瘤,只有在确信停止生长的时候才可以继续观察,否则以尽早手术为宜。

关于鼻窦骨瘤的手术,第 2 个问题就是术式的选择。概括而言,术式的选择要依据骨瘤的位置、大小及鼻窦局部解剖特点(如额隐窝的宽度);还要考虑病变肿瘤是否侵犯颅底、眼眶、视神经、颈内动脉、海绵窦等重要区域;当然还有术者对各种术式的熟悉程度及设备水平等。额筛窦骨瘤手术方式的选择主要根据肿瘤生长的部位、大小及与周围结构的关系综合考虑。一般情况下筛窦骨瘤大多可以通过鼻内镜术式切除,额窦、多窦累及、侵犯眶内和颅内的处理较为复杂。常用的术式可分为 3 大类:鼻内镜手术、鼻外进路手术(包括鼻侧切术式、Caldwell-Luc 手术等)、鼻内外联合术式(包括鼻内镜与鼻外进路联合术式、鼻内镜辅助的颅面联合进路等)。

1.鼻内镜手术及鼻内镜辅助手术

鼻内镜术式的优点是恢复快,面部无瘢痕。随着鼻内镜技术的发展,尤其是 Draf I ~ III 型引流术式在国内的介绍和推广,目前国内大型医院已有越来越多的复杂额窦病变能够在完全鼻内镜手术中得到解决。不过单纯鼻内镜术式对于术者的内镜技术及内镜设备要求较高,使额窦骨瘤的内镜手术切除形成了一定的技术门槛。尤其是鼻内镜下改良 Lothrop 术式(即 Draf III 型引流术）对于普通的鼻科医生有相当的难度,该术式对安全边界控制很严,风险主要在术区外侧的眶纸板和后方的颅底,要求术者具有熟练应用45°或70°内镜及熟练开放额窦的经验,并且必须具备鼻科专用55°、60°或70°切割或磨削钻头与相应角度咬切和组织钳等相应设备。如果勉强实施该手术,易出现筛前动脉损伤、眶内损伤、脑脊液漏等严重并发症。

而对于基底较广、位于额窦后壁或向外超过眶纸板矢状面的骨瘤,即使采用鼻内镜下改良Lothrop术式,要全切肿瘤非常困难。这种情况可考虑鼻内镜联合经眉弓切口环钻术或采用鼻内镜辅助的匙孔入路技术。由于额部切口在眉弓内,术后瘢痕不明显。

2.鼻外进路手术

鼻外进路包括鼻侧切联合眉弓切口、额部发际内大冠状切口、Caldwell-Luc手术等。具体术式应根据骨瘤的位置、范围、对眶内和颅内累及情况而定。此类手术总体而言创伤较大,大多遗留面部瘢痕;不遗留瘢痕的Caldwell-Luc手术仅在占极少部分的上颌窦骨瘤中应用。但在某些鼻内镜手术或鼻内镜结合环钻术或匙孔入路都无法解决的病例,鼻外进路仍不失为一种选择。

3.鼻内外联合术式

鼻内外联合术式一般只应用于巨大的额、筛窦骨瘤,尤其是累及眶内、颅内,甚至累及中间颅底区域的病例。从肿瘤外科手术的角度来看,骨瘤手术同样是要力争彻底切除,但作为大多生长缓慢的良性肿瘤,术者必须权衡巨大肿瘤的彻底切除可能出现的严重并发症与手术收益之间的关系;并且对严重侵犯视神经、颈内动脉、海绵窦的病变,不管哪种手术方法均不易彻底切除,盲目切除可能导致严重的并发症。所以,对于累及关键部位的骨瘤,手术可能不得不选择保守的部分切除术,而把保留功能、改善面部外观、尽可能解除对脑组织和神经的压迫作为治疗的主要目的。

第三节　鼻窦癌

一、概述

鼻腔及鼻窦恶性肿瘤较为少见,据统计占全身恶性肿瘤的0.5%~3.66%,占耳鼻喉科恶性肿瘤的25%~50%,国外报道为0.2%~2.5%。男女比例为(1.5:1)~(2.4:1),好发于40~60岁人群。多属原发,自他处转移而来者极少。因鼻窦解剖位置深且隐蔽,肿瘤早期症状常较轻,且常因伴有慢性炎症,故易忽视,而使早期诊断相对不易。鼻腔鼻窦与眼眶、颅脑解剖关系密切,恶性肿瘤在晚期可累及邻近组织,此时难以判断其原发部位,且使诊断、治疗更加棘手。

有研究提示鼻腔鼻窦恶性肿瘤的发生部位为:鼻腔55.3%,上颌窦34.6%,筛窦4.4%,外鼻4.1%,额窦1.2%,蝶窦0.4%。以上皮源性的鳞状细胞癌(简称鳞癌)最为多见,占70%~80%,好发于上颌窦。非上皮源性亦不少见,好发者如腺癌,多见于筛窦。此外尚有非上皮来源的涎腺样癌,神经外胚层来源的嗅神经母细胞瘤/鼻腔神经胶质瘤(国外亦称感觉神经细胞瘤);其他如乳头状瘤恶变、恶性黑色素瘤亦常见。还可见腺样囊性癌、淋巴上皮癌、未分化癌、移行上皮癌、基底细胞癌以及骨软骨来源的软骨肉瘤、骨肉瘤等。肉瘤占鼻及鼻窦恶性肿瘤的 10%～20%,好发于鼻腔及上颌窦,其他窦少见。肉瘤又以恶性淋巴瘤为最多,可超过 60%。

二、临床表现

由于鼻腔鼻窦癌患者症状出现较晚,就诊亦较晚,且常被误诊为炎症、息肉等而漏诊误治,早期诊断较困难,故需引起重视、提高警惕。临床表现根据肿瘤部位范围、病理类型、生物学特性、病程、扩展方向等因素而变化颇大。诊断要点如下:

1.结合病史综合分析

对单侧进行性鼻塞,血性脓涕、反复鼻出血或涕中带血,尤其是 40 岁以上者,应提高警惕、高度怀疑、仔细检查。首先应详细了解病史,若出现顽固的头面颈部疼痛,不明原因的上颌牙齿麻木、疼痛,顽固的鼻窦炎及多次迅速复发的鼻息肉等情况,更应高度怀疑恶性肿瘤。

2.症状体征

(1)症状:单侧鼻腔反复涕中带血或鼻出血、血性恶臭脓涕,进行性鼻阻、突眼、复视及视力减退等,头痛,第 Ⅰ～Ⅵ 脑神经麻痹状态,阵发性耳痛,面颊部胀痛、麻木等,牙齿麻痒、疼痛、松动、脱落、出血、张口困难或牙龈肿痛等。

(2)体征:鼻腔可见新生物;面颊部不对称,皮下不规则质地较硬肿块;晚期皮肤潮红或破坏甚至形成癌性瘘管、溃烂;眼球受压移位或活动受限;硬腭下塌、硬腭牙龈溃烂;顽固性神经痛和张口困难。颈部有时可扪及肿大淋巴结;远处转移表现或进行性体重下降、贫血、恶病质等。

三、辅助检查

1.前、后鼻镜检查

可窥及鼻腔、鼻咽部隆起、溃烂等改变及新生物。

2.鼻内镜及电子鼻咽镜检查

可观察到新生物表面多不光滑,常伴溃疡及坏死,易出血。能直观看到肿瘤的部位、范围,如未见确切肿瘤迹象,则应注意鼻腔外侧壁有无内移、膨隆,中鼻道、嗅沟有无血迹,尤其需注意后鼻孔、鼻咽顶后壁、咽鼓管咽口、咽隐窝等处有无受累征象。

3.影像学检查

(1)鼻窦 X 线片:为传统常用方法,对诊断有一定意义。

(2)CT 或 MRI:CT 能全面精确显示肿瘤的范围,了解骨质破坏的情况;MRI 可较好显示软组织侵犯,尤其是了解肿瘤与颅底、血管等重要结构的关系。

(3)其他:如 B 超、放射性核素扫描、PET/CT 等,对诊断有一定意义。

4.活检

确诊需依据病理学结果,必要时须多次活检。肿瘤已侵入鼻腔者,鼻部新生物直接活检。上颌窦肿物可经上颌窦穿刺活检、经口活检或鼻内镜取肿瘤组织活检。对病理学检查结果阴性而临床上确属可疑者,除在内镜下经鼻腔、上颌窦口、中鼻道取肿瘤组织外,尚可行鼻腔、鼻窦探查术,根据术中冰冻切片确诊。

5.颈部淋巴结细胞学检查

当鼻腔鼻窦癌患者颈部出现淋巴结,其他检查无法明确是否为肿瘤转移时,可行颈淋巴结穿刺细胞学检查,切开活检可能导致肿瘤扩散风险增大,应尽量避免使用。

四、鉴别诊断

1.鼻息肉

通常无涕血史。灰白色,表面光滑,半略透明,质软似荔枝,触之不易出血。

2.乳头状瘤

表面呈桑葚状,粗糙易渗血,常不易与恶性肿瘤区分,可行增强 MRI 扫描,其影像学改变有助于诊断。因约有10%癌变,因而需活检鉴别,对于有过手术摘除史的病例尤应警惕。

3.上颌窦良性病变

如出血坏死性息肉、真菌性上颌窦炎等。其特点是病程较长,有时可有涕中带血、脓涕、臭鼻等,CT 扫描显示团块状占位,真菌者可有钙化点,骨破坏多限于内侧壁。有时需依病理方可鉴别。

附:鼻及鼻窦癌的临床分期

因鼻腔鼻窦癌的临床分期与其治疗密切相关,有必要单独阐述。

根据肿瘤的生长范围和扩散程度,常按国际抗癌协会(UICC)TNM 分类标准第五版(1997)进行分类分期,并可参考美国癌症分期联合委员会(AJCC, 2002)TNM 方案。

1.T 分期原发肿瘤(T)

TX,原发肿瘤无法评估;T_0,无原发肿瘤的证据;T_{is},原位癌。

(1)鼻腔筛窦肿瘤的 T 分期。

T_1:肿瘤局限于鼻腔或筛窦 1 个亚区,有或无骨质侵蚀。

T_2:肿瘤侵及鼻腔筛窦复合体内的另一个相邻区域,伴或不伴骨质侵蚀。

T_3:肿瘤侵及以下组织——眶底或眶内侧壁、上颌窦、腭、筛板。

T_{4a}:肿瘤侵犯眶内容前部、鼻部皮肤或颊部,或颅前窝局限受侵,或侵及翼板、蝶窦或额窦。

T_{4b}:肿瘤侵及以下结构——眶尖、硬脑膜、脑组织、中颅窝、脑神经(上颌神经以外)、鼻咽、斜坡。

(2)上颌窦肿瘤的 TNM 分期第 6 版(AJCC,2002)。

T:原发肿瘤。

T_1:肿瘤局限于窦内黏膜,不伴有骨侵犯或骨破坏。

T_2:肿瘤伴有上颌窦下部结构骨侵犯或骨破坏,包含硬腭和(或)中鼻道。

T_3:肿瘤侵犯以下任何部位,面颊皮肤、上颌窦后壁、眶底或眶中壁、前筛窦。

T_4:肿瘤侵犯眶内容物和(或)以下结构任何一个部位,筛板、后筛窦或蝶窦、鼻咽部、软腭、上颌翼突或颞窝、颅底。

T_{4a}:肿瘤侵犯眶内容前部、颊部皮肤、翼板、颞下窝、筛板、蝶窦或额窦。

T_{4b}:肿瘤侵及以下任何结构——眶尖、硬脑膜、脑组织、颅中窝、上颌神经以外的其他脑神经、鼻咽、斜坡。

2.区域淋巴结 N

Nx:区域淋巴结无法评估。

N_0:无区域淋巴结转移。

N_1:同侧单个淋巴结转移,最大直径≤3 cm。

N_2:同侧单个淋巴结转移,最大直径>3 cm 且≤6 cm;或多个同侧淋巴结转移,最大直径≤6 cm,或双侧或对侧淋巴结转移,直径≤6 cm。

N_{2a}:同侧单个淋巴结转移,最大直径>3 cm 且≤6 cm。

N_{2b}:同侧 1 个以上淋巴结转移,最大直径≤6 cm。

N_{2c}:双侧或对侧淋巴结转移,最大直径≤6 cm。

N_3:转移淋巴结,最大直径>6 cm。

3.远处转移 M

Mx:远处转移无法评估。

M_0:无远处转移。

M_1:有远处转移。

4.分期

0 期:$T_{is}N_0M_0$。

Ⅰ期:$T_1N_0M_0$。

Ⅱ期:$T_2N_0M_0$。

Ⅲ期:$T_3N_0M_0$。

$T_1N_1M_0$。

$T_2N_1M_0$。

$T_3N_1M_0$。

Ⅳ A 期:$T_{4a}N_0M_0$。

$T_{4a}N_1M_0$。

$T_1N_2M_0$。

$T_2N_2M_0$。

$T_3N_2M_0$。

$T_{4a}N_2M_0$。

Ⅳ B 期:T_{4b}任何 NM_0。

任何 T N_3M_0。

Ⅳ C 期:任何 T 任何 N M_1。

5.组织学分级 G

GX:分级无法评价。

G_1:高分化。

G_2:中分化。

G_3:低分化。

五、治疗

1.治疗原则

（1）治疗方案及其选择

主要依据肿瘤的病理类型、部位和范围、病期、患者的全身情况等综合考虑,最常用为手术、放疗、化学药物治疗(简称化疗)结合的综合治疗方案。

治疗方法大致可分为手术、放疗、化疗、生物疗法、中草药及其他对症治疗6类,视患者具体情况,采取单独或配合应用。目前多主张尽可能早期发现,确诊后及早开始采用综合疗法进行治疗,以外科手术、放疗和化疗为主的方案最常用,通常以手术切除为主,包括术前小量放疗,使肿瘤缩小、周围淋巴通道和血管闭塞;手术彻底切除肿瘤的原发灶,必要时行单侧或双侧颈淋巴清扫术;术后再配合以足量放疗,以彻底消灭创腔内可能残存的肿瘤组织。在整个治疗过程中,可同时辅助以化疗、生物疗法、中草药、对症及支持疗法。对于较早的肿瘤,手术常为首选。放疗适用于对射线敏感或病期较晚、范围广泛或已有转移、身体情况无法耐受或不愿手术的病例,此外在鼻腔鼻窦恶性淋巴瘤中,放疗为其重要方法;放疗同时也是综合方案中的重要组成部分,对晚期、不能手术的患者,也可单用放疗和(或)化疗作为姑息性治疗手段。化疗主要用于晚期患者或作为手术、放疗的辅助手段。

首次治疗是成效的关键,如果治疗恰当,容易取得较好效果。如肿瘤有残留或复发,再次治疗的效果将远逊于首次治疗。再次治疗可分为手术、放疗和化疗。应根据肿瘤病理类型、部位、大小、侵犯范围以及患者承受能力决定。

（2）治疗原则

1）筛窦癌:原发灶的处理如下。

①T_1,T_2病变:完整手术切除原发灶后放疗,当手术切缘阳性或周围神经受侵时可考虑采用放疗、化疗,根治性放疗。

②T_3,T_{4a}病变:完整手术切除放疗,当手术切缘阳性或周围神经受侵时可考虑采用放疗、化疗。

③T_{4b},T_{4c}病变:放疗、化疗或单用放疗。

2）上颌窦癌:原发灶及颈部淋巴结处理如下。

①$T_{1~2}$,N_0(除外腺癌):完整手术切除,周围神经受侵者可考虑放疗或放疗、化疗;手术切缘阳性者尽可能再手术扩大切除,再手术切缘阳性者放疗或化疗,阴性者放疗。

②$T_{1~2}$,N_0(腺癌):完整手术切除后放疗。

③T_3,T_{4a},N_0:完整手术切除,周围神经受侵或手术切缘阳性者,对原发灶和颈部放疗;无周围神经受侵及手术切缘阴性者,对原发灶和颈部放疗。

④T_{4b},任何N:行放疗、化疗或放疗。

（3）美国国立癌症综合信息网(NCCN)推荐的治疗方案

2005年美国国立癌症综合信息网公布的《头颈部恶性肿瘤诊断治疗指南》中涉及的上颌窦肿瘤推荐治疗方案有分类1、2A、2B、3之分,其内涵如下:分类1,推荐方案是恰当的,因基于较高的证据,NCCN 对推荐方案意见一致。分类 2A,推荐方案是恰当的,基于较低的证据(包括临床经验),NCCN 对推荐方案意见一致。分类 2B,推荐方案是恰当的,基于较低的证据(包括临床经验),NCCN 意见不统一。分类 3,NCCN 意见不统一,对推荐方案有较多争议。除非特别注明,所有的推荐方案都属 2A(除淋巴瘤以外)。

1)T_1,N_0 期:彻底手术切除。如切缘阴性,随访观察;如有神经侵犯,则放疗;如切缘阳性,若可能,应再次手术+术后辅助原发灶放疗。

2)T_2,N_0 期的鳞癌、未分化癌:彻底手术切除。如切缘阴性,应放疗(包括颈部在内);如有神经侵犯,考虑放疗;如切缘阳性,如果可能,应再次手术+原发灶及颈部辅助放疗。

3)T_2,N_0 期腺样囊性癌及其他组织学类型肿瘤:彻底手术切除。术后对原发灶放疗。

4)各种 T_3,N_0 期及可以手术的 T_4:手术彻底切除。术后对原发灶放疗,如是鳞癌或未分化癌,放疗应包括颈部。

5)不可手术切除的各种 T_4:首选参加临床试验;或根治性放疗,或化疗+放疗。

6)任何 T,N+可以手术者:外科切除+颈淋巴清扫,术后对原发灶+颈部放疗。

2.手术治疗

手术切除是目前治疗鼻腔鼻窦癌的重要方法,凡能经手术彻底切除的,通常均作首选。对放疗不敏感的如恶性黑色素瘤等,亦为首选。根据肿瘤病变性质、解剖部位和侵及范围的不同,手术方法有鼻侧切开、上颌骨部分或全切除和(或)眶内容物剜出、面中部掀翻、颅面联合径路、鼻内镜手术等术式,有颈部淋巴结转移者,可行择区性颈清扫术。手术前后加用放疗。

(1)手术方式选择原则

①非鼻内径路者,切口足够,术野暴露充分、清晰,确保直视下自上而下、从外至内、由浅及深地逐步或一次性完整切除肿瘤。

②术中尽量避免损伤硬脑膜、脑组织、Ⅰ～Ⅲ、Ⅳ～Ⅵ脑神经等重要结构。

③有利于对组织损伤的修复和重建,尽可能在同一术野中完成。

④可有效地控制术中出血。

(2)手术适应证

①局限于鼻腔、鼻窦的恶性肿瘤,无远处脏器转移。

②鼻腔鼻窦癌侵犯周围骨质或颅底骨质,侵犯硬脑膜,但范围较局限,无远处器官转移。

③身体一般状况可耐受手术、无手术禁忌证的。

(3)手术切除原则

①尽可能直视下整块切除。体积较小的,可利用内镜和激光、射频、微波等技术切除。鼻及鼻窦恶性肿瘤的实际扩展范围,在手术前低估率达 31.6%,仅 3.2%被高估。尤其是筛窦癌及癌肿在翼腭窝、颞下窝、眼眶等部位的扩展范围更易被低估,因此,术前必须考虑到上述情况,切勿过于保守。在肉眼可见的肿瘤边界之外 0.5～2 cm 处正常健康组织上开始切除,手术应尽量彻底和整块切除。

②力求瘤外切除,在有可能的前提下,尽量做到在肿瘤包膜外操作,避免直接对肿瘤本身行切、割、钳、夹等,手术结束时要彻底检查创腔,凡有可疑肿瘤残余处均应给予电凝烧灼,必要时予

液氮冷冻破坏。

③如侵犯颅内的鼻、鼻窦肿瘤,宜先颅内、后颅外进行手术。

④邻近器官、组织受累者,连同受累部位一并切除,然后行修复性手术。如鼻、鼻窦癌破坏颅底骨质、侵犯颅内硬脑膜或脑实质受损亦可一并切除。

(4)术前准备

1)全面系统查体及专科检查:了解病变范围及全身状况、耐受手术能力。

2)必要的化验室检查:了解各重要脏器的功能状态,如心电图、胸片检查,肝、肾功能检查,凝血功能检查等。

3)影像学检查:

①X线、CT或MRI检查,以了解病变范围、明确周围骨质破坏程度及其与周围结构的关系,对评估手术切除范围、选择术式有重要作用。

②数字减影血管造影(digital subtraction angiography, DSA),血管造影可了解肿瘤的血供情况及其与颅内血管的关系。

③恶性肿瘤需明确有无局部或远处转移,如胸部X线摄片了解有无双肺及纵隔转移,骨核素扫描了解有无骨转移,腹部脏器B超以排除肝、肾等转移。

4)病理学检查:术前原则上均应行病理活检,明确诊断后方采取手术。但对于某些特殊部位的病变、术前无法活检或术前多次病检未确诊但临床高度怀疑为恶性肿瘤者,也可采取术中探查,快速冰冻切片检查再行手术,唯术前需充分告知病情并做相应数套手术方案准备。

5)备血:根据病变性质、手术范围、患者体质状况、预计手术时间、预计失血量等情况,必要时应充分备血。

6)术前抗生素的应用:部分手术术前应预防性使用抗生素,如颅-面联合进路手术,应在术前1天静脉注射抗生素,术中可再强化1次。鼻腔分泌物较多者可先行鼻腔冲洗。

7)其他伴随情况:应于术前纠正改善,如控制血糖、改善血压、纠正贫血状态,伴有颅内压增高者,应先用20%甘露醇,脱水降低颅内压。

(5)各种手术方式及入路

1)鼻内径路:仅适用于极少数病变早期、体积小、位置表浅且非常局限的恶性肿瘤。

2)鼻侧切开术:适用于切除鼻腔、上颌窦内侧及筛窦肿瘤,也可扩大处理后组筛窦、额窦及蝶窦的病变,对鼻腔及上颌窦广泛受累的软组织也可做选择性切除。优点是视野充分,有利于肿瘤的根治性切除,缺点是面部遗留瘢痕。

3)上颌骨部分切除术:

①适应证为上颌窦恶性肿瘤局限于窦腔,未侵犯牙龈、牙齿及硬腭、眶底;上颌骨牙源性恶性肿瘤局限于牙槽突;恶性肿瘤局限于牙槽、硬腭或上颌窦底壁;鼻腔筛窦癌侵犯上颌窦上部。

②术前准备为常规各项全身麻醉术前检查及CT或MRI扫描;口腔及鼻腔清洁,必要时制作牙托。

4)上颌骨全切术:若鼻窦恶性肿瘤已侵及眼眶者,除行上颌骨全切术外,同时行眶内容物剜除术。

①适应证:上颌窦恶性肿瘤侵犯筛窦、眶底及鼻腔外侧壁;上颌窦癌突破后外侧壁,侵犯翼腭窝、颞下窝等;鼻腔筛窦癌累及上颌窦,范围广泛,上颌骨部分切除无法彻底清除肿瘤。

②术前准备:基本同上颌骨部分切除术,需备血。

③注意事项:术中取上颌骨时应迅速,并备好热盐水纱布压迫术腔,防止取骨后迅猛出血;术中应尽量避免损伤眶骨膜,防止眶内并发症;创面可取大腿内侧全层皮片移植促进伤口愈合。

④术后处理:足量抗生素预防感染;保持伤口及口腔清洁;术后 7～10 天拆除伤口缝线,并逐步抽取填塞物。

5)面正中掀翻术:切口自唇下正中沿唇龈沟进行切开并切开梨状孔缘黏膜。向上翻转软组织,能充分暴露双侧上颌前壁及鼻腔,能很好地接近鼻腔、鼻中隔、上颌窦、筛窦、蝶窦、鼻咽及斜坡等解剖部位,适用于肿瘤的完整切除。切除该区肿瘤后,面部不遗留瘢痕。

6)颅面联合切口:该术式适用于切除破坏前颅底骨质,侵犯硬脑膜或侵犯脑组织的肿瘤,可一次切除颅内和颅外的肿瘤,同时可修补切除或破损的硬脑膜和颅底缺损处。适用于额窦、筛窦恶性肿瘤侵及颅底或前颅窝的病例,包括 3 种常见进路:额上进路、额窦内板进路、经眶上缘进路。

术前准备:术前 CT 及 MRI 扫描;术前 1 天剃头、剪鼻毛及预防性应用抗生素,神经外科术前常规准备及备血。

术后处理及主要并发症:

①术后处理,重点关注意识、生命体征及水电解质平衡,应用足量可透过血-脑脊液屏障的抗生素,必要时给予脱水药,留置硬脑膜外腔及皮下引流管时应注意保持其通畅,术后 7～10 天抽出鼻腔填塞物,颅底如有移植物注意勿扰动。

②主要并发症主要有术后出血、术腔或颅内眶内感染、脑脊液鼻漏、颅骨缺损区继发脑膨出及嗅觉障碍等。

7)其他鼻外手术入路:

①鼻根"T"形切口(Presinger 切口),适用于鼻腔、鼻中隔上部和额窦底部的肿瘤切除。

②额窦鼻外切口(Lynch 切口),适用于额窦、筛窦肿瘤切除。

③唇下侧切口(Denker 切口),适用于局限于上颌窦底部的肿瘤。

8)鼻内镜手术:目前认为对于局限于鼻腔或鼻腔蝶窦、筛窦和局限的上颌窦病变,以及部分前颅底肿瘤均可采用鼻内镜手术,更广泛的病变应采用鼻内镜与其他术式联合径路。这种手术方式的优点是可以准确确定肿瘤部位,保留正常的黏膜和骨结构,避免面部瘢痕,不足之处在于不利于止血,且为单手操作。随着鼻内镜技术的不断发展,动力系统、鼻用电钻、影像导航系统等广泛应用,鼻内镜用于鼻腔及鼻窦恶性肿瘤手术治疗范围也不断拓展,越来越多的病变均可在鼻内镜下彻底切除。

9)颈淋巴结的处理:颈淋巴结转移及 T 分期对预后的影响。颈淋巴结转移与预后密切相关,Snow 指出头颈部鳞癌患者颈淋巴结状态是评价疗效及估价预后的重要指标,凡出现转移者,治愈率降低50%。鳞癌无论是否发现颈部淋巴结肿大,均应常规行择区性清扫术;其余鼻腔鼻窦癌根据其病理类型及颈部淋巴结情况处理。

3.放疗

可以单独使用也可以和手术联合进行,单独根治性放疗,只适用于对放射线敏感的恶性肿瘤,如肉瘤、未分化癌,但疗效并不完全满意。对晚期无法根治的患者,仅能作为单独的姑息性放疗。单独放疗局部控制率差,5 年局部控制率为 40%,放疗失败后补救手术 5 年生存率仅为 22%。回顾性研究表明,手术加术后放疗的疗效优于单独放疗。近年来随着科学技术的发展,新的放疗技术不断出现,如立体定向放射治疗和调强放射治疗等,先进的放疗技术可以使用很小的放射剂量达到治疗效果,同时有研究表明先进的放疗手段联合化疗可以提高患者 5 年生存率。但放疗不能过量,以免引起术后愈合不良、放射性骨坏死和咬肌纤维化等不可逆并发症,使面部变形、口腔功能严重受损。

(1)放疗指征

1)与手术配合使用的放疗:目前公认以手术为主,配合放疗的综合疗法是最合理而有效的方法,较单用手术切除治疗鼻及鼻窦癌的疗效提高 1 倍左右。近年来通过动物实验和临床观察,鉴于术后患者一般情况不如术前,局部组织有瘢痕形成,血循环差,组织细胞含氧量低,放射线对肿瘤的作用远不及术前。故目前倾向于术前采用足量照射。除了用于缩小肿瘤外,还能减少术中出血,使肿瘤周围血管与淋巴管闭塞、癌肿缩小,减少播散机会,给手术切除和治疗效果最大化提供有利条件。对某些眼眶受累的患者,由于放疗后肿瘤的退缩,增加了保留眼球的机会。一般术后不再行放疗,除非怀疑手术不彻底时,如手术切缘阳性或有肿瘤残留的病例,才加用术后照射。

2)单独根治性放疗:适用于外鼻、鼻腔和对放射线敏感的鼻窦恶性肿瘤(如恶性淋巴瘤、某些肉瘤、未分化癌等)。优点为不需手术,损伤较小,美容效果较好,经济负担轻,患者顾虑较少,容易接受。缺点:

①临床多为鳞癌,对放射线不很敏感。

②癌肿位于骨腔之内,在尚未获得足够组织量之前,皮肤反应已很严重,难以完成疗程计划。

③照射后窦腔内所形成的坏死组织,须做通道引流。

④单纯根治性放疗效果不如综合疗法。

⑤并发症较多,如牙松脱、骨坏死、窦腔缩窄、鼻中隔穿孔等。

3)单独姑息性放疗:对无法彻底手术切除、对肿瘤浸润范围较大对侵及颅底且手术有困难但尚无远处转移的病例,也可做单纯放疗。术后复发者、已有固定的颈淋巴结转移的晚期病例、年老体弱不能耐受手术和足量放疗者,可行姑息性照射,以缩小肿瘤,减轻疼痛,消除或改善吞咽、呼吸等功能障碍。

4)配合化疗的放疗:有报道称氟尿嘧啶可提高放疗的疗效;也有报道称甲氨蝶呤合并放疗治疗头颈部恶性肿瘤,可获较好疗效,因而被称为放疗的增敏剂。但对此仍有争论。

(2)放疗原则

1)鼻腔筛窦癌的放疗原则:

①早期病例放疗后效果良好,美容满意,可作为治疗的首选方法。

②保留手术作为放疗后肿瘤残余或复发时的挽救治疗手段。

③对于局部病灶较大的病例,一般建议使用手术结合术前放疗或术后放疗的综合疗法。

④当肿瘤范围广泛累及骨、软骨等邻近组织时,放疗仍然能取得较好的疗效。

2）上颌窦癌的放疗原则：

①早期病例首选手术治疗，当切缘阳性或肿瘤有残余时，应考虑术后放疗。

②中晚期病例单纯手术疗效差，应考虑综合治疗，即先放疗后手术或先手术后放疗。

③对 T_4 的病例，尤其当颅底、鼻咽、翼板、蝶窦等受累无法手术时，使用单纯放疗或联合化疗，包括动脉插管区域性灌注或静脉注射化疗药物。

④对确诊时已经有颈部淋巴结转移的患者，可用放疗，对颈部无淋巴结转移者，除非病理提示分化程度很差，其他不主张采用颈部预防性放疗。

（3）放疗方法

一般采用 ^{60}Co 或直线加速器进行放疗，放疗后 6 周进行手术切除，此时肿瘤的退变已达最大程度，放射反应在正常组织内消退，也不易引起正常组织继发性病变。

随着放疗技术的逐步发展，调强放射治疗（intensity modulated radiation therapy，IMRT）已普遍应用，通过降低涎腺、颞叶、听觉结构（包括耳蜗）和视觉结构的照射剂量，可降低放疗的远期毒性。IMRT、靶区剂量和分割方式的整合方式很多。同步加量（simultaneously integrated boost，SIB）技术在整个放疗过程中的每一次治疗中，使用不同的"剂量调试"（肿瘤病灶 66~74 Gy，亚临床病灶 50~60 Gy）。SIB 技术通常用于常规治疗（5 次/周）和"6 次/周加速治疗"计划中。序贯（SEQ）IMRT 技术一般使用 2~3 个单独的剂量计划，开始（低剂量）阶段（1~5 周）照射，然后行高剂量加量阶段（6~7 周）照射，通常采用常规分割和超分割治疗方式。同步加量加速计划可采用"改良序贯"剂量计划，在 6 周内每天 1 次照射亚临床靶区，在治疗的最后 12 天中采用另一个单独的加量计划作为每天的第 2 次加量照射。

1）放疗源：^{60}Co、4~6MV 直线加速器。

2）射野：鼻+病侧两野成角楔形滤片照射。

3）危险器官：健侧的眼睛及脑、脑干。

4）剂量：总量为 4~6 周内共接受 50~60 Gy 为宜。

①术前放疗：50 Gy/25 次，5 周，放疗与手术间隔以放疗后 3~4 周为宜。

②术后放疗：55~60 Gy/30 次，6 周。

③残余病灶：缩野后再追加 5~10 Gy。

④单纯放疗：60 Gy/30 次，6 周，缩野后使总量达 70 Gy/35 次，7 周。

（4）NCCN（2010）推荐的上颌窦肿瘤放疗原则

1）根治性放疗：

①原发灶以及受侵淋巴结：常规分割放疗，66~74 Gy（每次 2.0 Gy；周一至周五每天 1 次）。非常规分割放疗，a.6 次/周加速放疗，肉眼可见病变照射剂量为 66~74 Gy，亚临床病变照射剂量 44~64 Gy；b.同步推量加速放疗，72 Gy/6 周（大野每次 1.8 Gy；在治疗的最后 12 天，每天再加小野补充照射 1.5 Gy，作为 1 天中的第 2 次照射）；c.超分割放疗，81.6 Gy/7 周（每次 1.2 Gy，每天 2 次）。

②颈部：未受侵淋巴结区域，44~64 Gy（每次 1.6~2.0 Gy）。

2）术后放疗：

①原发灶，60~66 Gy（每次 2.0 Gy）。

②颈部，a.受侵淋巴结区域：60~66 Gy（每次 2.0 Gy）。b.未受侵淋巴结区域：44~64 Gy（每次

1.6～2.0 Gy）。

对于上颌窦或鼻窦肿瘤患者,推荐进行 IMRT 治疗,以便将一些重要组织结构的照射剂量减少至最低。

（5）效果

①鼻腔癌,治疗后 5 年生存率为 40%～60%,放疗后失败的主要原因是局部肿瘤复发。

②上颌窦癌,单纯放疗或术前、术后放疗 5 年生存率为 30%～50%,放疗后失败的主要原因是局部肿瘤未控制。

4.化疗

化疗对肿瘤组织缺乏高度选择性,且毒性反应大,因此在临床上很少单独使用,在肿瘤治疗中常作为一种辅助手段、姑息疗法或与手术、放疗联合使用。近年来,出现了序贯放疗、化疗和同步放疗、化疗,以期提高患者的局部控制率和疾病特异生存率。近年有使用变压化疗提高疗效的报道。其原理为应用血管紧张素 II 使癌组织的血流量增加而正常组织不变,此时给予化疗药物,增加癌灶内药物浓度,之后再用血管扩张药降压,从而癌组织血流突然减少,进入癌内的药物不易进入血液循环而延长药物作用时间。

（1）常用化疗药物

1）分类:目前化学抗癌药物可分为 6 类,即烷化剂类（细胞毒类药物）、抗新陈代谢类、抗癌抗生素类、内分泌制剂类、植物碱类及杂类。可单独使用一种或几种药物联合应用,也可与手术、放疗综合应用,联合用药和综合疗法的疗效较单一用药或单用化疗为好。化疗方法分为诱导化疗、辅助化疗、诱导化疗加辅助化疗和姑息性化疗 4 种。

由于鼻腔鼻窦癌中常见者为鳞状细胞癌,故临床上常使用的化学抗癌药物是:烷化剂类中的环磷酰胺（cyclophos phamide, CTX）、噻替哌（thiotepa, TSPA）,抗代谢类中的氟尿嘧啶（5-fluorouracil, 5-Fu）、氨甲蝶呤（methotrexate, MTX）,抗生素类中的博来霉素（平阳霉素,bleomycin, BLM）、多柔比星（阿霉素,adriamycin, ADM）,植物碱类中的长春新碱（vincristine, VCR）、长春花碱（vinblastine, VLB）,杂类中的化学合成金属铂的螯合物——顺铂（cisplatin, DDP）、卡铂,以上药物中以 DDP、MTX、氟尿嘧啶、BLM 对鳞状细胞癌效果较好,TSPA、ADM 对腺癌较好。

2）常见给药途径:分口服、皮下、肌内、静脉、动脉、肿瘤内或腔内注射,静脉滴注、动脉内间断或连续滴注以及手术创腔冲洗等。为提高肿瘤局部药物浓度,减少全身毒性反应,对头颈部恶性肿瘤可采用腹部加压至股动脉搏动摸不清楚后,再由静脉注射药物的半身化疗;经由颈外动脉或颞浅动脉逆行插管内,利用轮压式（Barron 泵）、指压式（Bowman 泵）或重力式（Espiner 装置）加压方式做区域性动脉内间断或连续滴注。此外,尚有用小型人工心肺机做局部封闭式体外循环的化学药物灌注者。

（2）常用化疗药物的参考剂量

1）DDP:临床常用的抗癌化疗药,属细胞周期非特异性药物,具有高效、广谱与其他抗癌药很少有交叉耐药性的优点。能与 DNA 交联而抑制蛋白质合成,减少鳞癌细胞的上皮生长因子受体（EGFR）,使附有 EGFR 的细胞膜发生改变而减慢癌细胞增生速度。静脉注射每次 50 mg/m^2（体表面积）,1 次/3 周;如用 24 h 持续滴注时,用量可较大,每次 80 mg/m^2。缺点是胃肠反应,肾和神经毒性明显,故用药前应充分水化,加强肾脏排泄,降低在肾小管中的积聚,密切观察肾功能,血清肌酐不得超过 132.6 μmol/L。

2)卡铂:疗效与DDP一样好,且其胃肠反应和其他毒性反应较轻,又不需水化,卡铂与DDP同用可提高抗癌疗效,而无毒性叠加表现。

3)BLM:皮下、肌内、静脉或动脉注射,每次3~10 mg,每周1~3次,疗程总量300~450 mg。

4)MTX:口服、肌内注射或动脉内区域灌注,每天剂量10~30 mg,或40~60 mg/($m^2 \cdot d$),每周1次静脉注射,总量为100~120 mg。

5)5-Fu:静脉注射、静脉或动脉内滴注,用量10~15 mg/($kg \cdot d$),连续3~5天后改用半量,隔日1次,疗程总量90~130 mg/kg。2个疗程应间隔1~2个月以上。

6)TSPA:肌内注射、静脉注射或滴注,每次10 mg,每天1次,连续5天后改为每周1~3次。疗程总量为150~250 mg。

7)CTX:口服,每次50~100 mg,每天2次;或静脉注射,每次200~400 mg,每天或隔日1次。疗程总量8 000~12 000 mg。

8)VLB:每次10 mg静脉注射,每周1~2次,疗程总量40~60 mg。

9)VCR:成人每次1 mg静脉注射,每周1~2次,疗程总量6~8 mg,疗效显著者在疗程结束后,可给予维持量,每7~14天注射1次。

(3)常用方案

目前多采用DDP加上述各种常用药物联合应用的方案,其中DDP+5-Fu联合应用是较为广泛应用的方案。

1)方案1(DDP+5-Fu):DDP 100 mg/m^2,静脉滴注,第1天;5-Fu 1 000 mg/($m^2 \cdot d$),静脉滴注,第1~5天。用药后间歇2周,可连用2~3周,有效率为94%。

2)方案2:

①DDP 20 mg/m^2,静脉滴注,第1~5天;BLM 10 mg/m^2,静脉滴注,第3~7天;MTX 200 mg/m^2,静脉滴注,第5天,第22天。

②亚叶酸钙(Leucovorin)20 mg/m^2,口服,每6小时1次,第6~8天,第23~25天。4周为1个疗程,有效率88%。

3)方案3:DDP 50 mg/($m^2 \cdot d$),静脉滴注2 h,第1天;PEP 5 mg/($m^2 \cdot d$),静脉滴注5 h,第2~6天。每3周重复1次,有效率70%。

4)方案4(COP方案):DDP 40~140 mg,静脉滴注,第1天;VCR 1 mg,静脉滴注,第1天;培洛霉素(Peplomycin)5 mg,肌内注射,第2~6天。每3周重复1次。

5)其他:此外尚有PDM(PM、DDP、MTX)方案等。

5.其他治疗方法

(1)生物疗法:亦可称免疫治疗,是提高机体在免疫反应过程中免疫应答力的一切生物活性物质的总称。通过免疫系统,改变患者对肿瘤的生物学应答而产生治疗效应的物质和措施均属于生物疗法范畴,它基于生物反应调节理论提出,认为恶性肿瘤患者的机体免疫(尤其细胞免疫)功能多处于抑制状态,试图增强患者机体的免疫反应性,人为地将肿瘤与机体防御之间的失衡调节至正常水平,有可能控制癌肿的生长,甚至使之消退。包括细胞因子疗法、特异性主动免疫疗法、单克隆抗体及其交联物的抗癌疗法和过继免疫疗法4个方面。生物疗法目前认为是除手术、放疗、化疗以外的恶性肿瘤治疗的第四治疗程式,目前多处于实验和探索阶段,作为综合疗法中的一种辅助治疗方法,如干扰素、白介素等。

（2）中医治疗：中医学在治疗耳鼻咽喉恶性肿瘤方面有悠久历史,强调整体观念,讲求辨证施治,通过对人体的调理作用,可减轻患者的痛苦,缓解症状,改善患者生活质量,配合手术、放疗、化疗等手段,减轻治疗中的不良反应;对于不适宜上述治疗的患者,则尽可能控制肿瘤,使之改善症状并在一定程度提高生活质量。

（3）其他:如激光、冷冻、射频、微波等有时也可作为部分早期、浅表、局限性肿瘤的治疗手段之选。

6.肿瘤复发的挽救性治疗

局部复发是鼻腔鼻窦癌治疗失败的主要原因,由于肿瘤侵犯颅底或颅内、放疗后局部修复组织不易成活等原因,复发后的再治疗难度大。

首发症状对鼻腔及鼻窦恶性肿瘤临床复发的早期诊断具有重要意义。在手术前以头痛最常见,其次是术腔局部隆起及眼部症状,提示肿瘤复发常范围广泛,并较早侵犯颅内及眶内。

（1）影响再复发的因素:

1）病理类型:鼻腔及鼻窦癌的类型和分化程度与复发和预后密切相关,如低分化鳞状细胞癌术后容易复发,且效果不佳。在儿童中,胚胎性横纹肌肉瘤术后极易复发,且复发后进展迅速,预后常甚差。

2）首次治疗措施是否及时合理:必须尽早明确诊断,根据肿瘤性质、侵犯范围决定综合治疗方案。

（2）复发性肿瘤的挽救性手术适应证:应选择情况较好、可以耐受全身麻醉及手术创伤、无远处脏器转移的鼻腔及鼻窦肿瘤复发患者;对于颈内动脉海绵窦段明显受侵、术前估计有可能在术中出现破裂大出血的患者,以及脑组织受侵范围过大者则不宜再手术。

（3）手术方式:鼻腔鼻窦癌复发再手术不同于首次手术,并无固定的术式,且缺损区域常较大,需根据具体情况采用不同的方法。

此外,特别强调对组织缺损的修复。对颅底、脑膜的缺损及影响患者基本生理功能的组织缺损必须修复。硬脑膜缺损可用游离大腿阔筋膜内衬、连续锁边缝合修复,表面用带血运的软组织覆盖以防坏死。对于前颅底骨质缺损,一般用带蒂的帽状腱膜或额肌皮瓣修补,较大缺损则采用额骨内板加带蒂帽状腱膜额骨骨膜瓣修复。游离组织瓣是肿瘤切除术后范围较大头颈部组织缺损修复的最佳选择。

六、预后

鼻窦癌的预后通常取决于以下因素:

①就诊时间早晚及治疗是否及时恰当。

②肿瘤的病理类型、部位、范围、病期是影响预后的主要因素,有研究提示 T 分期越早,生存率愈高。

③患者年龄。

④治疗方法选择。

⑤其他,如患者全身情况及有无系统性疾病。

第七章

咽炎与鼻咽炎

第一节　急性咽炎

一、概述

急性咽炎为咽黏膜、黏膜下组织的急性炎症,常为上呼吸道感染的一部分,多由急性鼻炎向下蔓延所致,也有开始即发生于咽部者。病变常波及整个咽腔,也可局限于一处。本病常见于秋冬及冬春之交,病毒感染居多,以柯萨奇病毒、腺病毒、副流感病毒为主,鼻病毒、流感病毒次之,通过飞沫和密切接触传染。细菌感染也较常见,并可继发于病毒感染而发生,致病菌以链球菌、肺炎链球菌多见。此外,经常在高温环境中工作或接触有刺激性的物质,如粉尘、烟雾、吸烟、氯、溴、氨及化学毒气也可引起咽部发炎。

二、临床表现

症状轻重与机体免疫力,病毒、细菌毒力等有关。一般起病较急,初为咽干、灼热,继而疼痛,吞咽时尤其明显;全身症状一般较轻,如为脓毒性咽炎,则全身及局部症状都较严重;畏寒、发热,体温 37.8~40.5 ℃,四肢酸痛、头痛、恶心、呕吐。咽部肿胀甚剧者则语言含糊;如病变侵及喉部则有咳嗽、声音嘶哑、呼吸困难等。检查口咽及鼻咽黏膜充血肿胀,腭弓、腭垂水肿,咽后壁淋巴滤泡及咽侧索亦可红肿;在肿胀的淋巴滤泡中央出现黄白色点状渗出物;颌下淋巴结肿大且有压痛;重者会厌软骨及杓会厌皱纹增厚、水肿,以致呼吸困难。还可引起中耳炎、鼻炎、鼻旁窦炎、喉炎、气管炎、支气管炎及肺炎等。

三、治疗

1.病因治疗

清除邻近病灶,治疗全身疾病,戒除烟酒,预防急性咽炎发作等。加强身体锻炼、增强体质至关重要。

2.局部治疗

咽部黏膜肥厚者可用3%硼酸溶液或2%~5%硝酸银局部涂布,有收敛及消炎作用。咽后壁淋巴滤泡增生及咽侧索肥厚者,可用冷冻、微波或激光等疗法以消除增生的病变组织。用各类喉片,如度米芬喉片、熊胆舒喉片等含化,对改善局部症状有一定效果。

3.全身治疗

早期可选用抗病毒药,如阿昔洛韦:静脉滴注,5 mg/kg,隔8 h 1次,每次1 h以上,连续给药7天;口服,每次0.2 g,每天5次,5~10天为1个疗程。感染较重、发热较高、症状显著者需卧床休息,加强对症处理,同时给予抗生素或抗炎类药物治疗,如青霉素:肌内注射,一般感染,40万~80万 U/次,每天2次,严重感染可增至每天4次;静脉滴注,用生理盐水或5%葡萄糖溶液稀释至1万 U(1mL),每天200万~2 000万 U;头孢呋辛酯:口服,成人每次0.25 g,每天2次,儿童5岁以下不宜服用,一般每次0.125 g,每天2次;庆大霉素:肌内注射、静脉注射,成人16万~24万 U/d,儿童0.3万~0.5万 U/(kg·d),分3~4次注射。

4.耳鼻喉综合治疗进行局部喷雾

咽炎患者经喷雾后,当天症状缓解率高,绝大多数患者3天内症状明显缓解,甚至消失。比单纯疗程缩短,可以短时间内使急性咽炎得以痊愈。进行局部喷雾治疗时,强调让患者多休息,多饮水,进食易消化、高能量、富含维生素食物,注意自身体质提高,以增强本身抗病能力,促进病体康复。

第二节　慢性咽炎

一、概述

慢性咽炎为咽部黏膜、黏膜下及淋巴组织的慢性弥漫性炎症,可为上呼吸道慢性炎症的一部分。急性咽炎反复发作,鼻炎、鼻旁窦炎的脓液刺激咽部,或鼻塞而张口呼吸,均可导致慢性咽炎的发生。成年人多见,病程长,症状较顽固,治疗有时困难。此病为多种因素导致,包括局部因素:急性咽炎、扁桃体炎反复发作,鼻部疾病、阻塞性睡眠呼吸暂停低通气综合征等所致长期张口呼吸、龋齿、牙周炎、烟酒刺激、粉尘、有害气体、刺激性食物等。全身因素:贫血、消化不良、呼吸道慢性炎症、内分泌功能紊乱、糖尿病、维生素缺乏、免疫功能低下等。全身性疾病的局部表现如贫血、糖尿病、肝硬化及慢性肾炎等。根据病理可将其分为慢性单纯性咽炎、慢性肥厚性咽炎、萎缩性咽炎与干燥性咽炎等。

二、临床表现

一般无明显全身症状。常有咽部异物感、痒感、灼热感、干燥感。常有黏稠分泌物附着于咽后壁,使患者晨起时出现频繁的刺激性咳嗽,伴恶心。无痰或仅有颗粒状分泌物咳出。萎缩性咽炎患者有时会咳出带臭味的痂皮。

1.慢性单纯性咽炎

咽部黏膜弥漫性充血,黏膜下组织增生,咽后壁有散在充血的淋巴滤泡。

2.慢性肥厚性咽炎

咽部黏膜色暗红,增厚明显,咽后壁淋巴滤泡明显增生肿大,甚至融合成片,咽侧索呈条状肥厚。

3.萎缩性咽炎

多继发于萎缩性鼻炎。表现为咽黏膜变形,如蜡纸状,可有干痂附着。

三、诊断

诊断慢性咽炎应特别谨慎,以防遗漏某些疾病。食管癌早期可有类似的咽不适及轻度咽下困难,对于中、老年人及食管癌多发地区尤应注意排除。会厌肿物及声门上型癌早期主诉咽喉部不适,逐渐加重,行喉镜检查可明确诊断。临床上另有咽异感症,是指不伴有局部器质性病变的咽部感觉异常。多发生于中年女性,中医学谓之"梅核气",主要与精神因素有关。患者常诉咽部梗阻感,但进食无碍,均为空咽时明显。此类患者用暗示疗法进行心理疏导,酌用镇静药治疗有效。

四、治疗

1.病因治疗

坚持户外活动、保持室内空气清新、戒烟酒等不良嗜好。积极治疗鼻炎、气管支气管炎等呼吸道慢性炎症及其他全身性疾病。

2.局部治疗

(1)慢性单纯性咽炎:保持口腔、口咽清洁,用生理盐水、复方硼砂溶液、呋喃西林溶液、2%硼酸液等含漱;含服华素片、度米芬喉片、中药制剂含片等;用复方碘甘油、2%硼酸甘油、5%硝酸银溶液涂于咽后壁,有收敛及消炎作用。

(2)慢性肥厚性咽炎:除上述治疗慢性单纯性咽炎的方法外,还可用电凝固法、液氮冷冻、激光、微波、25%～50%硝酸银烧灼等处理淋巴滤泡。但应注意分多次进行治疗,切忌局部破坏过重,形成瘢痕甚至萎缩性咽炎。

(3)干燥性咽炎及萎缩性咽炎:一般治疗可参考慢性单纯性咽炎。含漱可改为咽部清洗,以使药液达到咽腔并消除咽部痂皮;用黏液促排剂、糜蛋白酶等雾化吸入,可改善症状,减轻咽部干燥,口服小剂量碘化钾(0.11～0.2 g,每天2～3次,多饮水)可促进咽分泌物增加,减轻咽干。同时可服用及局部应用润燥利咽中药,如金嗓利咽丸,口服,每次60～120粒,每天2次。

第三节 急性鼻咽炎

一、概述

急性鼻咽炎是鼻咽部黏膜、黏膜下和淋巴组织的急性炎症,好发于咽扁桃体。在婴幼儿较重,而成人与较大儿童的症状较轻,多表现为上呼吸道感染的前驱症状。

二、病因

致病菌主要为乙型溶血性链球菌、葡萄球菌,亦可见病毒与细菌混合感染病例。受凉、劳累等因素致使机体抵抗力下降是其诱因。

三、临床表现

在婴幼儿,全身症状明显,且较重。常有高热、呕吐、腹痛、腹泻及脱水症状,有时可出现脑膜刺激症状。严重时可出现全身中毒症状。而局部症状为鼻塞及流鼻涕,且多在起病后数天出现。鼻塞严重时可出现张口呼吸及吸乳困难。鼻涕可为水样涕,亦可为黏脓性。成人及较大儿童,全身症状不明显,而以局部症状为主,如鼻塞及流水样涕或黏脓性涕。且常有鼻咽部干燥感或烧灼感症状,有时有头痛。

四、辅助检查

颈部淋巴结可肿大并有压痛。口咽部检查:咽后壁可有黏脓自鼻咽部流下。鼻咽部检查:黏膜弥漫性充血、水肿,多以咽扁桃体处为甚,并有黏脓性分泌物附着。婴幼儿因检查难以配合,鼻咽部不易窥见。

五、诊断

成人和较大儿童,由于局部症状明显,检查配合,在间接鼻咽镜及纤维鼻咽镜下较易看清鼻咽部病变情况,故诊断不难。而在婴幼儿,多表现为较重的全身症状,早期易误诊为急性传染病及其他疾病,待局部症状明显时才考虑到此病。故婴幼儿出现鼻塞、流鼻涕且伴有发热等全身症状时,应考虑到本病的可能。颈部淋巴结肿大和压痛有助于诊断。

六、治疗

全身及局部治疗:根据药敏试验结果选用相应抗生素或选用广谱抗生素全身应用,对病情严重者,须采取静脉给药途径,足程足量,适当应用糖皮质激素,以及时控制病情,防止并发症的发生。另外支持疗法的应用:如婴幼儿须卧床休息,供给新鲜果汁和温热饮料、补充维生素及应用退热剂等。局部治疗多用0.5%~1%麻黄碱或0.05%羟甲唑啉及3%链霉素滴鼻剂或其他抗生素滴鼻剂滴鼻,以便使鼻部分泌物易于排出,使鼻塞症状改善,抗生素药液易流到鼻咽部,达到治疗目的。另外局部涂以10%弱蛋白银软膏亦可减轻症状。如本病反复发作,在已控制炎症的基础上可考虑行腺样体切除术。

七、预后

成人和较大儿童预后良好。婴幼儿患者可因其并发症或全身中毒症状过重而有生命危险。

第四节　慢性鼻咽炎

一、概述

慢性鼻咽炎是一种病程发展缓慢的慢性炎症,常与邻近器官或全身的疾病并存。急性鼻咽炎反复发作或治疗不当,鼻腔及鼻窦炎症时分泌物刺激,鼻中隔偏曲,干燥及多粉尘的环境,内分泌功能紊乱,胃肠功能失调,饮食无节制等因素,均可能为其诱因。而腺样体残留或潴留脓肿、咽囊炎等可能使鼻咽部长期受到刺激而引起炎症。慢性鼻咽炎与很多原因不明的疾病和症状有密切关系,如头痛、眩晕、咽异物感、变应性鼻炎、风湿性心脏病及关节炎、长期低热、牙槽溢脓、口臭及嗅觉消失等。当慢性鼻咽炎治愈后,这些久治不愈的疾病或症状,有时也可获得痊愈或有明显改善。

二、临床表现

鼻咽干燥感,鼻后部有黏稠分泌物,经常想将之咳出或吸涕,故可频繁咳痰或吸痰,还可有声嘶及头痛等,头痛多为枕部钝痛,为放射痛。检查可见鼻咽黏膜充血、增厚,且有稠厚黏液或有厚痂附着。咽侧索可红肿,特别在扁桃体已切除后的患者,为代偿性增生肥厚。全身症状不明显。

三、诊断

因病程发展很慢,可长期存在而不被察觉,一般的检查方法难以确诊。而电子纤维鼻咽镜检查不难确诊。Horiguti建议用蘸有1%氯化锌液的棉签涂软腭的背面或鼻咽各壁,慢性鼻咽炎患者在涂抹时或涂抹后局部有剧烈的疼痛,并有少量出血,或可提示较固定的放射性头痛部位,也可确诊。如软腭背面的疼痛向前额部放射[图7-1(a)];鼻咽后壁的疼痛向枕部放射;鼻咽顶部的疼痛向顶部放射;下鼻道后外侧壁的疼痛向颞部放射[图7-1(b)]。

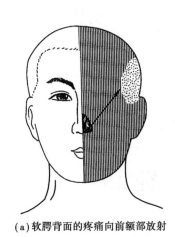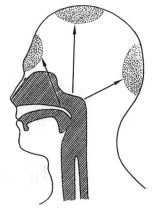

(a)软腭背面的疼痛向前额部放射　　　(b)下鼻道后外侧壁的疼痛向颞部放射

图 7-1　鼻咽炎涂药检查的放射性头痛部位

四、治疗

找出致病原因,予以病因治疗。而加强锻炼,增加营养,多饮水,提高机体抵抗力更为重要。局部可用1%氯化锌液涂擦,每天1次,连续2~3周。应用5%~10%硝酸银涂抹鼻咽部,每周2~3次。还可使用3%链霉素滴鼻剂和油剂(如复方薄荷油滴鼻剂、清鱼肝油等)滴鼻,且可应用微波及超短波电疗等物理疗法,以改善其症状。

第八章

扁桃体炎

第一节 急性扁桃体炎

一、概述

急性扁桃体炎指腭扁桃体的急性非特异性炎症,可伴有咽部其他部位炎症。本病在临床非常多见,尤其好发于青少年及儿童。急性扁桃体炎的病原体有通过飞沫或直接传播的危险。

二、临床表现

虽因其病理改变不同分为卡他型、隐窝型及滤泡型,但就诊断和治疗而言可分为非化脓性和化脓性2种。

1. 急性非化脓性扁桃体炎

表现为咽痛、低热、头痛、乏力、食欲缺乏等轻度不适。检查可见扁桃体充血、肿胀,无明显渗出物和化脓。病变较轻,多限于扁桃体表面。病程3~5天,可自愈,并发症也少见。

2. 急性化脓性扁桃体炎

咽痛较重,吞咽时明显,头痛、寒战、高热(38~40 ℃)、四肢酸痛、乏力等。小儿可高热40 ℃以上,幼儿常哭闹不安、拒食,甚至发生惊厥、抽搐、呕吐、少尿或腹泻等症状。检查可见扁桃体充血、肿胀明显,隐窝口有黄白色脓点,可融合成黄白色片状伪膜,局限于扁桃体上,不与扁桃体粘连,易拭掉,无出血。有些病例,炎症可侵入扁桃体实质,淋巴滤泡充血、肿胀、化脓,在扁桃体黏膜下可见黄白色点状脓灶。下颌下淋巴结肿大,有压痛。血常规:白细胞总数增加,中性白细胞中度增高。

三、诊断

从病史、症状、检查等方面入手,诊断不难。但应注意从扁桃体实质有无肿大、扁桃体表面有无脓点区别急性非化脓性扁桃体炎与急性化脓性扁桃体炎,以利完善治疗方案。

四、治疗

1.一般疗法

本病具有传染性,故患者要适当隔离,卧床休息,进流质饮食及多饮水,加强营养及疏通大便,咽病较剧或高热时,可给予解热镇痛药。

2.抗生素应用

为主要治疗方法。首选青霉素:肌内注射,一般感染,每次 40 万~80 万 U,每天 2 次,严重感染可增至每天 4 次;静脉滴注,用生理盐水或5%葡萄糖溶液稀释至 1 万 U(1 mL),每天 200 万~2 000 万 U。也可根据病情轻重,决定给药途径。若治疗 2~3 天后病情无好转,高热不退,须分析其原因,改用其他种类抗生素,如头孢呋辛:肌内注射、静脉注射,成人每次 0.75 g,每天 3 次;儿童30~60 mg/(kg·d),分 2~3 次注射。或酌情使用糖皮质激素,如地塞米松:口服,开始每次 0.75~3 mg,每天 2~4 次,维持量 0.5~0.75 mg/d;肌内注射或静脉滴注,每次 5~10 mg,每天 2 次。

3.局部治疗

常用复方硼砂溶液、口泰(复方氯己定含漱液)或 1:5 000 呋喃西林液漱口。

4.积极预防和治疗并发症

(1)局部并发症:炎症可向周围扩散引起扁桃体周围蜂窝织炎,扁桃体周围脓肿也可引起急性中耳炎、急性颈淋巴结炎及咽旁脓肿等。

(2)全身并发症:多认为系变态反应所引起,可并发与溶血性链球菌感染有关的风湿热、急性血管球性肾炎、心肌炎、关节炎等,应特别警惕心肌炎患者的突然死亡。

第二节　慢性扁桃体炎

一、概述

慢性扁桃体炎是临床上的常见病,为腭扁桃体的慢性感染。儿童多表现为腭扁桃体增生肥大,成人多表现为腭扁桃体炎性所致白色条纹瘢痕,常因屡发急性扁桃体炎后形成。在慢性扁桃体炎的扁桃体隐窝中有大量细菌,而这些积存的细菌不断分泌毒素,并经过腺窝周围的血管网传播到全身,因而扁桃体成为不少全身性疾病如风湿热、肾炎等的病灶,这也正是其危害所在。

二、临床表现

慢性扁桃体炎的特点是常有急性发作病史,而平时多无明显自觉症状。患者可有咽部发痒、干燥、异物感,亦可因经常咽下分泌物及隐窝中的细菌毒素,可致消化不良、头痛、乏力、低热等全身症状,过度肥大者则影响呼吸。扁桃体和舌腭弓可有慢性充血,扁桃体可有不同程度的增大,表面有瘢痕,凹凸不平,可见陷窝开口封闭而形成黏膜下小脓肿或囊肿;颈部淋巴结常肿大,可伴有慢性咽炎、喉炎、中耳炎、风湿热、关节炎、风湿性心脏病、结节性红斑、虹膜炎等并发症。慢性扁桃体炎亦可为长期低热的原因,在腭扁桃体内可有潜在性或活动性病灶存在。

三、治疗

对于反复发作的慢性扁桃体不能施行手术者,可先行保守治疗。如发作次数频繁,则应考虑手术摘除。如为病灶型扁桃体炎,一旦明确诊断,以早期手术切除为宜。

1.保守治疗

(1)基于慢性扁桃体炎是感染变应性状态的观点,本病的治疗不应仅限于抗菌药物,而应将免疫疗法或抗变应性措施考虑在内,包括使用有脱敏作用的细菌制品以及各种增强免疫力的药物,如转移因子:肌内注射,每次 2 mL,1~2 次/周。

(2)陷窝灌洗法或吸引法可清除陷窝中积留的干酪状物或渗出物,减少细菌繁殖机会,保持扁桃体免疫活性。冲洗药可用生理盐水或2%硼酸水。

2.手术治疗

为现今治疗慢性扁桃体炎有效的方法。由于扁桃体具有重要的生理功能,如参加免疫,因此对手术要慎重考虑。除非频繁地急性发作,或影响呼吸及吞咽,或已成病灶,否则一般不必手术。

第九章

咽部肿瘤

第一节　鼻咽癌

一、概述

鼻咽癌是来源于鼻咽黏膜被覆上皮的恶性肿瘤,为中国最常见的头颈部恶性肿瘤。中国南方地区,尤其是广东、广西、福建、湖南等地为全世界最高发区,且发病率逐年上升。在欧洲、美洲、大洋洲等国家发病率较低。本病以男性患者多见,约为女性的2倍,可发生于各年龄段,大多在30~50岁,国内报道最小发病年龄为3岁,最大发病年龄为90岁。

二、临床表现

1.原发癌症状

①涕血和鼻出血:肿瘤表面呈溃疡者常见,或病灶位于鼻咽顶后壁者,用力向后吸鼻腔或鼻咽部分泌物时软腭背面与肿瘤摩擦引起。

②耳部症状:肿瘤位于咽隐窝或圆枕区,压迫或阻塞咽鼓管咽口,使鼓室呈负压,而出现分泌性中耳炎的症状和体征。

③鼻部症状:肿瘤浸润至后鼻孔,可引起鼻阻。

④头痛:多为单侧持续性疼痛。

2.眼部症状

肿瘤侵犯眼部常引起视力障碍、视野缺损、复视、眼球突出及活动受限、神经麻痹性角膜炎等。

3.脑神经损害症状

鼻咽癌在向周围浸润的过程中可使12对脑神经的任何一支受压而出现不同的症状和体征。以三叉神经、展神经、舌咽神经、舌下神经受累较多。

4.颈淋巴结转移

颈部肿大之淋巴结无痛、质硬,早期可活动,晚期与皮肤或深层组织粘连而固定。

5.远处转移

以骨、肺、肝居多,且常为多个器官同时发生。

三、辅助检查

鼻咽癌早期治疗效果较好。但由于发病部位较隐蔽,早期症状不明显,因此,早期诊断有一定的困难,若有回涕带血、耳鸣、耳闷塞不适或偏头痛病史者,应详细检查鼻咽部,以免漏诊。

1.鼻咽镜或鼻内镜检查

表面麻醉后,鼻腔导入电子鼻咽镜、纤维鼻咽镜或鼻内镜,全面仔细地观察鼻咽部,可照相、录像及活检,是检查鼻咽部最有效的工具。

2.CT检查

具有较高的分辨率,不仅能显示鼻咽表层结构的改变,还能显示鼻咽癌向周围结构及咽旁间隙浸润的情况,对颅底骨质及向颅内侵犯的情况也可以较清楚显示。鼻咽癌原发于鼻咽腔的咽隐窝,早期表现为咽隐窝变浅及双侧不对称。患侧咽旁间隙变窄及向外移位是鼻咽癌的特征性表现之一。后期癌肿不断扩大表现出局部软组织肿块,并向四周蔓延,向后累及椎前肌群并引起椎前淋巴结肿大,向外侵犯翼内、外肌甚至翼腭窝,直接累及颈鞘,并沿肌间隙、脑神经和血管蔓延。向上侵犯颅底的破裂孔、颈动脉管、卵圆孔和颈静脉窝,骨窗常能观及这些结构的骨质破坏,严重者甚至侵入颅内。常有淋巴结转移,引起患侧或双侧淋巴结肿大。

3.磁共振成像(MRI)检查

对软组织的分辨率比CT高。MRI检查可以确定肿瘤的部位、范围及对邻近结构的侵犯情况。并且可以鉴定放疗后组织纤维化及复发肿瘤组织。复发肿瘤呈不规则的块状,可同时伴有邻近骨、软组织结构的侵犯及淋巴结肿大。放疗后的纤维化呈局限性增厚的块状或局限性的不规则斑片状结构,与邻近组织的分界不清。在 T_1 加权像上,复发的肿瘤和纤维化多呈低信号,在 T_2 加权像上,复发肿瘤为高信号,而纤维组织呈低信号。MRI冠状位及矢状位能较好地显示鼻咽癌向周围的侵犯。肿瘤侵犯肌肉、脂肪间隙、颅底等,MRI均较CT显示更早、更准确。增强扫描及抑制脂肪 T_2 加权成像可以较好地显示病灶侵犯范围。转移肿大的淋巴结表现为 T_1 加权成像低信号, T_2 加权成像高信号。增强扫描时,转移的淋巴结强化。若出现坏死,则表现肿大淋巴结的信号不均匀, T_1 加权成像呈更低信号区, T_2 加权成像为更高信号区,增强扫描不强化。

4.血清学诊断

鼻咽癌患者血清EB病毒抗体水平高于其他恶性肿瘤患者及健康人,在鼻咽癌的诊断上有一定的实用价值。

(1)IgA/VCA抗体检测:作为辅助诊断指标,人群筛查手段及早期诊断。对临床发现复发和转移有一定的实用价值,可作为追踪观察的指标之一。鼻咽癌放疗后,血清中IgA/VCA抗体水平逐渐降低,当肿瘤复发或有远处转移时,可重新升高。因此,定期行IgA/VCA抗体水平检测,可作为临床追踪观察的指标之一。

(2)IgA/EA抗体检测:EA抗体罕见于正常人,在鼻咽癌患者中具有特异性。IgA/VCA敏感性较高,而IgA/EA特异性较高,两者同时检测,有助于鼻咽癌的辅助诊断。

5.组织病理学诊断

（1）鼻咽活检：可选择经口腔、鼻腔 2 种径路。经口腔的鼻咽活检，可先用1%～2%丁卡因溶液于口咽部、鼻咽部黏膜行表面麻醉。患者取坐位，面对医生，找准病变部位，以鼻咽翘头活检钳钳取组织。随着内镜技术的普及，经鼻内镜或电子鼻咽镜活检更为常用。先予以 1%～2%丁卡因棉片于鼻腔黏膜行表面麻醉，应用鼻内镜或电子鼻咽镜观察鼻咽顶后壁、咽隐窝、咽鼓管咽口、咽鼓管圆枕、鼻咽侧壁等处，同时在直视下钳取新生物或可疑病变。此检查方法具有以下优势：可清晰观察鼻咽部各部分的结构，能发现较小的病灶和黏膜下病变。

（2）颈淋巴结活检：若颈淋巴结肿大、质硬，但尚未明确原发病灶，为确定颈部淋巴结的性质，可做淋巴结活检，以便于进一步寻找原发灶。

四、鉴别诊断

鼻咽癌应与鼻咽部其他恶性瘤如淋巴肉瘤及鼻咽结核，鼻咽纤维血管瘤、咽旁隙肿瘤，颈部及颅内肿瘤相鉴别。

五、治疗

鼻咽癌的治疗包括放疗、化疗、手术治疗等。不同时期的肿瘤，具有不同的治疗方案。

1.早期治疗

放疗是目前公认的鼻咽癌首选的治疗方法。对于早期患者，采用单纯放疗。在调强放射治疗以前，早期鼻咽癌的治疗采用常规外照射放疗，外照射加腔内近距离放疗均可取得较好疗效，5年生存率可达 90%以上。鼻咽部的治疗总剂量为 66～70 Gy，颈淋巴结的剂量为 60～70 Gy，颈部预防照射剂量为 46～50 Gy。

2.中晚期及转移治疗

中晚期患者占全部鼻咽癌患者的 70%左右，目前这部分患者的治疗效果仍不令人满意。放疗是一种局部疗法，不能预防远处转移，又因放疗仅能控制照射野以内的病灶，照射野以外的亚临床病灶常被遗留，成为复发或转移的隐患。同时由于放疗引起的免疫抑制，可能导致放射野外病灶的加速发展，合用化疗将可能弥补这一缺陷，因此，应用化学药物预防和治疗远处转移是提高鼻咽癌治疗效果的重要手段。诱导化疗有利于降低局部晚期（尤其是 $N_2 \sim N_3$ 期）鼻咽癌患者的远处转移率；同期化疗有利于加强晚期鼻咽癌的局部控制；化疗的力度不足将会影响治疗疗效。较多的鼻咽癌远处转移是在局部区域良好控制的状态下发生，需要综合治疗以提高生存率，改善生存质量。局部晚期鼻咽癌由于原发病灶较大以及生长部位的特殊性，其放疗具有局部照射剂量难以提高、常规分割放疗疗效欠佳和正常组织损伤较大的缺点。近年来局部晚期鼻咽癌放疗的研究主要集中在非常规分割照射和适形放疗两方面，以期缩短总疗程时间和提高局部照射剂量，进而提高局控率和总生存率。化疗的运用策略包括诱导化疗、同时期放疗、化疗、辅助化疗及这几种方法的搭配运用。化疗鼻咽癌已有数十年的历史，迄今已证实，铂类药物最为有效，以铂类药物为主的联合用药方案是目前鼻咽癌放疗、化疗综合治疗常用的一线方案。

3.复发治疗

尽管鼻咽癌对放疗较敏感，但仍有部分患者在治疗后出现局部或区域的复发。对于复发的患者,既往常采用二程放疗,可使一部分患者达到根治效果,但二程放疗的后遗症明显加重,严重影响患者的生存质量。因此,近年来外科手术成为复发肿瘤的首选挽救方法。外科手术可以完整切除位于鼻咽腔内或侵及咽旁间隙的复发肿瘤,对部分局限性颅底受侵的患者可以做到姑息切除,与二程放疗相比外科手术无严重并发症,是鼻咽癌放疗失败后一种有效的挽救疗法。原则上,鼻咽癌放疗后 12 周,原发灶和颈部转移灶仍不消退,可考虑手术治疗。

鼻咽癌放疗后局部复发或残留的再次放疗效果不佳,且超量放射可引起放射性脑病、放射性脊髓病、颈部软组织纤维化等一系列严重的并发症。鼻咽癌残留或复发切除后的病理连续切片显示,90%的病例有咽鼓管软骨的受累,超过 90%的病例有黏膜下的浸润。

手术常采用上颌骨掀翻入路(maxillary swing),此术式于 1991 年由 Wei 等介绍,该入路用微型电锯依次锯开上颌骨与周围颅骨的骨性连接,同侧软硬腭交界处黏膜用镰状刀切开,凿断翼突,将上颌骨与硬腭连同面部软组织一起向前外侧翻转,可以暴露整个鼻咽腔及鼻咽旁间隙,这一区域的肿瘤可被整块切除,可触及颈内动脉搏动,其周围病变可在直视下切除。若肿瘤侵及鼻咽对侧,在切除鼻中隔后段后也可以得到良好的显露,术中可以切除蝶窦前壁以增加肿瘤的切缘。Wei 等报告的这个范围的肿瘤类似于 AJCC(1997)分期方案的 T_1 或小的 T_2 病变。该术式的优点为能很好暴露鼻咽部和咽旁间隙,并提供足够的空间来保证肿瘤的完整切除。可在直视下切除受肿瘤侵犯的咽旁淋巴结。即使肿瘤邻近颈内动脉,也可安全切除。同时,切除鼻中隔的后份,可显露对侧的病变。缺点为手术创伤大,术后面部遗留切口瘢痕,可能有轻度的张口受限(不影响功能),如损伤咽鼓管可造成闭塞。此外,如肿瘤浸润颈内动脉或周围间隙,术后有肿瘤残留。

对于转移性淋巴结复发或残留的患者,由于鼻咽癌颈淋巴结转移的广泛浸润特性,施行单个淋巴结的局部切除或功能性的淋巴结清扫术难以根治肿瘤。此外,局限性的手术很难辨别放疗后的组织纤维化和肿瘤浸润,手术有一定的危险和困难。因此,根治性淋巴清扫术是鼻咽癌放疗后颈部复发和残留的有效治疗方式。如果肿瘤累及颈部皮肤,术中应切除,然后用胸三角皮瓣或胸大肌皮瓣修复组织缺损。当深部组织受到肿瘤浸润,冰冻切片证实有肿瘤的残留,术后就需要进一步做近距离放疗。可在术中准确放置空心的尼龙管,术后将铱丝插入空心管中进行近距离放射,其优点为放射源比外照射衰变快,肿瘤组织中的放射剂量高于正常组织,减少了放射性损伤。放疗后的根治性淋巴清扫术是安全的,无围术期死亡。术后并发症的发病率不高,常见的有颈部皮肤坏死、乳糜漏等。根治性淋巴清扫术后近距离照射与单纯颈淋巴清扫术相比较,术后的并发症无显著的差异。研究提示,颈部皮肤坏死与术前的淋巴结活检有关。其原因可能为前次手术加重了放疗后的纤维化及损坏了局部的血液供应。颈部淋巴结穿刺或切取活检可促进远处转移,尽可能避免淋巴结活检。并且,放疗后的颈部纤维化会影响针吸检查,因此,提倡采用术中冰冻切片。根治性颈淋巴清扫术的一年淋巴结控制率和生存率分别为 78%和 62%,五年生存率为 61%。

任何手术径路都不可能达到鼻咽癌挽救手术的全部要求。需要根据病变的位置、大小、范围,全面分析病史,选择恰当的治疗方案和手术径路。

第二节　下咽癌

一、概述

据原发部位,下咽癌分为梨状窝癌(占 70%~86%)、环后癌(约占 5%)、喉咽后壁癌(占 5%~22%)。原发于下咽部的恶性肿瘤较少见,中国科学院肿瘤医院资料统计,下咽癌占头颈部恶性肿瘤的 1.4%~5%,占全身恶性肿瘤的 0.2%。下咽癌以鳞癌为主,好发年龄为 50~70 岁,男女之比为(1.8~12.6):1,其中梨状窝癌和喉咽后壁癌以男性为主,而环状软骨后区癌则多见于女性。

二、临床表现

下咽癌的主要临床表现为咽喉部异物感、疼痛、吞咽困难、声音嘶哑、咳嗽或呛咳、颈部包块。

三、辅助检查

早期患者临床症状不明显,甚至没有任何症状。即便患者感觉咽部不适或异物感,也容易误认为慢性咽炎或咽部神经症,而未予以特殊处理。因此,对于 40 岁以上,长期咽部异物感或吞咽疼痛,尤其伴有颈部淋巴结肿大者,均需仔细检查颈部,常规检查咽喉部,必要时行 X 线、CT、MRI 检查,以便早期诊断。

1.颈部检查

观察喉外形,有无喉体增大或不对称。双侧颈部是否对称,能否扪及肿大淋巴结,淋巴结质地及活动度。将喉体对着颈椎左右移动,观察摩擦音是否消失,若摩擦音消失,则咽后壁可能有肿瘤。在喉体周围触诊,了解喉、气管旁有无肿块,甲状腺是否肿大。此外还要注意舌甲膜和环甲膜有无饱满现象。

2.间接喉镜检查

常规检查口咽部及喉部。注意观察下咽及喉部、梨状窝、环后下咽后壁等处有无新生物、隆起或溃疡;梨状窝有无积液或食物滞留;下咽黏膜有无水肿等。环后癌最难发现,如杓后区有肿起变化,或一侧杓状软骨运动发生障碍,则需进一步仔细检查。

3.内镜检查

内镜检查包括纤维喉镜、电子喉镜、食管镜等。这些检查对于梨状窝、杓会厌皱襞、环后区的早期病变均能较早发现,并帮助了解肿瘤的范围。还可在检查的同时,取病变组织送病检,进一步明确诊断。

4.影像学检查

(1)常规 X 线检查:喉及颈侧位 X 线片可以观察喉内及椎前软组织的情况。梨状窝肿瘤时表现为梨状窝密度增高。肿瘤位于咽后壁、环后时可看到椎前组织明显增厚,将气管推向前。若喉受侵,则声带、室带变形,喉室消失,会厌及杓状软骨变形,甲状软骨外移。

(2)喉咽、喉 X 线体层摄片:可以观察梨状窝情况,了解肿瘤喉内浸润的程度。

(3)喉咽、食管 X 线造影:用碘油或钡剂做 X 线对比剂来观察梨状窝、食管有无充盈缺损,钡剂通过是否缓慢、变细等,能发现梨状窝、环后及食管的病变,了解肿瘤的范围。

(4)CT 及 MRI:CT 能很好显示肿瘤侵犯的范围及程度,并能发现临床上难发现的早期颈淋巴结转移。MRI 通过三维成像,可了解肿瘤侵犯的立体范围,区分肿瘤与周围血管的关系,以及有无颈淋巴结转移等。影像检查应注意病变向各个方向侵犯的范围,肿瘤是否超过中线,梨状窝下端、食管入口、喉软骨及喉外组织有无受累,有无颈部淋巴结转移,颈部大血管是否为肿瘤所包绕。

5.病理学检查

病理学检查是肿瘤确诊的依据,因此,一旦发现下咽病变应及时活检。活检可在间接喉镜或纤维喉镜、电子喉镜下进行,而有反复出血或呼吸困难的患者在取活检时应慎重。

四、治疗

根据下咽癌的病理表现,合理的治疗应当是手术、放疗及化疗的综合治疗。下咽癌病变部位隐蔽,早期不容易发现;病变即使很小,也容易发生淋巴结转移;肿瘤沿黏膜下蔓延,手术确定安全切缘困难。因此,只有发挥放射线大范围治疗及外科局部切除及修复的各自优势,才是合理的选择。从实践上看,单纯放疗,其五年生存率为18%。据美国 2 939 例(1980—1985 年及 1990—1992 年 2 个时间段)下咽癌治疗结果统计,外科手术加放疗的五年生存率达 48%,而同期单纯放疗(主要为早期病例)仅 25.8%。

1.放疗

单纯放疗仅适用于肿瘤局限的 T_1 病变。对于有手术禁忌而不能手术者,放疗可作为一种姑息性治疗,下咽癌单纯放疗五年生存率为 10%~20%。

在综合治疗中,可选取术前放疗+手术,或手术+术后放疗的方式。术前放疗量为40~50 Gy,放疗后休息 2~4 周再手术。对于 $T_3T_4N_0~N_1$ 的患者、伴有质硬、固定转移淋巴结者或侵皮者,均可在术前计划性放疗。术前放疗可以控制手术野以外的转移淋巴结,缩减肿瘤浸润,使瘤床微血管、淋巴管闭锁,肿瘤内活瘤细胞减少,增加手术切除的机会,避免术中肿瘤种植。缺点是模糊了肿瘤的边界,增加了准确切除肿瘤的困难,并且在一定程度上影响了伤口的愈合。术后放疗常在术后 6 周内开始,于 4~5 周完成,剂量为 60~70 Gy,既可消灭脱落的癌细胞、消除区域淋巴结中的亚临床灶,也可对术后病理证实切缘有浸润者进行补救治疗。对于周围软骨、神经受侵,颈淋巴清扫后提示广泛性淋巴结转移或淋巴结包膜外受侵者,也应行术后放疗。

放疗也有一定禁忌证,如局部肿瘤严重水肿、坏死和感染;邻近气管、软组织或软骨广泛受侵;颈部淋巴结大而固定,且有破溃者;有明显的呼吸道梗阻症状,如喉喘鸣、憋气及呼吸困难等。

2.化疗

从 20 世纪 80 年代以来,诱导化疗曾经风靡一时,即在手术或放疗之前给予冲击量化疗药物,以期达到缩小或消灭肿瘤,再手术或放疗。主要用于适合手术的晚期喉癌、下咽癌及口咽癌等。

但诱导化疗或新辅助化疗能否提高五年生存率,目前尚无结论性报道。姑息性化疗对晚期及复发性肿瘤有一定效果,但其持续的时间是短暂的。所用药物有氨甲蝶呤、博来霉素、长春新碱、氟尿嘧啶等。单一化疗药物治疗效果较差,目前多主张联合用药。

3.下咽癌外科治疗的选择

(1)梨状窝癌:<1 cm、外突型梨状窝癌可以选择单纯放疗或手术治疗。外科治疗可以选择梨状窝切除术。1960 年 Ogura 报道,1983 年国内屠规益报道梨状窝切除术,特别是术前放疗后利用梨状窝切除术治疗 $T_1 \sim T_2$ 期梨状窝癌,在清除病灶的同时保留下咽及喉功能。对于 T_3 期梨状窝癌,病变引起喉固定,可以选择梨状窝切除及喉半侧切除;梨状窝切除及喉近全切除或梨状窝切除及喉全切除,配合术前或术后放疗。对于 T_4 期梨状窝癌,肿瘤侵犯喉软骨架或颈段食管,可以选择下咽部分切除及喉全切除;下咽全切除及喉全切除;下咽、喉全切除及食管部分或全食管切除,配合术前或术后放疗。

(2)环后癌:早期环后癌少见,T_1 期可以选择单纯放疗,保留喉。较大的肿瘤或放疗后未控的肿瘤,可以选择下咽、喉切除,喉气管整复或喉全切除术。侵犯颈段食管,选择下咽、喉全切除及食管部分或全食管切除。

(3)下咽后壁癌:早期癌选择单纯放疗。放疗未控或较广泛肿瘤,可以选择部分下咽后壁切除、下咽、喉全切除及食管部分或全食管切除。

手术造成咽及食管缺损,可以选择游离移植前臂皮瓣、带蒂肌皮瓣、游离移植空肠、胃咽吻合或结肠移植进行修复、重建。下咽部分缺损,可以选择皮瓣、肌皮瓣修复。全下咽缺损,以及包括颈段食管缺损,可选择游离移植空肠修复。全下咽、全食管缺损,选择胃咽吻合或结肠移植进行修复、重建。

4.手术方法

(1)梨状窝切除术:梨状窝切除术适用于梨状窝癌 T_1、T_2 病变,如梨状窝癌局限于梨状窝外壁或内壁;或梨状窝癌侵犯杓会皱襞,但病变表浅,无明显喉内受侵,未引起喉固定;或梨状窝癌侵犯咽后壁。

1)切口:胸锁乳突肌中段前缘做 $5 \sim 7$ cm 的斜行切口。如同时做颈部淋巴结廓清术,可平行甲状软骨中间做一水平切口,外端再做颈侧垂直切口,两切口相交。在颈阔肌下掀开颈部皮瓣,游离胸骨舌骨肌外缘,并从甲状软骨板切断胸骨甲状肌的附着,牵开此 2 条带状肌,暴露患侧甲状软骨板后缘及上缘,沿甲状软骨板上缘、后缘切开咽下缩肌,剥离甲状软骨膜使之与带状肌一同保留备用。切除甲状软骨板的后 1/3,为避免伤及喉返神经,注意保留环甲关节附近的甲状软骨下角,进入咽腔。

2)切除肿瘤:甲状软骨板后缘相当于梨状窝外壁与下咽后壁的交界处,在此处切开梨状窝外侧壁,即进入下咽腔。观察肿瘤范围后,根据情况切除梨状窝黏膜。明视下切除梨状窝外壁和内壁。病变切除后,内侧切缘位于环后区的外界及杓会皱襞,外侧切缘位于下咽后壁的外侧,形成下咽部的缺损。

3)缝合咽腔和皮肤:将咽后壁黏膜游离,将咽黏膜与环后切缘、杓会皱襞切缘拉拢缝合,利用咽下缩肌与预先保留的甲状软骨膜及带状肌在外层缝合加固。冲洗伤口,放负压引流管,缝合皮下和皮肤切口。

（2）下咽后壁切除术：此类手术适用于肿瘤位于下咽后壁（$T_1 \sim T_2$），下界在食管入口上方的局限的下咽后壁癌。喉、食管及椎前组织受侵为这一手术禁忌证。

1）切口：如果利用颈阔肌皮瓣修复咽后壁缺损，颈部皮肤切口应预留方型皮瓣，颈阔肌皮瓣的血管蒂在颌下和颏下，要保留面动脉的颏支和皮支。如果利用游离前臂皮瓣修复，切口如同梨状窝切除术。

2）切除肿瘤：显露患侧甲状软骨板后缘，切断结扎喉上神经血管，纵行切开梨状窝外侧壁黏膜，进入咽腔，显露肿瘤。沿肿瘤四周（安全界应在 1.0 cm 以上）切开下咽黏膜和咽缩肌。一般保留位于椎前肌浅面的筋膜，切下标本。修复下咽缺损：将颈阔肌皮瓣转入下咽，同下咽黏膜切缘缝合。其他的修复方法还有颏下皮瓣、前臂游离皮瓣、游离空肠、游离胃壁瓣等。忌用各种肌皮瓣，以免下咽臃肿狭窄，导致严重误吸。局限的下咽后壁缺损也可以游离植皮修复或人工皮修复，甚至不修复，让创面自然愈合。

（3）梨状窝及喉部分切除术：此类手术适用于梨状窝癌侵犯喉，但尚未侵犯环后区及食管，可以在切除下咽肿瘤的同时，切除一部分喉，保留另一部分喉，达到切除肿瘤、保留喉功能的目的。杓状软骨固定或活动受限的，以往认为需要做喉全切除及下咽部分切除，造成喉功能丧失。经过术前放疗，如杓状软骨恢复活动或病变局限于梨状窝及杓会皱襞，也可以进行梨状窝及喉部分切除，从而保留喉功能。如果梨状窝尖部、环后区受侵，则不适宜此类手术。

（4）梨状窝及杓会皱襞切除术：梨状窝内侧壁肿瘤，容易侵犯杓会皱襞，仅切除梨状窝显然不足。这一类手术适用于梨状窝癌侵犯杓会皱襞，引起杓会皱襞活动受限，但肿瘤比较局限（T_2）。对杓会皱襞及声带固定，经过术前放射，恢复活动的也适宜。肿瘤侵犯杓状软骨、声门旁间隙及食管入口不适宜此类手术。

手术步骤：按照梨状窝切除术的方法掀开颈部皮瓣，牵开带状肌，显露患侧甲状软骨，切除甲状软骨上 1/2。

①从咽侧壁进入下咽腔：切除部分甲状软骨后，可以直接剪开下咽侧壁进入下咽腔。如下咽侧壁有肿瘤，或为了扩大视野，也可以向上切断舌骨大角，距离甲状软骨上缘较高水平剪开咽侧壁黏膜，进入咽腔。此时可以在较好的视野下看清肿瘤的范围。

②切除肿瘤：沿会厌外侧缘剪开杓会皱襞前端，如果连同室带切除，则从剪开的杓会皱襞剪到喉室前端，从前向后剪开喉室；如果保留室带，则从剪开的杓会皱襞剪到室带上缘。外侧则沿已经切开的甲状软骨的水平切口，一同剪开附属的软组织结构，包括杓会皱襞、梨状窝、室带及室带旁组织。剪到甲状软骨板后缘与咽后壁的切口汇合。此时仅在杓状软骨处尚未切开。一般保留杓状软骨，在杓状软骨前剪开杓会皱襞后端，与喉室或室带上缘的切口汇合，切除患侧杓会皱襞及梨状窝。

③修复：利用环后黏膜覆盖喉的创面。利用会厌谷黏膜、梨状窝外壁或下咽后壁黏膜关闭下咽腔。利用甲状软骨膜及带状肌在外层加固缝合。

（5）梨状窝及喉垂直部分切除术：上述肿瘤进一步发展，向深部侵犯杓会皱襞及声门旁间隙，引起声带固定，如果病变仅局限于此，或术前放疗 50 Gy，使肿瘤缩小到以上范围，可以做梨状窝及喉垂直部分切除。如果梨状窝尖部、环后受侵为手术禁忌。

手术切除步骤:掀开颈部皮瓣,充分显露甲状软骨及环状软骨。游离胸骨舌骨肌外侧并牵开,切断胸骨甲状肌在甲状软骨的附着,在患侧甲状软骨后缘纵向切开咽下缩肌,剥离甲状软骨骨膜,连同胸骨舌骨肌一同牵开并保留,以备修复下咽及喉。

①显露出患侧甲状软骨板,正中锯开甲状软骨。在咽侧壁处剪开进入下咽腔。如梨状窝外侧壁也有肿瘤,可以向上切断舌骨大角,在甲状软骨上缘以上,剪开咽侧壁黏膜,进入咽腔。为有助于喉部分切除,可以沿会厌谷向对侧剪开。此时可以在较好的视野下看清肿瘤的侵犯范围。

②切除肿瘤:从会厌正中由上向下垂直剪开,经过前联合到环状软骨上缘。再沿着患侧甲状软骨下缘或环状软骨上缘(即环甲膜)向后剪开。同时剪开喉内外两侧,喉内侧到达环杓关节;在甲状软骨外侧,为保留环甲关节,斜形剪开甲状软骨,避开环甲关节到达甲状软骨后缘,与咽后壁的切口汇合。此时仅在杓状软骨处尚未切开。正中剪开杓间区,切除环杓关节,与以前切口汇合,切除标本包括患侧梨状窝、半侧会厌及杓会皱襞、杓状软骨、半侧喉(室带、声带及声门旁间隙)及甲状软骨板。

③修复过程:手术切除后的缺损主要是一侧喉结构,包括部分会厌,杓会皱襞,室带和声带,以及一侧梨状窝。喉部缺损可以利用预先保留的胸骨舌骨肌及甲状软骨骨膜进行覆盖,同时利用部分环后黏膜,从后向前拉过环状软骨背板,覆盖环杓关节区域。这样可以将半侧喉封闭。利用健侧半喉进行呼吸,同时减少误吸。一侧梨状窝缺损不必修复,直接将环后切缘与咽侧后壁切缘缝合。将余下的会厌自身缝合。由于咽会厌皱襞也同时做了切除,此处可以将咽会厌皱襞切缘与会厌谷黏膜或舌根黏膜切缘缝合,达到关闭咽腔的目的。

(6)梨状窝及喉近全切除:梨状窝肿瘤更进一步发展,侵犯患侧半喉,引起声带固定,声门下侵犯超过10 mm,此时,喉垂直部分切除已不可能获得安全的声门下切缘,或肿瘤侵犯会厌前间隙,会厌谷,舌根,但对侧杓会皱襞、室带、喉室、声带及声门下仍正常,可以行梨状窝及喉近全切除。如果杓间、环后黏膜受侵,为手术禁忌。该手术方式由于仅保留了发音功能,不保留经口鼻呼吸功能,术后进食不会误吸,故也适用于病变范围虽然可行前述下咽部分及喉部分切除,但因年老体弱,或心肺功能不良,不能耐受误吸者。

(7)喉全切除及下咽部分切除术:此类手术适用于梨状窝癌侵犯喉,引起喉固定,病变广泛,切除下咽及部分喉已不能切净病灶。如梨状窝癌侵犯杓间,侵犯环后已近中线等。此类手术也适用于环后癌。手术禁忌包括下咽肿瘤侵犯食管入口或下咽近环周受侵,因为切除部分下咽已经不足,需要切除全下咽及部分食管。

手术切除步骤:主要步骤如下。掀开皮瓣,游离喉、气管两侧:在颈阔肌下将颈部皮瓣充分掀开,上部显露出舌骨,两侧显露出带状肌,下部显露出颈段气管。如果喉部的肿瘤没有外侵,带状肌可以保留,利用其加固咽部的吻合口。如果喉部肿瘤已经外侵,相应侧的带状肌不能保留。切断胸骨舌骨肌及胸骨甲状肌的上端,将两束肌肉向下牵开保留备用。肩胛舌骨肌则随颈淋巴结切除。切除患侧甲状腺:断开甲状腺峡部,切断结扎患侧甲状腺上下极血管,游离周围韧带,预备切除患侧甲状腺叶。将另一侧甲状腺的峡部断端缝合后,在甲状腺与气管间分离,将甲状腺向外牵开保留。横断颈段气管,做下切缘:显露出颈段气管,将口腔气管内插管从口腔退出,在第三、第四气管环处横断气管,将另外的消毒的气管内插管经气管口插入,继续全身麻醉。上段气管及喉预备切除。剥离健侧梨状窝外壁,预备保留:在健侧甲状软骨板后缘纵向切开咽下缩肌,在甲状软骨板内侧面剥离梨状窝外壁,以保留较多的健侧梨状窝黏膜,不致咽部狭窄。切开会厌谷黏膜,进入下咽:在舌骨大角两侧分离出喉上血管束,切断结扎。切断舌骨上肌群与舌骨的附着,切除舌骨。在舌骨水平继续深入分离,即可切开会厌谷黏膜,进入下咽。切除全喉及部分下咽的过程是:从会厌谷黏膜切口将会厌提起,即可看见下咽及喉内肿瘤。必要时,可以沿会厌两侧剪开咽侧黏膜,扩大切口。在明视下,距离肿瘤的边缘保留 1~2 cm 的安全界,分别剪开两侧的下咽黏膜。患侧应剪开梨状窝外侧壁或下咽后壁,以远离病灶。健侧可以在梨状窝尖部剪开,保留梨状窝外侧壁。两侧切口在环后汇合。在气管造口水平,横断气管,沿膜样部后分离气管与食管,到达环后与环后切口汇合,切除全喉、部分颈段气管及部分下咽标本。修复关闭下咽:切除全喉及一侧梨状窝以后,剩下的下咽黏膜可以直接拉拢缝合。而切除全喉及两侧梨状窝,以及部分下咽后壁以后,直接缝合关闭易于发生下咽狭窄。可以用游离前臂皮瓣、胸大肌肌皮瓣等加宽下咽,然后进行下咽缝合,关闭咽腔。外层再利用肌皮瓣的肌肉与咽缩肌、舌骨上肌、带状肌缝合加固。气管造口:将颈部气管口与四周的皮肤缝合,保留气管口开放。气管造口应尽量大,术后戴或不戴气管套管均可。

(8)下咽全切除、喉全切除及食管部分或食管全切除术:晚期下咽癌已经侵及食管入口或颈段食管,需要切除全咽及全喉,同时需要切除部分或全部食管。切除后需要利用修复手段重建咽与消化道之间的通路。此类手术适用于下咽癌侵犯食管入口及食管,咽后壁癌侵犯喉。此类手术也适用于颈段食管癌侵犯下咽者,可视喉是否受侵,决定切除或保留喉。

手术切除步骤:在舌骨上切断舌骨上肌群,切断结扎喉上神经血管。梨状窝外侧壁癌容易外侵,所以应该将患侧带状肌及甲状腺切除,以扩大安全界。没有肿瘤外侵,可以保留带状肌及甲状腺。在带状肌下端切断带状肌,切断结扎甲状腺下极血管。断开甲状腺峡部,将保留侧的甲状腺叶从气管分离,推开保留。清除两侧气管食管沟淋巴结脂肪组织。为了方便切除下咽和食管,先将下咽和食管与后面的椎前筋膜之间分离。如肿瘤没有侵犯椎前筋膜,应注意保留该筋膜,特别是手术前大剂量放疗过的病例,术后如果出现咽瘘,失去椎前筋膜的屏障保护,感染可以直接发展到颈椎骨及脊髓腔。如椎前筋膜受侵,则切除椎前筋膜及头长肌。探查肿瘤下界后,决定横断颈段气管的水平。如果口腔气管内插管,需另备消毒气管内插管,经气管断端插入,继续全身麻醉。剪开会厌谷,进入咽腔,距肿瘤上界有 2 cm 安全界横断咽环周。食管的切缘最好离开肿瘤下界 5 cm 以上。如果颈段食管受侵较小(食管入口下 1.0 cm 左右),并且准备用游离空肠移植或皮瓣修复下咽食管缺损,则在距肿瘤下界至少 3~5 cm 处横断食管。颈段食管受侵广泛或者准备用胃或结肠替代下咽食管,则行全食管内翻剥脱。方法是:先经下咽插入胃管到贲门。横断贲门后,见到胃管,将一条布带与胃管系在一起,再从下咽部抽出胃管,将食管布带的上端引到颈部。布带的下端与食管在腹腔的断端缝扎,捆扎牢固后,从颈部缓缓上提食管布带,即可将食管做内翻剥脱上提到颈部切除。也可用食管剥脱器,将食管下端与剥脱器头端捆扎结实后,缓缓拔脱食管。

(9)重建下咽食管的方法:下咽肿瘤广泛切除以后,需要下咽重建。重建方法取决于手术缺损的范围以及喉的处理。下咽部分缺损的修复,首选肌皮瓣,其次可用小血管吻合的游离皮瓣。下咽全周缺损,首选小血管吻合的游离空肠。优点是手术死亡率低,手术不经过胸腔及纵隔,腹部操作也相对简单,手术危险性较小,吻合口漏发生率低,术后吞咽功能恢复好。适合身体条件差、不能承受胸腹部手术的患者。缺点是需要小血管吻合的训练,食管上、下切缘可能不足。如果缺乏小血管吻合技术,也可用肌皮瓣卷成皮管,虽然不增加手术死亡率,但容易出现吻合口狭窄。对保留喉的下咽全周缺损及同时切除食管的病例,可选用带血管蒂的结肠移植修复,可大大减少误吸性肺炎的发生率。全喉、全下咽、全食管切除,胃上提胃咽吻合,虽然手术时间长、风险大,但仍然是很多地方治疗下咽颈段食管癌的主要外科手段。

第三节　扁桃体癌

一、概述

扁桃体的恶性肿瘤为口咽部常见病,占口咽部恶性肿瘤的57%左右。男女患病之比为3∶1。扁桃体癌常发生于扁桃体上极附近,易产生溃疡,主要向软腭、舌根甚至口腔、鼻咽或下咽部扩散。扁桃体恶性肿瘤病因尚不清楚,可能与嗜烟、酒有关。

二、临床表现

鳞癌主要表现为外生型肿物,表面易溃烂,呈菜花形,易转移至颈上淋巴结,以后向下颈部、纵隔及腋下淋巴结转移。淋巴上皮癌发生于黏膜下,在浅层扩展,很少侵及深部组织,至晚期可发生溃疡,且早期即可转移至颈淋巴结。肿瘤早期可不引起任何症状,随病情发展可有咽部异物感、咽喉疼痛、颈部肿块,一侧扁桃体迅速增大可引起吞咽及呼吸困难。体格检查可见一侧扁桃体增大,表现为结节状、菜花状或球形肿大,表面光滑或有溃疡。

三、诊断

单侧扁桃体迅速肿大或有溃疡,伴同侧颈部淋巴结肿大,而无明显急性炎症者,应考虑该病,必要时行扁桃体活检以便确诊。

四、治疗

由于扁桃体位置深在,切除范围较广,如功能重建不理想,可导致腭咽功能的严重受损,故文献报道多采用放疗。近年来,随着头颈外科的发展,手术切除技术和器官功能重建方法均有了显著的改进,多数扁桃体癌已可手术切除,以手术治疗为主的综合治疗方案得以推广。特别是对晚期扁桃体癌,采取手术切除后辅以术后放疗的综合治疗方案,已被广泛接受。目前认为,Ⅰ、Ⅱ期手术与放疗效果相当,Ⅲ、Ⅳ期综合治疗优于单纯放疗或单纯手术。并且,手术成功的关键在于手术入路的选择。

1.经口入路

适用于 T_1、T_2 病变。此入路创伤较小,患者恢复快,功能受损少。但由于术野窄小,剥离盲目性较大,处理肿瘤深部时,止血、暴露均受到一定程度的影响,易损伤咽旁间隙内的大血管。术中为保持术野清晰,防止严重并发症的出现可采取边切除肿瘤边缝扎止血的方法。

2.下颌骨切开外旋入路

适用于 T_3、T_4 病变。此入路的优点是:能更宽广地敞开咽旁间隙、咽后间隙及颅底;能自下而上分离出颈内动静脉及后 4 对脑神经至颅底孔处;能以颈内动脉为标志,将颈内动脉内侧的组织包括肿瘤及咽后淋巴组织整块切除;下颌外旋对患者创伤较大,对肿瘤累及下颌骨者不能采用。

3.颌骨切除入路

当患者出现张口受限,CT 示肿瘤累及下颌骨或翼肌时,前 2 种入路均不能彻底暴露切除肿瘤,此时可采用下颌骨切除入路。此种入路肿瘤暴露较好,但对患者的咀嚼功能影响较大。因此,术中可根据肿瘤累及范围保留下颌骨边缘支架。

4.舌骨入路

位于扁桃体下极的 T_2、T_3 病变有时范围不大,但主要向下发展,如用下颌骨切开外旋入路,损伤相对较大,此时可采用经舌骨入路。此种入路手术操作简单,创伤较小,入路过程中无重要血管神经,可同时很方便地处理受肿瘤累及的舌根及会厌,便于整复舌根、咽侧壁缺损及重建喉功能。可在同一术野一并完成颈淋巴清扫术。手术操作距离与肿瘤较近,术野暴露虽不如下颌骨切开外旋宽阔,但由于可同时控制颈部大血管,故比较安全。由于避免了下颌骨切开,基本不影响咀嚼功能。

5.扁桃体区的修复

组织缺损较小时,可将周围残余黏膜潜行分离后向缺损处牵拉缝合即可,所遗留的较小创面可待其自行愈合。如创面较大,也可于软腭切缘处分离,将软腭或腭垂的双侧黏膜展开,与咽侧壁缺损边缘缝合。以软腭修复咽侧壁后,软腭向后提拉,患侧鼻咽腔可随之缩小,能部分减轻鼻腔反流。如创面较深形成明显的腔隙时,可将舌根侧切缘剖开,充分展开其背侧和腹侧的黏膜,修复较大面积的组织缺损。晚期扁桃体切除后有时可形成包括咽旁间隙、舌根、咽侧壁、口底组织的广泛缺损,目前认为,可用胸大肌肌皮瓣修复。

肿瘤切除后软腭缺损较少,多数病例将软腭切缘直接拉拢缝合修复,部分病例将残余软腭与修复扁桃体区的舌瓣或胸大肌肌皮瓣缝合修复。对软腭缺损较多者,可选择游离前臂皮瓣或全额瓣修复,但操作复杂,技术要求较高。

舌根受累切除后,由于残舌运动受影响不能有效覆盖喉口,对咀嚼及吞咽功能可造成较大影响。将残余舌根稍加分离松解后,向下牵拉与会厌谷黏膜缝合,既消除了组织缺损,又恢复了舌根在咀嚼和吞咽功能中发挥的作用。为进一步减少误咽的发生,可借鉴声门上喉切除的经验,将胸骨舌骨肌自中间横断,保留其筋膜,形成蒂在舌骨的胸骨舌骨肌肌筋膜瓣,将肌筋膜瓣下缘向后上翻转,与舌根断缘缝合,修复延长舌根,再将喉悬吊于新舌根上。舌根延长后在吞咽时可更好地覆盖喉上口,有效减轻误咽,且由于舌根不必过度后置,能较好地保持舌的构语功能。当全部舌根或部分舌体被切除时,舌瓣后置或胸骨舌骨肌肌筋膜瓣不能修复缺损时,可采用胸大肌肌皮瓣修复舌根。胸大肌肌皮瓣有相当的组织厚度,可充分填塞舌根切除后形成的组织缺损,并可对喉上口形成较好的覆盖作用,能有效减轻误咽。

第十章

喉外伤及喉异物

第一节　闭合性喉外伤

一、概述

闭合性喉外伤指颈部皮肤及软组织无伤口,轻者仅有颈部软组织损伤,重者可发生喉软骨移位、骨折、喉黏软骨膜损伤,包括挫伤、挤压伤 、扼伤等。

二、病因

颈部遭受外来暴力直接打击,如拳击、交通事故、工伤事故、钝器打击、扼伤、自缢等。偶尔强烈张口与剧烈呕吐可致环甲关节与环杓关节脱位而至喉损伤。喉部损伤程度可因外力大小及作用方向而有很大差别。来自侧方的外力,因喉体可向对侧移动,故伤情多较轻,常无骨折,仅有黏膜损伤、环杓关节脱位等;来自正前方的外力多损伤较重,因此时头或颈部处于相对固定状态,外力由前向后将喉部推挤到颈椎上,常造成甲状软骨中部及上角处骨折,甲状软骨多呈纵行骨折,环状软骨骨折较少见,多发生在后部,但可造成喉黏膜损伤、环甲关节及环杓关节脱位。

三、临床表现

1.疼痛

喉及颈部为著,触痛多明显。随发声、吞咽、咀嚼、咳嗽而加重,且可向耳部放射。

2.声音嘶哑或失声

因声带、室带充血、肿胀、软骨脱位、喉返神经损伤所致。

3.咳嗽及咯血

由于挫伤刺激而引起咳嗽,喉黏膜破裂轻者仅有痰中带血,重者可致严重咯血。

4.颈部皮下气肿

喉软骨骨折、黏软骨膜破裂的严重喉挫伤、咳嗽时空气易于进入喉部周围组织,轻者气肿局限于颈部,重者可扩展到颌下、面颊、胸、腰部,若累及则出现严重呼吸困难。

5.呼吸困难

喉黏膜出血、水肿、软骨断裂均可致喉狭窄,双侧喉返神经损伤可引起吸气性呼吸困难。若出血较多,血液流入下呼吸道,引起呼吸喘鸣,重则可导致窒息。

6.休克

严重喉挫伤(喉气管离断)可导致外伤性或出血性休克。

四、辅助检查

颈部肿胀变形,皮肤片状、条索状瘀斑。喉部触痛明显,可触及喉软骨碎片之摩擦音,有气肿者可扪及捻发音。直接喉镜检查在急性较重喉挫伤患者因其可加速气道阻塞的发生,故不可轻易为之。间接喉镜检查和纤维喉镜检查常见喉黏膜水肿、血肿、出血、撕裂、喉软骨裸露及假性通道等。声门狭窄变形、声带活动受限或固定。颈部正侧位片、体层片可显示喉骨折部位、气管损伤情况。胸部 X 线片可显示是否有气胸及气肿。颈部 CT 扫描对诊断舌骨、甲状软骨及环状软骨骨折、移位及喉结构变形极有价值。颈部 MRI 对喉部、颈部软组织、血管损伤情况的判断具有重要价值。

五、诊断

根据外伤史、临床症状及检查所见多不难确诊。如仅有颈部皮肤红肿和瘀斑,则难以确立诊断,若有咯血则可确定诊断。喉部 X 线断层片、CT 扫描、MRI 对确定诊断有重要价值。

六、治疗

由于闭合性喉外伤体表无明显创口,损伤多发生在瞬间,患者可能对其严重性判断不足,因而可能对外伤的程度难以做到准确的判断而延误治疗。呼吸道内黏膜可能出现迟发型水肿,致患者呼吸困难突然加重。因而对于闭合性喉外伤应高度积极地处理患者呼吸道。

1.按一般外科挫伤治疗

适于仅有软组织损伤,无咯血、无喉软骨移位或骨折及呼吸道阻塞的喉部外伤。让患者保持安静、颈部制动、进流质食或软食、减少吞咽动作。疼痛剧烈者可给予止痛药,喉黏膜水肿、充血者可给予抗生素及糖皮质激素。

2.气管切开术

有较明显吸气性呼吸困难者应行气管切开术。极危急情况下可行喉内插管术或环甲膜切开术,但要尽快施行标准的气管切开术。

3.直接喉镜下喉软骨固定术

适用于中度喉挫伤、有喉软骨骨折及轻度移位的患者。先行气管切开术,然后行直接喉镜或支撑喉镜检查,将移位的喉软骨复位,然后经喉镜放入塑料或硅胶制的喉模,上端用丝线经鼻腔引出固定,下端经气管造口固定于气管套管。

4.喉裂开喉软骨复位术

适用于喉挫伤严重、喉软骨破碎移位、颈部气肿、呼吸困难及直接喉镜下复位固定术失败的患者。患者先行气管切开术。将破裂的软骨尽量保留,复位、修齐,仔细缝合黏膜。局部甲状软骨膜瓣或会厌、颊黏膜游离黏膜瓣、颈前肌的肌膜瓣均可用于修复喉内黏膜缺损。如果一侧杓状软骨完全撕脱并移位,可予以切除。部分杓状软骨撕裂可行复位并用黏膜修复之。将喉软骨骨折进行复位,用钢丝或尼龙线固定(图10-1),喉内放置喉模型,其上端丝线经鼻腔引出,下端经气管切开口引出,并分别加以固定,以扩张喉腔,防止术后喉狭窄的发生。术后4~8周经口取出喉模,继续随访。如有狭窄趋势,可行喉扩张术。

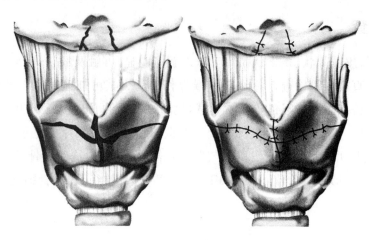

图 10-1　喉软骨骨折缝合示意图

5.鼻饲饮食

伤后10天内应给予鼻饲饮食,以减少喉部活动,减轻疼痛及呛咳,以利于创面愈合。

第二节　开放性喉外伤

一、概述

开放性喉外伤指喉部皮肤和软组织破裂,伤口与外界相通的喉外伤。可伤及喉软骨、软骨间筋膜,穿通喉内,包括切伤、刺伤、炸伤、子弹伤等。开放性喉外伤易累及颈动脉及颈内静脉,发生大出血,枪弹伤则易形成贯穿伤,且可伤及食管及颈椎,战时较多见。

二、病因

(1)战时火器伤,包括枪炮伤、弹片及刺刀伤、子弹所致喉部贯通伤等。

(2)工矿爆破事故或车间工作时为碎裂物击伤。

(3)交通事故中,破碎风挡玻璃及铁器等物撞伤。

(4)斗殴中为匕首、砍刀等锐器所伤。

(5)精神病患者或自杀者用刀、剪等锐器自伤。

三、临床表现

1.出血

因颈部血运丰富,出血较凶猛,易发生出血性休克。若伤及颈动脉、颈内静脉,因出血难以控制,多来不及救治而立即死亡。

2.皮下气肿

空气可通过喉内及颈部伤口进入颈部软组织内,产生皮下气肿,若向周围扩展,可达面部及胸腹部,向下可进入纵隔,形成纵隔气肿。

3.呼吸困难

其成因:

①喉软骨骨折、移位,喉黏膜下出血、肿胀所致喉狭窄、梗阻。

②气肿、气胸。

③喉内创口出血流入气管、支气管,造成呼吸道阻塞。

出血、呼吸困难、休克是开放性喉外伤的 3 个危机现象,应给予高度重视。

4.声嘶声带

损伤、环杓关节脱位、喉返神经损伤均可导致声嘶乃至失声。

5.吞咽困难

喉痛、咽损伤所致吞咽疼痛,使吞咽难以进行。若伤口穿通咽部、梨状窝或颈部食管,吞咽及进食时则有唾液和食物自伤口溢出,造成吞咽障碍。

6.休克

若伤及颈部大血管,将在极短时间内丢失大量血液而引起失血性休克。

四、辅助检查

1.常规检查

检查患者的意识、呼吸、脉搏、血压等情况。

2.伤口情况

注意观察伤口部位、大小、形态、深浅及数目。如果伤口未与喉、咽相通,则与一般颈部浅表伤口相同。若伤口与咽喉内部相通则可见唾液从伤口流出。由伤口可见咽壁、喉内组织及裸露的血管及神经。伤口内的血凝块及异物不可轻易取出,以免发生大出血。

五、治疗

1.急救措施

(1)控制出血:找到出血血管并将其结扎。如果找不到,可用纱布填塞止血。已贯穿喉腔的伤口不可加压包扎,以防发生喉水肿或加重脑水肿及脑缺氧。出血凶猛者,可用手指压迫止血,并探查颈部血管,如果动脉有裂口可行缝合术或血管吻合术;如果颈内静脉破裂,可于近心端将其结扎。颈总或颈内动脉结扎术仅万不得已时方可施行。因其可以引起严重的中枢神经系统并发症,如偏瘫、昏迷,甚至死亡。

(2)呼吸困难的处理:解除呼吸困难或窒息极为重要,应先将咽喉部血液、唾液吸出,同时给予吸氧,取出异物。紧急情况下,可行环甲膜切开术,待呼吸困难缓解后再改行正规气管切开术。危急情况下可将气管内插管或气管套管由伤口处插入,插管或套管气囊应充足气,伤口内填以纱布,以防止血液流入呼吸道。预防性气管切开术可视患者具体情况而定。有气胸时,可行胸膜腔闭式引流术。

(3)休克的处理:多为失血性休克,应尽快给予静脉输入葡萄糖液、平衡盐溶液、羧甲基淀粉和全血,并给予强心药。

(4)全身应用抗生素、糖皮质激素、止血药,注射破伤风抗毒素。

2.手术治疗

(1)咽喉浅表伤:伤后时间短、无污染者,用苯扎溴铵、过氧化氢和生理盐水反复清洗伤口,清创,将筋膜、肌肉、皮下组织、皮肤逐层缝合。有可能污染者,彻底清创后延期缝合。

(2)咽喉切伤及穿通伤:应尽量保留受损的喉软骨,并用黏膜覆盖裸露的软骨,按解剖关系将黏膜、软骨、肌肉逐层对位缝合。如有咽和(或)食管瘘,将其周边黏膜严密缝合。喉腔内置塑料或硅胶喉模并加以固定,防止形成喉狭窄。如有喉返神经断裂伤,在具备条件的情况下,可一期进行喉返神经吻合术。

(3)异物取出术:浅表异物可于手术中取出。X线片可明确显示异物的位置及与周围各种解剖结构如颈动脉等的关系,充分估计手术危险性和复杂性,做好充分准备后再予以取出。

3.营养支持治疗

在关闭咽喉部伤口前,在明视下由前鼻孔插入鼻饲管。必要时,可行颈部食管造瘘术或胃造瘘术,以保证营养供给并减少吞咽动作,以利伤口愈合。

第三节　喉烫伤及烧灼伤

一、概述

喉、气管、支气管黏膜受到强的物理因素刺激或接触化学物质后,引起局部组织充血、水肿,以至坏死等病变,称为喉部与呼吸道烧伤。它包括物理因素所致的喉烧灼伤、喉烫伤、放射损伤及化学物质腐蚀伤。呼吸道烧伤占全身烧伤的2%~3%。由于声门在热气、有毒烟雾或化学物质刺激下反射性关闭,因而上呼吸道烧灼伤较下呼吸道者多见且伤情较重。

二、病因

(1)咽、喉与气管直接吸入或喷入高温液体、蒸汽或化学气体。

(2)火灾时吸入火焰、烟尘及氧化不全的刺激物等。

（3）误吞或误吸化学腐蚀剂，如强酸、强碱、酚类等。

（4）遭受战用毒剂如芥子气、氯气等侵袭。

（5）放射线损伤，包括深度 X 线、^{60}Co、直线加速器等放疗时损伤及战时核武器辐射损伤。

三、发病机制

上呼吸道黏膜具有自然冷却能力，可吸收热气中的热能。当上呼吸道受热力损害时，声门可反射性关闭，保护支气管和肺。蒸汽在声门反射未出现前即进入下呼吸道，故下呼吸道受损害较重。烧伤后表现为鼻、口、咽、喉及下呼吸道黏膜充血、水肿及坏死，可累及黏膜下层、软骨，引起窒息、肺不张、肺感染。放射性损伤早期有炎症反应，数月后可发生纤维化、放射性软骨炎、软骨坏死。

四、临床表现

1.轻度

损伤在声门及声门以上。有声音嘶哑、喉痛、唾液增多、咽干、咳嗽多痰、吞咽困难等。检查可见头面部皮肤烧伤，鼻、口、咽、喉黏膜充血、肿胀、水泡、溃疡、出血及假膜形成等。吞食腐蚀剂及热液者可见口周皮肤烫伤，食管、胃黏膜烧灼伤及全身中毒症状。

2.中度

损伤在隆突以上。除上述症状外，有吸气性呼吸困难或窒息，检查除轻度烧灼伤所见外，还可有喉黏膜水肿和糜烂，听诊肺呼吸音粗糙，闻及干啰音及哮鸣音。常伴有下呼吸道黏膜烧伤，易遗留喉瘢痕狭窄。

3.重度

损伤在支气管，甚至达肺泡。除有上述喉烧伤的表现外，有下呼吸道黏膜水肿、糜烂及溃疡，甚至坏死。患者呼吸急促、咳嗽剧烈，可并发肺炎或膜性喉气管炎，可咳出脓血痰和坏死脱落的气管黏膜。误吞腐蚀剂者可致喉、气管、食管瘘。若烧伤范围广泛，可导致严重而广泛的阻塞性肺不张、支气管肺炎、肺水肿，进而出现呼吸功能衰竭。

五、治疗

（1）急救措施：

①早期处理：热液烫伤可口含冰块或冷开水漱口、颈部冷敷。强酸、强碱烧伤者应立即用清水冲洗口腔、咽部并采用中和疗法。强酸烧伤者可给予牛奶、蛋清或2%~5%碳酸氢钠溶液；强碱烧伤者可给予食醋、1%稀盐酸或5%氯化铵等涂布伤处或吞服，用中和药物雾化吸入。

②全身治疗：充分补液，维持水、电解质平衡，吸氧。重度者需行紧急气管内插管，也可给予高压氧治疗。纠正休克、保护心肺功能。全身应用抗生素预防感染，糖皮质激素防止呼吸道黏膜水肿。

（2）保持呼吸道通畅：

①上呼吸道阻塞、分泌物多而咳出困难者，为防止窒息，可行气管内插管或气管切开术。

②应用解痉药物，以解除支气管痉挛。

③每天雾化吸入,气管内滴入抗生素生理盐水,以防呼吸道被干痂阻塞。

(3)放置胃管:给予鼻饲饮食,改善营养。在强酸、强碱烧伤时,放置胃管可防止下咽和食管因瘢痕挛缩而封闭。

第四节 喉插管损伤

一、概述

喉插管损伤多发生于全身麻醉、危重患者抢救等需要经口、经鼻行喉气管内插管术的情况下。因此,近年来此类喉部损伤日渐增加;长期留置鼻饲管亦可造成环后区黏膜损伤。其发病率国内外报道在10%～60%。

二、病因

(1)插管技术不熟练,操作粗暴,声门暴露不清时盲目地强行插入;清醒插管时,表面麻醉不充分,致使患者频频咳嗽或声门痉挛;插管过程中过多地搬动患者头部;插管过浅,气囊压迫声带黏膜;经鼻腔盲目插管时,更易造成喉腔内损伤。

(2)选用插管型号偏大、过长;套管外气囊充气过多。

(3)插管时间久、喉黏膜受压迫、摩擦时间过长。

(4)插管质量不佳,质地过硬,或管壁含有对黏膜有害的成分,压迫、刺激喉气管黏膜。

(5)鼻饲管留置时间过长,摩擦环后区黏膜,造成局部损伤。

(6)患者呕吐物或鼻咽分泌物吸入喉腔,对喉黏膜产生刺激。

(7)患者自身为过敏体质,对外界刺激反应敏感而强烈。

三、临床表现

1.溃疡及假膜形成

由于插管损伤乃至撕裂喉黏膜,上皮剥脱并继发感染而形成溃疡,多见于声带后部,位于杓状软骨声带突处,继而发生纤维蛋白及白细胞沉积,形成假膜。表现为喉部不适、声嘶、喉痛、咳嗽及痰中带血。喉镜检查可见喉黏膜水肿、充血、局部溃疡及假膜。

2.肉芽肿

系在上述喉黏膜溃疡及假膜基础上发生炎症及浆细胞浸润,大量成纤维细胞及血管内皮细胞增生而形成的。喉镜检查可见声带突肉芽肿,表面光滑、色灰白或淡红,如息肉样。患者感喉部不适,有异物感,发声嘶哑,经久不愈。若肉芽肿过大,可阻塞声门,引起呼吸困难。

3.环杓关节脱位

患者拔管后即出现声嘶、说话无力、咽部疼痛,且长期不愈。多为一侧脱位,双侧同时脱位者罕见。杓状软骨可向前或向后移位,但以向前并向外侧移位者多见。喉镜检查可见一侧杓状软骨和杓会厌襞充血、水肿,且突出于声门上,掩盖声门的后部。声带运动受限,发声时杓状软骨多不活动,使声门不能完全闭合。

4.声带瘫痪

由于膨胀的气囊位于喉室部而未完全到达气管内,因而压迫喉返神经前支所致。患者术后即出现声嘶。喉镜检查见一侧声带固定于旁正中位。

四、治疗

(1)插管术后发现喉黏膜有溃疡及假膜形成时,应嘱患者少讲话,禁烟酒,不要做用力屏气动作。给予抗生素、糖皮质激素等超声雾化吸入。

(2)肉芽肿形成者,有蒂者可于喉镜下钳除;无蒂者可于全身麻醉下行支撑喉镜下切除;若采用纤维内镜或支撑喉镜下激光切除,效果更佳。

(3)环杓关节脱位者,应尽早于间接喉镜下行环杓关节复位术,前脱位患者在直达喉镜下将环状软骨向后拨动复位,以免形成瘢痕后不易复位。

(4)声带瘫痪者,可行音频物理疗法并给予神经营养药物,以促进其恢复。

第五节　喉异物

一、概述

喉异物是一种非常危险的疾病,多发生于 5 岁以下幼儿。声门裂为呼吸道狭窄处,一旦误吸入异物,极易致喉阻塞。

二、病因

喉部异物种类甚多,花生米、各种豆类等坚果占一半以上;鱼骨、果核、骨片、饭粒亦较常见。此类异物多因幼儿在进食时突然大笑、哭闹、惊吓等而误吸入喉部。钉、针、硬币等金属物体,笔帽、小玩具、气球碎片等塑料制品亦很常见,儿童口含这些物体时,若突然跌倒、哭喊、嬉笑时,亦易将其误吸入喉部。异物吸入后嵌顿在声门区,造成喉部异物。

三、临床表现

较大异物嵌顿于喉腔后,立即引起失声、剧烈咳嗽、呼吸困难、发绀,甚至窒息,严重者可于数分钟内窒息死亡。较小异物则常有声嘶、喉喘鸣、阵发性剧烈咳嗽。若喉黏膜为尖锐异物刺伤,则有喉痛、发热、吞咽痛或呼吸困难等症状。

四、辅助检查

喉镜检查可发现声门上异物。声门下异物有时被声带遮盖而不易发现。听诊可闻及吸气时喉部哮鸣音。

五、诊断

依据喉异物吸入史;喉镜检查发现异物;喉前后位和侧位 X 线片;喉部 CT 扫描、纤维喉镜检查多可确诊并明确异物形状、存留部位及嵌顿情况,为异物取出提供依据。

六、治疗

由于喉异物发病突然,严重堵塞呼吸道,因而发生于院外的喉异物应尽早处理,以手指抠异物不可取,这可能导致堵塞进一步加重。腹部冲击法(Heimlich 法)是喉异物院前急救的重要方法。喉异物的手术有如下方法:

(1)间接喉镜或纤维喉镜下取出术:适用于异物位于喉前庭以上,能合作的患者。喉黏膜表面麻醉后,间接喉镜下取出异物,细小异物亦可在纤维喉镜下取出。

(2)直接喉镜下取出术:成人、少儿均可采用。可给予全身麻醉,术前禁用镇静药,因其可抑制呼吸,导致通气不足加重呼吸困难。

(3)先行气管切开术,后行喉镜下取出术:异物较大、呼吸道阻塞严重、有呼吸困难的病例,估计难以迅速在直接喉镜下取出时,可先行气管切开术,待呼吸困难缓解后,施行全身麻醉,再于直接喉镜下取出。

(4)术后治疗:喉异物取出后,应给予抗生素、糖皮质激素雾化吸入以防止喉水肿、支气管炎、肺炎的发生。

七、预防

教育幼儿进食时不要大声哭笑,平时不要将针、钉、硬币等物含于口中,食物中的鱼骨、碎骨等要挑出,果冻类食物不要吸食,以免误吸入呼吸道。喉部外伤及异物是耳鼻咽喉科医生临床工作中经常遇到的急重症之一,如能正确诊断、及时处置,恰当治疗,则可使患者转危为安并迅速康复。若诊断不清,治疗不及时、方法不当,则将给患者造成极为严重的不良后果,甚至危及患者的生命。

第十一章

声带息肉及小结

第一节　声带息肉

一、概述

声带息肉为发生在声带边缘或表面的炎性增生组织,分局限型和弥漫型2类:局限型又分带蒂型和广基型;弥漫型又称息肉样变性。

二、病因

声带息肉的确切病因尚不清楚。多数学者认为,长期的用声不当或用声过度所致的发声损伤在发病中起重要作用。

1.机械创伤学说

用声过度、用声不当的机械作用可以引起声带血管扩张、通透性增加导致局部水肿,局部水肿在声带振动时又加重创伤而形成息肉,并进一步变性、纤维化。

2.循环障碍学说

声带振动时黏膜下血流变慢,甚至停止,长时间过度发声可致声带血流量持续下降,局部循环障碍并缺氧,使毛细血管通透性增加,局部水肿及血浆纤维素渗出,严重时血管破裂形成血肿,炎性渗出物最终聚集、沉积在声带边缘形成息肉;若淋巴、静脉回流障碍则息肉基底逐渐增宽,形成广基息肉或息肉样变性。

3.炎症学说

声带息肉是因局部长期慢性炎造成黏膜充血、水肿而形成。

4.代偿学说

声门闭合不全、过度代偿可引起声带边缘息肉状肥厚,以加强声带闭合,此多为弥漫性息肉样变。

5.气流动力学伯努利(Bernoulli)效应学说

声带闭合时可将声带边缘黏膜吸入声门,使声带内组织液移向并积聚在 Reinke 间隙边缘而形成息肉。

6.自主神经功能紊乱学说

有"A"型性格特征,倾向于副交感神经兴奋性亢进的自主神经功能紊乱性疾病。

7.变态反应学说

声带息肉的组织学表现有嗜酸及嗜碱性粒细胞增多,认为其发生与变态反应有关。

8.声带黏膜中超氧化物歧化酶(superoxide dismutase,SOD)

活性降低与声带息肉和小结形成有关。

9.近年来咽喉反流

与声嘶的相关性受到重视,文献报道50%的声嘶与咽喉反流相关。Martins等通过问卷表调查发现,声带息肉患者中61%有用嗓过度,47%存在胃食管反流症状,32%伴鼻后滴漏综合征。Kantas等报告,对伴有咽喉反流的声带息肉患者术前增加质子泵抑制剂治疗,术后患者症状和体征改善均较对照组明显,认为咽喉反流可能与术后声带上皮修复和病变复发有关。我国亦有多位学者报道食管动力和反流事件在声带息肉发病机制中可能发挥重要作用。

10.其他学说

也有人认为声带息肉的发生与局部解剖因素有关,如舌短、舌背拱起及会厌功能差者易发生,可能因这些解剖异常使共鸣及构语功能受影响,需加强喉内肌功能来增强发声力量,导致声带易受损伤。此外还有血管神经障碍学说及先天遗传学说等。

三、病理

声带息肉的病理组织学变化主要在黏膜上皮下层,有水肿、出血、血浆渗出、血管扩张、毛细血管增生、血栓形成、纤维蛋白物沉着、黏液样变性、玻璃样变性及纤维化等。还可有少量炎性细胞浸润。偶见有钙化。电镜超微结构观察:黏膜上皮层次较少,完全角化,棘细胞间隙水肿,间桥松解或消失,间隙扩大形成空腔,细胞内也可水肿,细胞器减少;固有层水肿,间质细胞较少,胶原纤维稀疏,弹力纤维极少。根据声带息肉的病理变化,声带息肉可分4型:出血型、玻璃样变性型、水肿型及纤维型。

声带息肉多见于声带边缘前中1/3交界处。对此有3种解释:

①该处是膜部声带的中点,振动时振幅最大而易受损伤。

②该处存在振动结节,在其上皮下易产生血流静止与淤积。

③该处血管分布与构造特殊,且该处声带肌上下方向交错,发声时可出现捻转运动,使血液供应发生极其复杂的变化。

四、临床表现

不同程度声音嘶哑,轻者间歇性嗓音改变,发声易倦,音色闷暗、毛糙,高音困难,唱歌易走调等;重者沙哑,甚至失音。息肉大小与发音的基频无关,与音质粗糙有关。巨大息肉甚至可导致呼吸困难和喘鸣。息肉垂于声门下腔者常因刺激引起咳嗽。

五、辅助检查

喉镜检查:见声带边缘前中 1/3 交界处有表面光滑、半透明、带蒂的新生物。有时在一侧或双侧声带游离缘呈基底较宽的梭形息肉样变。亦有呈弥漫性肿胀遍及整个声带的息肉样变者。息肉色灰白或淡红,偶有紫红色,大小如绿豆、黄豆不等。有巨大息肉悬垂于声门下腔的,状如紫色葡萄,呼吸困难呈端坐状,亦有突然堵塞声门裂而引起窒息者。此种巨大息肉,其蒂常位于声带前联合。声带息肉一般单侧多见,亦可两侧同时发生。少数病例为一侧息肉,对侧为小结。带蒂的声带息肉可随呼吸气流上下活动,有时隐伏于声门下腔,检查时易于忽略。

六、鉴别诊断

1.声带囊肿

声带囊肿为声带良性病变,由于炎症、外伤、病毒等因素,引起声带黏液腺管阻塞造成黏液潴留所致。在病理学上声带囊肿位于声带黏膜上皮下的固有层浅层。主要的临床表现为声嘶。间接喉镜或纤维喉镜检查可见声带上半球形或半椭圆形局部隆起,界限可不清楚,黄白色或淡红色,表面光滑,可有丝状小血管分布。透过黏膜见中央有反光强的乳白色或淡黄色的囊性物。间接喉镜下诊断常常比较困难,临床上可被误诊。声带囊肿可分为潴留囊肿和皮样囊肿 2 种类型,潴留囊肿是由于创伤或炎症导致黏膜内腺体导管阻塞引起,外衬上皮,内为黏液样液体;皮样囊肿是由于创伤或先天性原因导致,被覆鳞状上皮,其内包含干酪物质、角化物、胆固醇结晶。手术治疗是唯一的办法。

2.喉乳头状瘤

喉乳头状瘤是喉部最常见的良性肿瘤。常见症状为声嘶或失声,肿瘤大者,可引起咳嗽、喘鸣、呼吸困难等。喉镜检查见肿瘤呈苍白色、淡红色或暗红色,表面常呈桑葚状或仅粗糙不平如绒毛而无乳头可见,肿瘤好发于一侧声带边缘或前联合,儿童常为多发,可发生于声带、室带及喉室等处。病变限于黏膜表面,无声带活动障碍。活组织检查可确诊。治疗以手术治疗为主。

3.喉癌

喉癌多发生于喉的前部,早期大都局限于一侧,病变发展较快,声嘶发展迅速。以声嘶、呼吸困难、咳嗽、吞咽困难及颈淋巴结转移为主。喉镜检查可见喉内有肿物,呈菜花型、溃疡型、结节型、包块型等,质脆易出血。纤维喉镜检查有利于早期发现肿瘤。凡见一侧声带肿胀、表面粗糙不平伴运动障碍或呼吸不畅者,不可忽视肿瘤的可能性,需反复进行喉镜检查,必要时行喉部可疑部位的活检。治疗是以手术治疗为主的综合疗法。

七、治疗

以手术切除为主,辅以糖皮质激素、抗生素及超声雾化等治疗。

声门暴露良好的带蒂息肉,可在间接、纤维或电子喉镜下摘除。但只在极少数情况下,如患者有全身麻醉禁忌证时才考虑在局部麻醉或间接喉镜下用钳子摘除声带息肉。多数情况下在全身麻醉气管内插管下经支撑喉镜切除息肉,有条件者可行显微切除术,也可行激光切除。手术时应将病变组织完整摘除,保持声带游离缘的整齐,不损害深部的声韧带和过多病变周围的 Reinke 间隙组织。对于前联合处的病变,宜先做一侧,不要两侧同时手术,以防粘连。特别巨大的息肉需行喉裂开术者极少见。应注意的是颈椎病不能后仰者、严重心肺功能不全者、颞下颌关节强直者、张口困难者为手术禁忌证。手术效果一般良好。经过术后的发声休息,多有明显的声音改善。嗓音外科术后应继续进行发声训练。

值得注意的是,息肉的好发部位也即癌肿的好发部位。早期的癌肿和初起的息肉,肉眼颇难鉴别,故切除的息肉均应常规送病理检查,以免误诊。

第二节　声带小结

一、概述

声带小结又称歌唱者小结、教师小结,发生于儿童者称为喊叫小结。是慢性喉炎的一型更微小的纤维结节性病变,常由炎性病变逐渐形成。

二、病因

1.机械刺激学说

多数学者倾向"机械刺激学说"。长期用声过度或用声不当,很可能为单一的或极其重要的激发因素。在教师中,以女教师并伴有贫血、消化不良,或有妇科病者多见。在歌唱家中,多由于发声不当、呼吸控制不良而引起。

2.内分泌因素

因本病男孩较女孩多见,但至青春期,均有自行消失趋向。在成人病例,女性发病率又较高,男性少见,50 岁以上患者声带小结者更少见。故有学者认为,内分泌因素与声带小结可能有某种关联。

3.其他学说

上呼吸道病变,如感冒、急慢性喉炎等,可诱发声带小结。胃食管咽反流可诱发声带小结。

三、病理

声带小结外观呈灰白色小隆起。显微镜下见小结外覆增厚的复层鳞状上皮,其基层与息肉十分相似,为纤维性结缔组织及或多或少的机化炎性组织与白细胞,周围组织微有炎症表现。电镜观察可见黏膜鳞状上皮层次显著增多,表层细胞扁平,棘层内有角质透明蛋白颗粒;各层细胞排列紧密,张力微丝和桥粒均发育良好,基底层细胞核有丝分裂较多见,周围组织有炎症表现。在病理组织学中,声带小结与喉息肉并无质的区别,可能只有量的差别。故认为两者属同一病变发展过程中的 2 个不同阶段的表现。

四、临床表现

早期主要是发声易疲倦和间歇性声嘶,声嘶每当发高音时出现。继续发展,声嘶加重,呈持续,且在发较低声音时也可发生。

五、辅助检查

早期在间接喉镜下,可见声带游离缘前、中 1/3 交界处,于发声时有分泌物附着,声带外展时,分泌物呈丝状横跨于声门裂。此后该处声带逐渐隆起,成为明显小结。小结一般对称,间或也有一侧较大,另一侧较小或仅一侧可见者。声带小结可呈局限性小突起,也可呈广基梭形增厚,前者多见于发声不当的歌唱者,后者则常见于其他用嗓过度的职业人员。Kleinsasser 观察到:有些儿童的声带小结,当声带松弛时呈广基隆起,声带紧张时,则呈小结状突起。并认为此种小结不需手术切除,至青春期可以自然消失。

六、诊断

根据病史及局部检查,可以做出临床诊断。有时肉眼看来似声带小结,实际上是表皮样囊肿,在喉镜下难以鉴别,常需手术切除后经病理检查方可确诊。

七、治疗

治疗方法包括适当注意声带休息、发声训练、手术切除及药物治疗。

1.声带休息

早期声带小结,经过适当声带休息,常可变小或消失。即使较大的小结虽不能消失,但声音亦可改善。若声带休息已 2~3 周,小结仍未明显变小者,应采取其他治疗措施,因声带肌长期不活动反而对发声不利。

2.发声训练

声带小结患者经过一段时间(约 3 个月)的发声训练,常可自行消失。发声训练主要是改变原来用声不当的错误习惯。此外,应限制吸烟、饮酒和食用辛辣刺激食物等。

3.手术切除

对较大的声带小结,单纯休息和用药不奏效者,可考虑在气管内插管全身麻醉支撑喉镜或显微喉镜下手术切除声带小结,如有激光设备者,亦可用激光将声带小结气化切除。操作时应特别慎重,切勿损伤声带组织。术后仍应注意正确的发声方法,否则仍可复发。

4.药物治疗

可适当使用糖皮质激素及超声雾化治疗。儿童小结常不需手术切除,至青春期可以自然消失。

第十二章

龋病

第一节　概述

一、牙菌斑

牙萌出至口腔后,在很短时间内有一些有机物沉积于牙面,这些后天获得的沉积物含有各种底物,如有机酸、细菌抗原、细胞毒性物质、水解酶等,这些物质可以导致龋病或牙周病。涉及牙面有机物的命名甚多,各有其功能或影响,其中最具有临床意义的牙面沉积物是牙菌斑。

牙菌斑是牙面菌斑的总称,依其所在部位可分龈上菌斑和龈下菌斑。龈上菌斑位于龈缘上方,在牙周组织相对正常的情况下,革兰阳性菌占 61.5%。龈下菌斑位于龈缘下方,以革兰阴性菌为主,占 52.5%。

（一）结构

牙菌斑结构有显著的部位差异,平滑面菌斑、窝沟菌斑的结构各具特征。

1.平滑面菌斑

为了描述方便,通常人为地将平滑面菌斑分为 3 层,即菌斑-牙界面、中间层和菌斑表层。

（1）菌斑-牙界面:最常见的排列是细菌位于获得性膜上方。获得性膜可以是完整的一层,并有相当厚度和连续性,细菌细胞呈扇贝状排列于获得性膜表面。获得性膜也可为一层菲薄不连续的电子稠密层,有些部位看不见获得性膜,微生物与釉质羟磷灰石晶体直接接触。釉质表面呈扇贝状外观,表明细菌对釉质呈活动性侵犯状态。

（2）中间层:包括稠密微生物层和菌斑体部。在界面外方有稠密的球菌样微生物覆盖,又称稠密微生物层,该层为 3~20 个细胞深度。虽然有时可见一些细菌细胞壁较厚,表明这些微生物繁殖率很低,但活性分裂细胞多见。有些微生物呈柱形外观,可能是由于侧向生长受限或营养供应不足,只能垂直生长所致。

稠密微生物层外方为菌斑体部,占菌斑的最大部分。由各种不同的微生物构成,通常呈丛状。有时丝状微生物排列呈栅栏状,垂直于牙面。

（3）菌斑表层：菌斑表层较其他部分更为松散，细胞间间隙较宽，菌斑的表面微生物差异很大，可能是球菌状、杆菌状、玉米棒或麦穗样形式的微生物。

牙菌斑中除了细胞成分外，还有细胞间基质。基质可以呈颗粒状、球状或纤维状，由蛋白质和细胞外多糖构成，其中一些在细菌附着过程中具有重要作用。在菌斑-牙界面，菌斑基质与获得性膜连续。

2.窝沟菌斑

窝沟中的菌斑与平滑面菌斑显著不同，窝沟中滞留有微生物和食物分子，微生物类型更为有限。在均质性基质中以革兰阳性球菌和短杆菌为主，偶尔可见酵母菌。缺少栅栏状排列的中间层，分枝丝状菌罕见，在一些区域仅见细胞躯壳，在细菌细胞内及其周围可能发生矿化。

（二）组成

菌斑由约80%的水和20%的固体物质构成。固体物质包括糖类、蛋白质、脂肪及无机成分，如钙、磷和氟等。蛋白质是其主要成分，占菌斑干重的40%～50%；糖类为13%～18%；脂肪为10%～14%。

1.糖类

在菌斑的水溶性抽提物中，葡萄糖是主要的糖类成分。另外，可检测出一定数量的阿拉伯糖、核糖、半乳糖和岩藻糖。许多糖类以胞外聚合物形式存在，如葡聚糖、果聚糖和杂多糖。所有这些多糖均由菌斑微生物合成。

葡聚糖和果聚糖均用作菌斑代谢的糖类贮库。同时，葡聚糖还具有促进细菌附着至牙面及细菌间选择性黏附的功能。除胞外聚合物外，菌斑糖类也以细菌细胞壁肽聚糖和细胞内糖原形式存在。在外源性可发酵糖类缺乏时，微生物通过降解其胞内多糖产酸。

2.蛋白质

菌斑中的蛋白质来源于细菌、唾液、龈沟液。从菌斑中已鉴定出一些唾液蛋白质如淀粉酶、溶菌酶、IgM、IgA、IgG和清蛋白等。IgG、IgA和IgM主要来源于龈沟液。

通过免疫荧光抗体技术或菌斑中的酶活性试验已对菌斑中的细菌蛋白质有所认识。细菌酶包括葡糖基转移酶、葡聚糖水解酶、透明质酸酶、磷酸酶和蛋白酶。菌斑中这些酶的意义尚不清楚。抗体可能具有免疫功能，蛋白质有缓冲能力。

3.无机成分

菌斑中无机成分的含量取决于菌斑的部位和年龄。菌斑中含有钙、磷酸盐和高浓度的氟。菌斑中氟化物浓度为14～20 mg/L，大大高于唾液中浓度（0.01～0.05 mg/L）和饮水中浓度（0～1 mg/L）。大多数氟化物与无机成分或细菌结合。细菌发酵糖类时，菌斑pH下降，释放出游离的氟离子，这将阻止pH进一步下降和（或）形成氟磷灰石，有利于龋病停滞。

（三）形成和发育

在形态学和微生物学系列分析的基础上，对菌斑形成已有了充分认识。可将菌斑形成过程分为3个阶段：获得性膜形成和初期聚集、细菌迅速生长繁殖和菌斑成熟。这些阶段具有连续性，在实际情况下很难决然分开。

牙菌斑形成的先驱是获得性膜形成，细菌黏附于获得性膜上形成牙菌斑。

1.获得性膜

（1）形成过程：唾液蛋白或糖蛋白吸附至牙面所形成的生物膜称获得性膜。获得性膜的形成部位不仅仅限于牙，也可在玻璃珠表面、各种修复材料及义齿上形成。

清洁并抛光牙面后，20 min 内牙表面即可由无结构物质形成拱形团块，厚度为 5~20 μm，这便是获得性膜。1 h 后，拱形沉积物数量增加，并开始互相融合；24 h 后，散在沉积物完全融合，牙面被这些不定型物质完全覆盖。

获得性膜厚度的个体差异很大，为 30~60 μm。在羟磷灰石表面形成的获得性膜有 3 种形态，分别为球状、毛状和颗粒状。然而羟磷灰石表面结构与釉质不尽相同，固体表面性质对蛋白吸附类型有重要影响，各种形态学类型与此有关。

牙面获得性膜可人为地分为 2 层：外层为表面膜，其下方为表面下膜。表面下膜由树枝状突起构成，扩散至釉质晶体间隙，进入釉质深度为 1~3 μm。

（2）获得性膜由蛋白质、糖类和脂肪组成：获得性膜中蛋白质的总体特征是有高含量的甘氨酸、丝氨酸和谷氨酸，它们占氨基酸总量的 42%。其次为天冬氨酸、脯氨酸、丙氨酸、亮氨酸。迄今为止，从获得性膜中已鉴定出了 10 余种不同类型的蛋白质，其比例取决于受试者个体情况。典型的唾液蛋白质如淀粉酶、溶菌酶和 IgA，在获得性膜和牙菌斑中均能恒定地检出。清蛋白、IgG 和 IgM 在获得性膜中也能经常发现。

上述的化学分析结果提示获得性膜组成成分与全唾液或唾液糖蛋白具有相似性。三者之间的相似性从某种程度上证实了获得性膜的来源是唾液蛋白质对牙选择性吸附的结果。

获得性膜的糖类成分包括葡萄糖、半乳糖、葡糖胺、半乳糖胺、甘露糖和岩藻糖。脂肪含量约为 20%，其中主要是糖脂（13%），中性脂肪和磷脂共占 5%。

（3）功能获得性膜的功能：包括修复或保护釉质表面；为釉质提供有选择的渗透性；影响特异性口腔微生物对牙面的附着；作为菌斑微生物的底物和营养等。

2.细菌附着

牙面获得性膜形成后，很快便有细菌附着。细菌附着至获得性膜的具体时间，各研究结果报告不一，由数分钟至数小时不等。最初附着至牙面的细菌为球菌，其中主要是链球菌。不同的菌种以不同的速率吸附至获得性膜上。细菌选择性吸附的部分原因是细菌表面成分中有与获得性膜互补的受体。

由于变异链球菌在龋病发病过程中的重要性，故对变异链球菌早期附着进行了大量研究。变异链球菌的附着包括 2 个反应过程：初期在细菌细胞壁蛋白与获得性膜的唾液糖蛋白之间产生微弱的吸附，此后是由葡聚糖同细胞表面受体以配位体形式结合。口腔链球菌的选择性附着开始是非特异性、低亲和力、非常迅速的结合反应，继之才是特异性、高亲和力、缓慢但对获得性膜强有力的附着。

在细菌附着至牙面过程中，唾液黏蛋白也发挥了重要作用。目前已证实唾液中有 2 种不同类型的黏蛋白，分别为 MG1 和 MG2。MG1 是构成获得性膜的主要成分。一方面，MG1 黏蛋白作为获得性膜的主体形式接受细菌的选择性附着；另一方面，它可以作为营养底物供细菌生长和分裂。但是唾液中的 MG2 黏蛋白能够结合至细菌表面的附着素上，导致细菌凝聚，使细菌从口腔中清除。

牙面经清洁处理后 8 h 至 2 天细菌迅速生长,已在获得性膜上牢固附着的细菌自身繁殖,细菌在局部聚集为若干层。约 2 天后菌斑开始成形,由于细菌团块是不稳定的实体,因此,能连续无限制形成,在这一阶段,微生物总量仍然相对恒定,但其组成变得更为复杂。总的模式是早期以链球菌为主,继之有较多更为厌氧的细菌和丝状菌丛,特别是放线菌数量增加。早期菌斑中链球菌、奈瑟菌和放线菌是主要微生物,至第 9 天时链球菌仍然是主体,其次是放线菌,同时 2 种厌氧微生物韦永菌和梭状杆菌增加。接着各种革兰阴性菌如类杆菌、梭状杆菌和密螺旋体增加,各种细胞类型形成具有高度特异性和有秩序的共集桥。

(四)微生物学

口腔中存在着天然菌群,其种类繁多,目前已知至少有 700 多种。口腔各部位的微生物群体差异很大,牙面沟裂、牙邻面、口腔黏膜表面和牙龈沟均有不同的菌群分布,在口腔疾病发生发展过程中分别起到不同作用。临床观察证实,不是所有的牙面都易受到龋病损害,龋病的产生必须取决于一些重要条件,即在牙表面有比较隐蔽的部位;保持高浓度的致龋菌;能使致龋菌持续发挥损害作用的因素。这一过程只有依靠牙菌斑才能介导和完成。

1.微生物与龋病

为了阐明微生物的致龋机制,动物实验是重要的方法和手段。1946 年,青霉素被证实能抑制大鼠的龋病,这一发现是对龋病细菌学病因的重要支持。

Orland 等于 1954 年首次进行了龋病研究的悉生动物实验。他们的研究表明,使用高糖类饮食,无菌鼠不发生龋病,然而在同样条件下饲养的动物,在饲料中加入细菌后,动物口腔就具有代谢单糖和双糖产酸的能力,并造成磨牙龋病损害。其后又证实了一些产酸的口腔细菌能导致无菌鼠发生龋病。

由无菌鼠的实验研究证实:没有微生物存在就不会发生龋病;龋病损害只在饲以糖类饮食的动物中发生;凡能造成龋病损害的微生物均能代谢蔗糖产酸;但不是所有能产酸的微生物均能致龋。

大量的动物实验研究结果证实:动物口腔中具有天然菌群,外源性细菌定居将很困难;能诱发动物产生龋病的微生物主要是变异链球菌,但某些唾液链球菌、黏性放线菌、发酵乳杆菌和唾液乳杆菌、血链球菌也能诱导日常大鼠产生龋病;这些微生物均能产酸,能与口腔中其他的天然菌群竞争,最后在牙面附着;各菌种诱导龋病形成的能力存在差异。

第二方面的研究涉及多糖。大量研究注意到人类牙菌斑中胞外多糖的合成,其中 α-1,3 链的不溶性葡聚糖又称变聚糖,在龋病发生过程中意义最大。龋活跃患者牙菌斑中分离出的不溶性葡聚糖较无龋患者显著增多。变异链球菌、血链球菌、轻链球菌、黏性放线菌、内氏放线菌均能合成胞外不溶性葡聚糖。此外,上述细菌还具有合成细胞内多糖的能力,这类细菌的比例与龋病发病呈正相关。当外源性糖原长期缺乏时,这类细菌能在牙菌斑内维持并继续产酸。

对人类龋病微生物的研究还发现,产碱细菌能减轻牙菌斑中酸的有害影响。如牙菌斑中的韦永菌能利用其他细菌产生的乳酸,将其转变为丙酸或其他弱酸,反应的结果导致酸分子总量降低,减少牙脱矿。

2.菌斑微生物

龈上牙菌斑中大多为革兰阳性菌兼性厌氧菌,主要为链球菌属。在链球菌中最常见的是血链球菌,约占细菌总量的10%。此外,几乎所有标本中均能发现黏性放线菌、内氏放线菌和衣氏放线菌。能规律性分离的其他革兰阳性菌株为轻链球菌、变异链球菌、罗氏龋齿菌、消化链球菌和表皮葡萄球菌。革兰阴性菌包括有产碱韦永菌和口腔类杆菌。

菌斑结构和微生物组成受到局部微环境因素影响,平滑面和窝沟内菌斑的微生物组成不尽相同。

3.致龋微生物

牙菌斑中的微生物与龋病发病密切相关,随着龋病的发生,牙菌斑内细菌比例可不断发生变化,某些菌种数量增加时,另一些细菌数量可能减少(图12-1)。

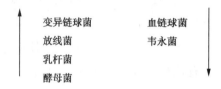

变异链球菌	血链球菌
放线菌	韦永菌
乳杆菌	
酵母菌	

图12-1 龋病发病期间牙菌斑细菌变化

常见的致龋微生物包括链球菌属、乳杆菌属、放线菌属等。

(1)链球菌属:口腔中所有部位均能分离出链球菌,该菌群多数为革兰阳性菌兼性厌氧菌。在口腔天然菌群中链球菌所占比例很大,链球菌在口腔中各部位所分离的比例不同,在菌斑内占28%,龈沟中为29%,舌面占45%,唾液中达46%。

①血链球菌:是最早在牙面定居的细菌之一,也是口腔中常分离到的链球菌种。目前已证实血链球菌在动物模型中具有致龋性,但人类患龋者口腔中血链球菌的检出率并未增高。

②变异链球菌:该菌于1924年由Clarke首先描述为致龋菌。经反复研究证实,变异链球菌可以造成啮齿类动物和灵长类动物实验性龋,同时也有证据表明该菌与人类龋病密切相关。变异链球菌的致龋性主要取决于其产酸性和耐酸性。在菌斑中生存的变异链球菌可使局部pH值下降至5.5以下,从而造成局部脱矿,龋病病变过程开始。

③轻链球菌:可能是牙菌斑中最常分离到的细菌。轻链球菌能储存多糖,这一特征使菌斑在缺乏糖类的情况下继续产酸。但目前尚无报告证实轻链球菌与龋病的正相关关系。

(2)乳杆菌属:包括一些革兰阳性菌兼性厌氧和专性厌氧杆菌。能将其分为2组:一类为同源发酵菌种,利用葡萄糖发酵后主要产生乳酸,比例超过65%,这一类乳杆菌的代表为干酪乳杆菌和嗜酸乳杆菌,这2种乳杆菌与龋病密切相关;另一类为异源发酵菌种,发酵后产生乳酸和较大量的乙酸、乙醇和CO_2,该菌种的代表为发酵乳杆菌。在唾液样本中最常分离到的菌种为嗜酸乳杆菌,在牙菌斑中最常见者为发酵乳杆菌。

某些乳杆菌在动物实验中具有致龋性,但次于变异链球菌,且仅能导致殆面龋。乳杆菌对人类的致龋作用较弱,它更多地涉及牙本质龋,在龋病发展过程中作用较大。有些学者认为,乳杆菌数量增加不是导致龋病开始的原因,而是龋病进展的结果。

(3)放线菌属:放线菌是一种革兰阳性菌不具动力、无芽孢形成的微生物,呈杆状或丝状,其长度有显著变化。丝状菌通常较长、较细并可能出现分支。在口腔中发现的放线菌种可分为2

类:一类为兼性厌氧菌,包括内氏放线菌和黏性放线菌;另一类为厌氧菌,包括衣氏放线菌、迈氏放线菌和溶牙放线菌。

所有的放线菌均能发酵葡萄糖产酸,主要产生乳酸,少量乙酸、琥珀酸及痕量甲酸。在悉生动物实验中证实,接种黏性放线菌和内氏放线菌后,可在实验动物中造成根部龋、殆面龋和牙周组织破坏,因此,目前有关放线菌的研究多集中在这 2 种细菌。黏性放线菌可分为 2 种血清型,内氏放线菌可分为 4 种血清型。

(4)龋病进程中的微生物组成的变化及影响:新清洁过的牙面最初定植者为高度选择性的口腔微生物,主要是血链球菌、口腔链球菌和轻链球菌。令人吃惊的是,无论个体的龋活性如何,变异链球菌在最初定植的链球菌中仅占 2% 或更少。血链球菌、放线菌和其他的甲型溶血性链球菌常被称为"非变异链球菌性链球菌",以与变异链球菌相区别。釉质出现白垩色病损时,牙菌斑中的变异链球菌比例高于临床上正常的牙面部位。然而,非变异链球菌在白垩色病损中依然是主要微生物。即使在变异链球菌和乳杆菌缺乏的条件下,早期定植的微生物群也可导致釉质溶解。在牙本质龋病损中,包括猖獗龋(猛性龋),变异链球菌约占整个菌群的 30%,提示变异链球菌与龋病的进展密切相关。乳杆菌、普氏菌和双歧杆菌也较常见。

牙菌斑微生物的菌斑形成在成熟过程中不断发生变化,从非变异链球菌和放线菌为主,到以变异链球菌和产酸性非变异链球菌、乳杆菌和双歧杆菌为主。

(五)物质代谢

菌斑中的物质代谢,包括糖代谢、蛋白质代谢和无机物代谢。这些代谢活动可能对牙的各种成分造成影响。其中最重要的是糖代谢。

菌斑细菌致龋的基础是糖代谢。变异链球菌等致龋菌以糖作为能源,通过分解代谢和合成代谢 2 条途径致龋。

1.糖的分解代谢

口腔及牙菌斑是口腔细菌生长代谢的外环境,饮食中的糖类是其能量代谢的底物。细菌通过酶的作用如 α-淀粉酶、糖苷酶等切断多糖链上各单糖之间的糖苷键,将多糖转变为单糖。多糖降解成单糖或双糖后才能被菌体利用。此外,胞外蔗糖酶(又称转换酶)也可将胞外的蔗糖直接转化为葡萄糖和果糖,以利于菌体细胞提取能源。

口腔细菌通过透性酶转运系统和磷酸转移酶系统(phosphotransferase system,PTS)完成糖的主动转运过程,实现糖的吸收,将糖由胞外转入胞内。

口腔链球菌细胞内糖代谢途径包括有氧氧化和无氧酵解,2 种途径有一个共同过程是产生丙酮酸。在有氧的条件下,丙酮酸完全氧化生成 CO_2 和 H_2O,并产生大量能量。在无氧条件下,丙酮酸则通过酵解方式最终生成有机酸。牙菌斑中生成的有机酸可为乳酸、乙酸、甲酸、丙酸等,细菌种类不同,发酵的最终产物也不同。

2.糖的合成代谢

(1)胞内聚合物:口腔细菌通过分解代谢获得能量的同时,还进行合成代谢,形成细胞内聚合物储存能源。在外源性能源缺乏时,细胞内聚合物便发挥作用,维持细菌细胞生存。口腔细菌的胞内聚合物包括细胞内多糖(糖原)、聚-β 羟丁酸、聚磷酸盐等。胞内多糖是变异链球菌的毒力因素之一。缺乏胞内多糖的变异链球菌突变株在定菌鼠的沟裂及平滑面的致龋力明显减弱。

（2）胞外聚合物：口腔细菌胞外聚合物主要是胞外多糖，包括葡聚糖、果聚糖和杂多糖。葡聚糖和果聚糖是由变异链球菌和其他少数口腔细菌结构酶，如葡糖基转移酶（glucosyltransferase，GTF）和果糖基转移酶（fructosyltransferase，FTF），利用蔗糖合成的胞外多糖。

（六）致龋性

牙菌斑的致龋作用可以概括为菌斑中的细菌代谢糖类产酸，但由于菌斑基质的屏障作用，这些酸不易扩散，因而导致局部 pH 值下降，造成牙体硬组织脱矿，最终形成龋齿。

1.釉质溶解的化学反应过程

菌斑中的细菌产生的有机酸包括乳酸、乙酸、丙酸等，这些有机酸在菌斑内形成一种浓度梯度，导致氢离子和半解离的酸扩散至釉质表面。电镜观察，釉质与酸接触后在其表面出现一些直径为 $0.1 \sim 1 \mu m$ 的微孔，称之为焦孔。釉质结构的病理通道表现为被扩大了的釉柱连接处和柱鞘。酸可以通过这些病理通道到达釉质晶体表面，并与蛋白质和脂质竞争晶体表面的活性部位，然后使晶体脱矿。

2.细菌的作用

虽然细菌与龋病发生的密切关系已获公认，但有关菌斑细菌的作用，仍有 2 种不同的理论，即非特异性菌斑学说和特异性菌斑学说。非特异性菌斑学说认为龋病不是由某些特异性致龋菌引起，而是由所有菌斑细菌产生的毒性物质所致。理由是菌斑中很多微生物均能产酸，能在菌斑中释放乳酸等有机酸和其他毒性产物。推测宿主有一个承受这些毒性产物的阈值或称临界值，若刺激在阈值以下则可被宿主的防御机制如唾液缓冲、免疫反应等抑制，不造成龋病。若刺激超过了宿主防御能力，则会导致龋病发生。与此理论相反，特异性菌斑学说认为只有特异性的致病菌才能引起龋病，特别是变异链球菌具有重要作用。变异链球菌组细菌能较恒定地引起鼠磨牙的点隙沟裂龋、平滑面龋和根面龋，放线菌主要引起根面龋，而血链球菌、唾液链球菌、乳杆菌、肠球菌等仅偶尔引起点隙沟裂龋。大量流行病学调查发现口腔中的变异链球菌组细菌与龋病发生关系密切。目前大多数学者认同特异性菌斑学说。

二、饮食

饮食对龋病的影响一直受到关注，但是食物和饮食结构复杂，不同人群、不同进食方式下的观察可以得出完全相反的结论。营养素是人们从饮食中必须获取的物质，七大营养素包括糖类、蛋白质、脂类、维生素、无机盐、膳食纤维和水。

（一）糖类

1.糖类的种类

糖类是具有多羟基醛或多羟基酮及其缩聚物和某些衍生物的总称。由于大部分糖类都能为人体提供可以直接使用的热量，人们每天摄入的 $50\% \sim 60\%$ 热量来自糖类。糖类与龋病发生有着密切关系。糖类由多种成分组成，其生物性状和在口腔内被细菌所利用的能力不同，因此，其对龋病的影响也不同，甚至截然相反。根据分子组成的复杂程度，糖类可分为单糖、多糖和糖衍生物。口内主要致龋菌变异链球菌就可以通过 3 条途径代谢蔗糖：

①将蔗糖转变为胞外多糖。

②经糖酵解途径产生乳酸,并为细菌活动提供能量。

③合成糖原作为胞内多糖贮藏。变异链球菌对蔗糖的代谢活动产生乳酸,其终末 pH 值可达到 4.5 以下,此时,只有变异链球菌和乳杆菌可以耐受。

蔗糖的致龋作用主要是通过一些细菌酶的代谢作用所致,其中最主要的是 GTF。GTF 对蔗糖具有高度特异性。

2.糖类的摄入量和摄入频率

糖类的种类和生物性状不同对致龋能力有影响,其摄入量和摄取频率也对龋病发生有举足轻重的作用。限制糖类的摄取可以减少龋病的发生。进食频率能够促进龋病活跃性。高进食频率可恒定地为口腔微生物提供营养,并持续维持口腔内较低的 pH 值,使牙长时间处于脱矿状态。

(二)蛋白质

蛋白质对牙的影响,主要体现在牙萌出前的生长发育期。在此期间缺乏蛋白质即可影响到牙的形态和萌出模式,使其对龋病的敏感性增加。动物实验表明,用胃管喂以蛋白质缺乏的大鼠,其子代牙的釉质基质缺陷,萌出模式发生改变,使抗龋能力下降。这些改变一旦形成,即使以后再饲以富含蛋白质的食物也不能逆转。牙发育期蛋白质的缺乏也可造成涎腺发育异常而使牙失去唾液的保护作用而易患龋。

牙一旦萌出后,蛋白质对牙面的局部作用是否会促进龋病,目前尚缺乏足够的研究。

(三)脂类

在动物的饮食中补充脂肪可减少龋病发生。中链脂肪酸及其盐类在低 pH 值条件下具有抗龋性质,如壬酸。动物实验表明月桂酸、亚油酸与油酸能抑制牙面生物膜的形成,亚油酸和棕榈油酸能抑制变异链球菌产酸。在饲料中加入甘油月桂酸酯,有明显抑制鼠患龋的作用。

(四)维生素

维生素是生物生长和代谢所必需的微量有机物。维生素 D 与体内钙化组织和器官的发育、代谢密切相关。缺乏维生素 D 会使牙钙化发生障碍。此外,缺乏维生素 A 会影响发育中釉质的角蛋白样物质的代谢,缺乏维生素 C 则会影响牙本质中的胶原代谢。所有这些都会降低牙萌出后的抗龋力,但这些物质的缺乏所造成的影响只在牙发育时期。

动物实验表明,缺乏维生素 A 的田鼠患龋率比不缺乏维生素 A 者高 3 倍多。当维生素 A 缺乏时,田鼠涎腺有萎缩性变化。

(五)无机盐

1.钙磷盐

无机盐即无机化合物中的盐类,旧称矿物质。对骨和牙齿发育最重要的矿物质是磷与钙,它们是钙化组织的重要组成部分。磷酸盐之所以可以控制龋病,一方面,它可以缓冲菌斑内的 pH 值,另一方面,它可以促进牙面的再矿化,从而增强牙的抗龋能力。

2.氟

除了每天膳食需要量在 100 mg 以上的常量元素如钙、磷、钾、钠外,在重要的微量元素中,与龋病关系最密切的是氟元素。其抗龋机制主要是在牙表面形成氟磷灰石,具有更强的抗酸能力。在牙萌出后,局部用氟也有助于已经存在的龋病釉质的再矿化,降低牙对致龋菌的敏感性,并干扰细菌代谢,从而抑制龋病。

3.其他无机物

硒、锂、钡、钒、硼、铁、锶、铝等元素也与龋病发病有关,它们能降低机体对龋病的敏感性。另一些元素如锰、镁、铜、镉、钠则有增加机体对龋病敏感性的作用。

三、宿主

影响龋病发病的宿主因素主要包括牙和唾液。发育良好的牙,即使其他致龋因素很强也不会发病。唾液对维持口腔正常 pH 值、保持牙面完整性、促进已脱矿牙的再矿化等方面具有重要影响,涎腺因各种因素遭到破坏后,很容易发生慢性龋或急性龋(如放射性龋)。

(一)牙

牙和牙弓形态在龋病发病过程中有重要影响,没有缺陷或缺陷很少的牙,一般不发生龋齿。临床观察证实,后牙窝沟对龋病高度敏感。牙对龋病的敏感性与窝沟深度呈正相关。

牙各表面对龋的敏感性不尽相同,某些表面易患龋,另一些表面则很少波及。凡有滞留区形成的部位则易造成龋病损害。牙排列不整齐、拥挤和牙重叠均有助于龋病发生。

牙的理化性质、钙化程度、微量元素含量等因素也影响龋病的发生发展。矿化良好的牙不易患龋。釉质中氟、锌含量较高时,患龋的概率亦转低。

釉质表面层较表面下层更具抗龋能力。初期龋损部位的显微放射摄片经常发现釉质表层下已显著脱矿,而其表层仅轻度受累。有些理论将这种现象解释为:在龋病发病过程中,内层釉质脱矿的矿物质被转运至表层,一旦菌斑液中的酸为唾液中的碱性缓冲体系中和,表层所处的液相环境中 pH 值上升,矿物质就会发生再矿化,故而表层显得相对完整。另外,由于表层釉质具有更多矿物质和有机物,水含量相对少,一些元素包括氟、氯、锌、铅和铁也多聚集在釉质表面,而其他成分如碳、镁则相对稀少,这些因素也增强了釉质表层的抗龋能力。釉质在人的一生中可不断发生变化,随年龄增长,釉质密度和渗透性降低,氮和氟含量增加。这些变化是牙萌出后的"成熟"过程。随着年龄增长或时间推移,牙对龋病抵抗力随之增加,成年后龋病发病可处于相对稳定状态。此外,饮用氟化水使釉质表层的氟浓度增加,釉质抗酸能力亦随之增强。

(二)唾液

唾液是人体最重要的体液之一,是由口腔附近各类大、小涎腺分泌液、龈沟液及混悬其中的食物碎片、微生物和口腔上皮脱落细胞等所构成的混合性液体。唾液本身的理化性质及成分在不同个体间存在差异,同一个体不同腺体的分泌液在质和量方面均有很大差别。在维持口腔正常生理方面,唾液的质与量的改变、缓冲能力的大小及抗菌系统的变化都与龋病发生过程有着密切关系。

1.唾液流速

在唾液的抗龋作用中最重要的是唾液的清洁和缓冲作用,可用"唾液清除率"或"口腔清除率"来表示,唾液的流速越大,缓冲能力越强,清除效力越高。

唾液的流速和缓冲能力与龋敏感性呈负相关。老年人由于涎腺细胞萎缩,唾液流量减少,缓冲能力下降,使老年人对牙釉质龋及根面龋的敏感性增加。进食后咀嚼口香糖和龋病发生率关系的临床试验证实,由咀嚼口香糖引起的唾液流速增加能减少龋病的发生率。

2.缓冲体系

唾液中存在各种缓冲体系使唾液的 pH 值处于中性,其中主要有 3 个缓冲系统:重碳酸盐、磷酸盐和蛋白缓冲系统,这 3 个系统对 pH 值变化有不同的缓冲能力。重碳酸盐缓冲系统和磷酸缓冲系统的 pH 值分别为 6.1~6.3 和 6.8~7.0,在咀嚼和进食时唾液的缓冲能力主要依靠重碳酸盐缓冲系统,其缓冲能力占唾液缓冲能力的 64%~90%。在非刺激状态,唾液中重碳酸盐的浓度很低,唾液的缓冲力弱;若刺激唾液分泌,重碳酸盐的含量增多,唾液 pH 值上升,当唾液流速增加到每分钟 1 mL 时,重碳酸盐的浓度上升到 30~60 mmol/L,此时,重碳酸盐就能有效地发挥缓冲作用。唾液中的重碳酸盐还可扩散入菌斑,中和细菌产生的酸。磷酸盐缓冲系统的作用原理相似于重碳酸盐缓冲系统,但与唾液分泌率的关系不明显。对非刺激性唾液缓冲能力的研究较少。蛋白缓冲系统能力较弱。

唾液的缓冲能力明显受到性别、个体的健康状况、激素水平以及新陈代谢的影响,男性唾液的缓冲能力强于女性。在妇女孕期,其唾液缓冲力下降,生产后又逐渐恢复,其变化与唾液的流速、流量无关。绝经期女性应用激素替代或口服小剂量避孕药可在一定程度上增强这些女性的唾液缓冲能力。

3.碳酸酐酶

碳酸酐酶(carbonic anhydrase,CA)通过催化可逆的二氧化碳水合反应参与维持人体各种组织液和体液 pH 值的稳定,现已在哺乳动物的消化道鉴定出 11 种 CA 的同工酶,已证实其中至少 2 种参与了唾液的生理活动。其中唾液碳酸酐酶(salivary carbonic anhydrase,CAVI)浓度与 DMFT 值呈负相关,与唾液的流速、流量呈正相关。研究还发现,CAVI 对唾液 pH 值及缓冲力无调节作用,唾液 CAVI 浓度与唾液中变异链球菌和乳酸杆菌的水平无关。

4.唾液有机成分

唾液主要成分是水,占 99%~99.5%,固体成分不足 0.7%,其中有机物为 0.3%~0.5%。唾液中的有机成分主要包括各种蛋白质、少量脂肪和痕量糖类,其中蛋白质是唾液中最有意义的成分,与龋病发病有密切关系。

不同龋易感性人群唾液蛋白的种类和数量存在差异,不同个体甚至同一个体口腔的不同部位唾液蛋白也存在质和量的差异。唾液蛋白在口腔中可以合成、降解和相互结合。其千变万化的功能状态决定着口腔内细菌的定植,从而影响个体龋病的发生发展。

(1)唾液中黏附、凝集相关蛋白与龋易感性:细菌的黏附和凝聚过程受到某些唾液蛋白的影响。这些与黏附和凝集相关的蛋白主要有凝集素、黏蛋白、α-淀粉酶、酸性富脯蛋白和唾液免疫球蛋白等。它们不但参与获得性膜的形成,具有修复和保护釉质、降低釉质溶解度、降低细菌酸性产物的脱矿能力等作用,同时具有调节细菌与牙面附着和促进唾液中细菌凝聚以利于细菌排出口腔的作用。唾液蛋白在调节细菌黏附和促进细菌凝聚的能力方面存在明显的个体差异,推测如果唾液蛋白具有较强的促进细菌凝集能力和较低的促进细菌与牙面黏附能力的个体对变异链球菌的防御能力较强,反之则龋易感性较强。

(2)唾液抗菌蛋白和多肽与龋易感性:口腔变异链球菌是目前公认的最主要致龋菌。因此,能抑制或杀灭口腔变异链球菌的因素均有可能影响龋病的发生。唾液中的抗菌蛋白和多肽主要包括上皮来源的α-防御素、β-防御素和唯一的人组织蛋白酶抑制素等成分,及涎腺来源的富组蛋白、分泌型免疫球蛋白A、黏蛋白、溶菌酶、乳铁蛋白、过氧化物酶等。这些抗菌蛋白和多肽与口腔黏膜上皮、中性多核白细胞及唾液相互配合共同维护着口腔健康。

口腔溶菌酶来源于大、小涎腺和吞噬细胞、龈沟液,是一种水解酶,它能水解细菌细胞壁肽聚糖中N-乙酰胞壁酸与N-乙酰葡糖胺之间的β-1,4-糖苷键,使细胞膜变脆,易于破裂。

口腔乳铁蛋白是中性粒细胞和浆液性腺上皮细胞合成的一种与铁结合的糖蛋白,它广泛存在于人类外分泌液中。乳铁蛋白可通过与铁形成螯合物夺取细菌生长必需的铁离子而起到抑制细菌生长的作用。乳铁蛋白亦能直接杀灭部分细菌包括变异链球菌。

(3)脂类与龋易感性:研究发现,在致龋性食物中补充脂肪可减少龋病发生,中链脂肪酸及其盐类在pH<5的条件下具有抗感染性质,但机制尚不清楚。

5.唾液无机成分

唾液的无机成分仅占0.2%,主要是钾、钠、钙、氯化物、重碳酸盐和无机磷酸盐。由于这些无机成分的存在,使唾液能维持牙体组织的完整性;促进萌出后釉质成熟;富含钙和磷酸盐的环境也促进早期龋损害和脱矿釉质的再矿化。

(三)免疫

口腔免疫可分为特异性免疫和非特异性免疫2类。特异免疫性包括体液免疫和细胞免疫,不能遗传。口腔非特异性免疫成分除黏膜屏障外,主要是唾液中的一些抗菌蛋白。

目前已经公认,变异链球菌是龋病的主要致病菌,与人类龋病相关的细菌还有黏性放线菌和乳杆菌。由于致病菌明确,免疫防龋已成为可能。人类自身的免疫状态,以及人工主动免疫和被动免疫都将影响龋病的发生和发展:

1.变异链球菌抗原

目前已鉴定出大量抗原,包括细胞壁表面抗原和一些蛋白质,如葡糖基转移酶等。

以变异链球菌各种抗原成分作为疫苗主动免疫防龋,在这一领域已进行了大量研究。经历了全菌疫苗、亚单位疫苗,如变异链球菌主要表面蛋白抗原(AgⅠ/Ⅱ或PAc、SpaA等)及葡糖基转移酶等。进一步发展为多肽疫苗、基因重组疫苗及核酸疫苗。

为了避免疫苗可能产生的不良反应,也有大量被动免疫防龋的研究报告。

2.人体抗龋免疫反应

人体自身的免疫状态对龋病发病有重要影响。通过人工免疫方法增强机体免疫防御能力,亦可影响龋病发病。

(1)唾液抗体:高龋人群全唾液中IgA浓度显著低于低龋或无龋人群。然而也有报道提出,低龋患者唾液中抗变异链球菌IgA抗体水平并非稳定地升高,而是随着过去龋齿损害数量的增加而升高,因此,认为SIgA水平仅能反映积累的龋病经历。

以编码GTF和PAC基因构建的DNA疫苗,经鼻腔或全身途径免疫后,实验动物唾液中特异性 SIgA 抗体升高,并能达到预防龋病的效果。相关的临床研究效果尚待证实。

(2)血清抗体:与变异链球菌细胞、细胞壁、抗原Ⅰ/Ⅱ和 GTF 相关的血清抗体为 IgG、IgM 和 IgA。血清抗体的免疫学研究结果报道不一,但已有一些证据表明无龋成人或经过治疗的龋病患者,其血清抗体水平与龋病指数呈负相关,而患龋者为正相关。龋病发生时血清 IgG 和 IgM 有轻度然而是显著性增加。

3.细胞免疫反应

有关细胞免疫反应与龋病关系的报道尚不多见,但变异链球菌可以刺激人类淋巴细胞增殖并释放细胞因子,如巨噬细胞移动抑制因子,说明细胞免疫在龋病过程中具有一定作用。

四、其他影响因素

(一)年龄

龋病在儿童中甚为流行,牙萌出后很快即可能患龋。一些因素可能导致变异链球菌在牙面聚集,聚集的时间越早,引起龋病发病的危险性越大。虽然在婴幼儿和儿童时期均可通过不同途径产生免疫保护,但保护力度甚微,因此,儿童时期患龋率一直很高。

第一恒磨牙萌出后,由于有较深的窝沟,因此,患龋病的概率很高。在一些地区第一磨牙患龋率可达 50%。10 岁时第二磨牙亦开始患龋,年龄在 11~15 岁时,龋病活性急剧增加,龋失补(DMF)记录随年龄增长而上升,直到 24 岁时趋于稳定。

进入青年后,随着年龄增长,牙龈逐渐退缩,牙根面外露,菌斑易于聚集,常造成根面龋,因此,老年人龋病发病率又趋回升。

(二)性别

一般报道认为,女性患龋率略高于男性,但对这一观点也有不同意见。一般情况下,女性牙萌出时间早于男性,由于牙萌出较早,牙与口腔环境接触时间相对延长,感染龋病概率随之增加。

(三)种族

对种族与龋病的关系进行过较多研究,但这些研究存在着一定的困难,如怎样排除环境因素的影响。目前多数学者认为,龋病的种族差异是存在的,但不能排除环境因素,特别是饮食习惯的影响。同时指出即使这种差异存在,但与社会因素和文化因素相比较,种族差异仅属次要因素。

(四)家族与遗传

目前广泛认为,在同一家族中龋病以相类似的模式流行,然而很难区分造成这种相同模式的原因是遗传因素还是早期就具有相同的生活习惯,或对口腔保健持有相同的态度所致。

(五)地理因素

目前的流行病学研究已经证实,在国家与国家之间,以及一个国家内的各不同地区之间,其龋病流行情况有很大差异,这反映出地理变化的影响。但是由于地理因素中包含大量的其他因素,因此,研究地理因素与龋病发病的关系存在着一定困难。

五、龋病

龋病是牙对牙菌斑生物膜及其代谢产物的动态反应的结果。这种反应过程,形态学上表现为初期超微结构水平的脱矿和再矿化及晚期的龋洞形成。研究龋病病变过程的方法主要有普通光镜、偏光显微镜、显微放射照像、扫描电镜、氩离子减薄技术、高分辨电镜、u-CT等。初期牙釉质龋的脱矿和再矿化主要表现为牙釉质内微孔的改变,偏光显微镜是有效的研究手段。人牙釉质由紧密排列的羟磷灰石晶体构成,其中含有一定数量的微孔,具有使平面偏光分解为2束光的特性。正常牙釉质呈负性内在双折射。

龋病过程中,矿物质移出形成溶解性间隙,牙釉质晶体破坏使组织中微孔容积增大,牙釉质的双折射由负性转变为正性。当使用不同折射指数的浸渍物浸渍这些微孔时,能产生另一种类型的双折射,这种类型的双折射称为"形成双折射"。

（一）牙釉质龋

1.牙釉质龋分区

牙釉质是全身最硬的矿化组织。龋病早期阶段,牙釉质的表面层损害极少,在表面层下方表现为脱矿。从损害进展的前沿开始,分为以下4个区。

（1）透明带,是损害进展的前沿。

（2）暗带,位于透明带与损害体部之间。

（3）损害体部。

（4）相对完整的牙釉质表面层。

2.龋病病理过程

龋病病损区不是独立的,而是龋病发展的连续性改变。整个龋病的发生发展过程可分为以下6期。

（1）龋齿脱矿最早的表现是表层下出现透明带,此时临床和X线均不能发现。

（2）透明带扩大,部分区域有再矿化现象,其中心部出现暗带。

（3）随着脱钙病变的发展,暗带中心出现病损体部,病损体部相对透明,芮氏线、釉柱横纹明显。临床上表现为龋白斑。

（4）病损体部被食物、烟和细胞产物等外源性色素着色,临床上表现为棕色龋斑。

（5）龋病进展到釉牙本质界时,病损呈侧向扩展,发生潜行性破坏,临床上表现为蓝白色。侧向扩展与釉牙本质界有机成分多、含氟量低有关。

（6）牙表面的龋坏,龋洞形成。

（二）牙本质龋

牙髓和牙本质组织可视为一独立的生理性复合体,当龋损到达牙本质后也会累及牙髓组织。龋损潜行性破坏牙釉质后,沿牙本质小管方向侵入牙本质,沿着釉牙本质界向侧方扩散,在牙本质中形成锥形损害,其基底在釉牙本质界处,尖指向牙髓。

牙本质龋损在光镜下可看到若干区域,包括坏死区、细菌侵犯区（感染层）、牙本质脱矿区、高度矿化区（即硬化区）及修复性牙本质层。

活动性龋病损害时,坏死区由结构遭破坏的牙本质小管、混合性口腔微生物群及被降解的无结构基质所构成。坏死区下方为感染层,该层中微生物已渗透至牙本质小管。靠近感染层的是脱矿区,该区矿物盐已被溶解,留下相对完整的牙本质小管。在脱矿区表层可发现少量细菌,但深层的大部分组织无菌。这一部分组织,由于其硬度的原因亦称为革样牙本质。牙本质龋的前沿有脱矿区,但相对完整的硬化层的存在具有重要的临床意义。当牙本质深龋进展较慢时,在脱矿区的下方可形成一硬化层。该层的管腔比正常牙本质管腔狭小,可能是由于被晶体堵塞之故。硬化层的牙本质小管可因管内钙化而完全闭合,使该层的渗透性降低,矿化水平增高且超过正常牙本质。硬化层的下方,成牙本质细胞继续形成一层修复性牙本质,不仅增加了牙本质的厚度,也使成牙本质细胞退到牙髓腔中远离损害区的部位。

(三)牙骨质龋

牙骨质的龋损过程与牙本质龋相同。临床上牙骨质龋呈浅碟形,常发生在牙龈严重退缩,根面自洁作用较差的部位。初期牙骨质龋的显微放射摄影表明,在牙骨质中也发生表面下脱矿,伴有致密的矿化表面。表明这种再矿化过程类似于硬化牙本质的再矿化过程。

初期损害,光学显微镜和显微放射摄影可看到牙骨质中出现裂缝,有时表现为"分层损害"。损害可能沿穿通纤维的走向进展,与牙根面垂直。混浊的外表面层覆盖着下方脱矿的牙骨质。

在根部牙本质发生进行性损害时,牙本质小管被细菌感染,其主管和侧支均被累及,与冠部牙本质龋一样,可能有硬化性反应,矿物质晶体部分或全部封闭牙本质小管。

(四)脱矿和再矿化

在酸的作用下,牙矿物质发生溶解,钙和磷酸盐等无机离子由牙中脱出称为脱矿。蛋白质、脂肪和水构成了牙釉质扩散通道,在牙釉质脱矿和再矿化过程中,化学物质经该通道扩散。随着钙和磷酸盐向外扩散,牙釉质表层可出现再矿化,导致牙釉质外层似有完整外观,厚度为 $20 \sim 40\ \mu m$,此处的矿物质含量高于损害体部。若菌斑微生物不断产酸,则牙釉质表面下脱矿仍继续进行,修复过程不能与之同步,脱矿大于再矿化,导致晶体结构广泛损伤、崩溃,形成龋洞。

人牙龋损的形成不是一个简单的持续性脱矿过程,而是脱矿与再矿化的连续性动力学反应。下列因素有利于阻止龋病发展,促进再矿化过程。

除去致龋底物,减少有机酸形成和酸向牙釉质扩散。通过减少糖类的摄入频率也可避免或减少菌斑产酸,从而减轻脱矿程度。

仔细刷牙,牙表面不形成厚的菌斑,在菌斑液体-获得性膜-牙釉质界面维持钙和磷酸盐的一定浓度,有利于保护牙。

牙发育和再矿化期间,经常规律性地使用含低水平氟的饮水,含氟牙膏和(或)含氟漱口液,能增强唾液源性再矿化作用。

第二节 龋病的诊断与治疗

一、临床表现

龋病是一种慢性破坏性疾病,并不累及所有牙面,对牙的不同解剖部位具有某种倾向性。根据龋病的临床损害模式,从动力学角度,可以根据龋病发病情况和进展速度分类;从形态学角度,可以根据按损害的解剖部位分类,也可以按照病变程度进行分类。

(一)分类

1.急性龋

多见于儿童或青年人。病变进展较快,病变组织颜色较浅,呈浅棕色,质地较软而且湿润,很容易用挖器剔除,又称湿性龋。急性龋因病变进展较快,牙髓组织容易受到感染,产生牙髓病变。

猖獗龋(猛性龋)是急性龋的一种类型,病程进展很快,多数牙在短期内同时患龋,常见于颌面及颈部接受放疗的患者,又称放射性龋。Sjogren 综合征患者及一些有严重全身性疾病的患者,由于唾液分泌量减少或未注意口腔卫生,亦可能发生猖獗龋。

2.慢性龋

进展慢,龋坏组织染色深,呈黑褐色,病变组织较干硬,又称干性龋。一般龋病都属此种类型。

龋病发展到某一阶段时,由于病变环境发生变化,隐蔽部位变得开放,原有致病条件发生了改变,龋病不再继续进行,损害仍保持原状,这种特殊龋损害称为静止龋,也是一种慢性龋。

3.继发龋

龋病治疗后,由于充填物边缘或窝洞周围牙体组织破裂,形成菌斑滞留区,或修复材料与牙体组织不密合,留有小的缝隙,这些都可能成为致病条件,产生龋病,称继发龋。

(二)按损害的解剖部位分类

1.殆面(窝沟)龋和平滑面龋

牙面窝沟是牙釉质的深通道,个体之间的形态差异很大,常影响龋病发生。窝沟类型分型如下。

(1)V 型:顶部较宽,底部逐渐狭窄,占34%。

(2)U 型:从顶到底部宽度几乎相同,约占14%。

(3)I 型:呈一非常狭窄的裂缝,占19%。

(4)IK 型:非常狭窄的裂缝但底部带有宽的间隙,占26%。

(5)其他类型:占7%。

有的殆面龋损呈锥形,底部朝牙本质,尖向牙釉质表面,狭而深的窝沟处损害更为严重,龋病早期,牙釉质表面无明显破坏。具有这类临床特征的龋损又称潜行性龋。

除窝沟外的牙面发生的龋病损害均为Ⅱ型,称平滑面龋。平滑面龋损可进一步分为2个亚类:发生于近远中触点处的损害称邻面龋;发生于牙的颊面或舌面,靠近釉牙骨质界处为颈部龋。

2.根面龋

龋病过程大多从牙釉质表面开始,但亦有从牙骨质或直接从牙本质表面进入,如牙根面龋。在根部牙骨质发生的龋病损害被称作根面龋。这种类型的龋病损害主要发生于牙龈退缩、根面外露的老年人牙列。在 50~59 岁年龄组中 60%以上的受检者有根面龋损。根面龋始于牙骨质或牙本质表面,这 2 种牙体组织的有机成分多于牙釉质,基于这一原因,引起根面龋的菌群可能有别于产生牙釉质龋的菌群。在现代人群中的根面龋,最常发生于牙根的颊面和舌面,而在古代人群中,根面龋损害主要在邻面。

3.线形牙釉质龋

线形牙釉质龋是一种非典型性龋病损害,主要发生于上颌前牙唇面的新生线处,或更确切地说是新生带。新生带代表出生前和出生后牙釉质的界限,是乳牙具有的组织学特征。乳上颌前牙釉质表面的新生带部位产生的龋病损害呈新月形,其后续牙对龋病的易感性也较强。

4.隐匿性龋

牙釉质脱矿常从其表面下层开始,有时可能在看似完整的牙釉质下方形成龋洞,因其具有隐匿性,临床检查常易漏诊。隐匿性龋好发于磨牙沟裂下方和邻面。仔细检查可发现病变区色泽较暗,有时用探针尖可以探入洞中。X线摄片可以确诊。

(三)按病变深度分类

根据病变深度可分为浅龋、中龋和深龋。

二、诊断

(一)龋病的诊断方法

1.视诊

观察牙面有无黑褐色改变和失去光泽的白垩色的斑点,有无腔洞形成。当怀疑有邻面龋时,可从咬𬌗面观察邻近的边缘嵴有无变暗的黑晕出现。

2.探诊

利用尖头探针探测龋损部位有无粗糙、勾拉或插入的感觉。探测洞底或牙颈部的龋洞是否变软、酸痛或过敏,有无剧烈探痛。还可探测龋洞部位、深度、大小、有无穿髓孔等。

邻面的早期龋损,探针不易进入,可用牙线自咬𬌗面滑向牙间隙,然后自颈部拉出,检查牙线有无变毛或撕断的情况。

3.温度刺激试验

当龋洞深达牙本质时,患者即可能述说对冷、热或酸、甜刺激发生敏感甚至难忍的酸痛,医生可用冷、热等刺激进行检查,亦可使用电活力测定。

4. X线检查

邻面龋、继发龋或隐匿龋不易用探针查出,此时可用X线片进行检查。龋病在X线片上显示透射影像。医生也可借助于X线检查龋洞的深度及其与牙髓腔的关系。

5.透照用光导纤维装置进行

对检查前牙邻面龋洞甚为有效,可直接看出龋损部位和病变深度、范围。

6.激光荧光法

激光龋齿诊断仪利用正常和龋坏牙体组织激发的荧光有着明显的区别诊断恒牙和乳牙的早期龋,特别是窝沟隐匿龋。目前对激光荧光诊断龋齿的研究得出的特异度范围变化很大,多数学者建议激光荧光诊断可作为可疑龋的辅助诊断而非首选诊断。

(二)龋病的诊断标准

临床上最常使用的诊断标准系按病变程度分类进行,现介绍如下。

1.浅龋

浅龋位于牙冠部时,一般均为牙釉质龋或早期牙釉质龋,但若发生于牙颈部,则是牙骨质龋和(或)牙本质龋,亦有一开始就是牙本质龋者。

位于牙冠的浅龋又可分为殆面龋和平滑面龋。前者的早期表现为龋损部位色泽变黑,进一步仔细观察可发现黑色色素沉着区下方为龋白斑,呈白垩色改变。用探针检查时有粗糙感或能钩住探针尖端。

平滑牙面上的早期浅龋一般呈白垩色点或斑,随着时间延长和龋损继续发展,可变为黄褐色或褐色斑点。邻面的平滑面龋早期不易察觉,用探针或牙线仔细检查,配合 X 线片可能做出早期诊断。

浅龋位于牙釉质内,患者一般无主观症状,遭受外界的物理和化学刺激如冷、热、酸、甜刺激时亦无明显反应。

浅龋诊断应与牙釉质钙化不全、牙釉质发育不全和氟牙症相鉴别。

牙釉质钙化不全亦表现有白垩状损害,表面光洁,同时白垩状损害可出现在牙面任何部位,浅龋有一定的好发部位。

牙釉质发育不全是牙发育过程中,成釉器的某一部分受到损害所致,可造成牙釉质表面不同程度的实质性缺陷,甚至牙冠缺损。牙釉质发育不全时也有变黄或变褐的情况,但探诊时损害局部硬而光滑,病变呈对称性,这些特征均有别于浅龋。

氟牙症又称斑釉症,受损牙面呈白垩色至深褐色,患牙为对称性分布,地区流行情况是与浅龋相鉴别的重要参考因素。

2.中龋

当龋病进展到牙本质时,由于牙本质中所含无机物较釉质少,有机物较多,构造上又有很多小管,有利于细菌入侵,龋病进展较快,容易形成龋洞。牙本质因脱矿而软化,随色素侵入而变色,呈黄褐或深褐色,同时出现主观症状。

中龋时患者对酸甜饮食敏感,过冷、过热饮食也能产生酸痛感觉,冷刺激尤为显著,刺激去除后症状立即消失。龋洞中除有病变的牙本质外,还有食物残渣、细菌等。

由于个体反应的差异,有的患者可完全没有主观症状。颈部牙本质龋的症状较为明显,这是由于该部位距牙髓较近之故。中龋时牙髓组织受到激惹,可产生保护性反应,形成修复性牙本质,它能在一定程度上阻止病变发展。

3.深龋

龋病进展到牙本质深层时为深龋,临床上可见很深的龋洞,易于探查到。但位于邻面的深龋洞及有些隐匿性龋洞,外观仅略有色泽改变,洞口很小而病变进展很深,临床检查较难发现,应结合患者主观症状,仔细探查。必要时需在处理过程中除去无基釉质然后再进行诊断。

若深龋洞洞口开放,则常有食物嵌入洞中,食物压迫使牙髓内部压力增加,产生疼痛。遇冷、热和化学刺激时,产生的疼痛较中龋时更加剧烈。

深龋时一般均能引起牙髓组织的修复性反应,包括修复性牙本质形成,轻度的慢性炎症反应,或血管扩张、成牙本质细胞层紊乱等。

根据患者主观症状、体征,结合 X 线片易于确诊,但应注意与可复性牙髓炎和慢性牙髓炎相鉴别。

三、非手术治疗

齲病的非手术治疗,是通过采用药物或再矿化等技术终止或消除齲病。方法包括药物治疗、再矿化治疗、预防性树脂充填术。

其适用范围有限,主要适用于:

①釉质早期齲,未出现牙体组织缺损者。

②釉质早期齲,形成较浅的齲洞,损害表面不承受咀嚼压力,也不在邻面触点内。

③静止齲,致齲的环境已经消失,如𬌗面的点隙内的齲损害,由于𬌗面磨损,已将点隙磨掉;邻面齲由于邻接牙已被拔除,齲损面容易清洁,不再有牙菌斑堆积。

④齲病已经造成实质性损害,牙形态的完整性被破坏,但在口腔内保留的时间不长。

⑤患齲牙破坏明显,但属于无功能的牙,如正畸治疗必须拔除的牙,无咬𬌗功能的第三磨牙。

(一)药物治疗

1.常用药物

(1)氟化物:常用的有 75% 氟化钠甘油糊剂、8% 氟化亚锡溶液、酸性磷酸氟化钠(acidlulated phosphate fluoride,APF)溶液、含氟凝胶(如 1.5% APF 凝胶)及含氟涂料等。

氟化物对软组织无腐蚀性,不使牙变色,安全有效,前、后牙均可使用。

氟化物的作用主要在于:

①降低釉质的脱矿和促进釉质的再矿化。

②氟对微生物的作用。

(2)硝酸银:常用制剂有 10% 硝酸银和氨硝酸银。硝酸银对软组织具有较强的腐蚀性,也可造成牙变色,只用于乳牙和后牙,不用于牙颈部齲。

2.适应证

(1)釉质早期齲:位于平滑面尚未形成齲洞者。

(2)乳前牙邻面浅齲和乳磨牙𬌗面广泛性浅齲:1 年内将被恒牙替换。

(3)静止齲:齲损面容易清洁,不再有牙菌斑堆积。

3.治疗方法

(1)用石尖磨除牙表面浅齲,暴露病变部位。大面积浅碟状齲损可磨除边缘脆弱釉质,以消除食物滞留的环境。

(2)清洁牙面,去除牙石和菌斑。

(3)隔湿,吹干牙面。

(4)涂布药物:

①氟化物:将氟化物涂于患区,用橡皮杯或棉球反复涂搽牙面 1~2 min。如用涂料则不必反复涂搽。

②硝酸银:用棉球蘸药液涂布患区,热空气吹干后,再涂还原剂,如此重复数次,直至出现黑

色或灰白色沉淀。硝酸银有高度腐蚀性,使用时应严密隔湿,避免与软组织接触。

(二)再矿化治疗

再矿化治疗是在药物治疗的基础上发展起来的一种治疗早期龋的方法,即采用人工方法使脱矿釉质或牙骨质再次矿化,恢复其硬度,终止或消除早期龋损。

人们很早就注意到了龋病过程中的再矿化现象。1912 年 Head 首先发现龋病病变中的再矿化,并证明这种再矿化是由于唾液的作用。同年,Pickerill 用硝酸银处理牙,发现刚萌出的牙容易被硝酸银浸入,而萌出已久者则不易浸入。

再矿化治疗已受到国内外同行的认可,并在临床应用中取得了较好的疗效。

1.再矿化液的组成

再矿化液的配方较多,主要为含有不同比例的钙、磷和氟。为加强再矿化液的稳定性,常在再矿化液中加入钠和氯。酸性环境可减弱再矿化液对釉质的再矿化作用,再矿化液的 pH 值一般为 7。

2.适应证

(1)光滑面早期龋,白垩斑或褐斑。

(2)龋易感者可作预防用:如进行头颈部放疗的患者,在放疗前、中、后行再矿化治疗,可预防放射龋;佩戴固定矫治器的正畸患者,在矫正前、中、后行再矿化治疗,可有效地预防龋齿的发生。

(3)急性龋、猖獗龋充填修复治疗时的辅助药物。

3.治疗方法

(1)含漱:配制成漱口液,每天含漱。

(2)局部应用:适用于个别牙的再矿化。清洁、干燥牙面,将浸有药液的棉球置于患处,每次放置数分钟,每天反复 3~4 次。

(三)预防性树脂充填术

预防性树脂充填术是𬌗面龋的有效防治方法,该方法仅去除窝沟处的病变釉质或牙本质,根据龋损的大小,采用酸蚀技术和树脂材料充填龋洞并在牙面上涂一层封闭剂,是一种窝沟封闭与𬌗面龋充填相结合的预防性措施。

1977 年 Simonsen 提出对小的𬌗面龋和窝沟可疑龋进行预防性树脂充填术,为𬌗面龋的治疗提供了一种新方法。预防性树脂充填是处理局限于窝沟的早期龋的一种临床技术。

1.适应证

(1)𬌗面窝沟和点隙有龋损能卡住探针。

(2)深的点隙窝沟有患龋倾向,可能发生龋坏。

(3)窝沟有早期龋迹象,釉质脱矿或呈白垩色。

2.治疗方法

除了去除龋坏组织和使用黏结剂外,其操作步骤与窝沟封闭相同。

(1)去除点隙𬌗面龋坏组织,不做预防性扩展。

(2)清洁牙面,彻底冲洗、干燥、隔湿。

(3)酸蚀𬌗面及窝洞。

（4）用封闭剂涂布殆面窝沟及窝洞。

（5）术后检查充填及固化情况,有无漏涂、咬殆是否过高等。

第三节　深龋与根面龋的治疗

一、深龋处理

（一）治疗原则

1.停止龋病发展,促进牙髓的防御性反应

去净龋坏组织,消除感染源是终止龋病发展的关键步骤。原则上应去净龋坏组织,尽量不穿通牙髓。

2.保护牙髓

术中必须保护牙髓,减少对牙髓的刺激。

3.正确判断牙髓状况

正确判断牙髓状况是深龋治疗成功的基础。要对牙髓状况做出正确判断,才能制订出正确的治疗方案。

影响牙髓反应的因素有很多。不仅与牙本质厚度和病变进程有关,还与细菌种类和数量及致病性、牙本质钙化程度、牙髓细胞和微循环状况、患者年龄等因素有关。临床上可通过询问病史,了解患牙有无自发痛、激发痛、刺激去除后有无延缓痛。结合临床检查,包括视诊、探诊、叩诊等,必要时做牙髓温度测试、电活力测试及 X 线检查。

（二）治疗方法

1.垫底充填

（1）适应证:适用于无自发痛、激发痛不严重、刺激去除后无延缓痛、能去净龋坏牙本质的牙髓基本正常的患牙。

（2）窝洞预备要点:

①开扩洞口,去除洞缘的无基釉和龋坏组织,暴露龋损。

②用挖器或球钻仔细去除深层龋坏组织。

③侧壁磨平直,不平的洞底可用垫底材料垫平。如需做倒凹固位形,应在垫底后做。

④若患牙承受较大咬殆力,适当降低咬殆,磨低脆弱的牙尖和嵴。

（3）充填治疗:

①垫底。第一层垫氧化锌丁香油酚黏固剂或氢氧化钙,如用复合树脂修复则不能使用氧化锌丁香油酚黏固剂垫底,第二层垫磷酸锌黏固剂。若用聚羧酸锌黏固剂或玻璃离子黏固剂垫底则可只垫一层。如需做倒凹,垫底后做。

②充填。用适宜的充填材料充填,恢复牙的外形和功能。

2.安抚治疗

(1)适应证:对于无自发痛,但有明显激发痛的深龋患者,备洞过程中极其敏感。应先做安抚治疗,待症状消除后再做进一步处理。

(2)治疗方法:

①安抚观察。清洁窝洞,放置丁香油酚棉球或抗生素小棉球,用氧化锌丁香油酚黏固剂封洞,观察1~2周。

②充填。复诊时,如无症状,牙髓活力正常,无叩痛,则取出棉球,做双层垫底永久充填,或做间接盖髓术。如有症状,则应进一步行牙髓治疗。

如果软化牙本质可去净,可直接用氧化锌丁香油酚黏固剂封洞观察。第二次复诊时,如无症状,牙髓活力正常。可在隔湿情况下去除部分黏固剂,留一薄层做垫底用,上面用磷酸锌黏固剂垫底,做永久充填。

3.间接盖髓术

(1)概念:间接盖髓术(indirect pulp capping,IPC)是指用具有消炎和促进牙髓牙本质修复反应的盖髓制剂覆盖于洞底,促进软化牙本质再矿化和修复性牙本质形成,保存全部健康牙髓的方法。常用的盖髓剂有氢氧化钙制剂。

(2)适应证:用于软化牙本质不能一次去净,牙髓-牙本质反应能力下降,无明显主观症状的深龋患牙。

(3)治疗方法:因慢性龋和急性龋细菌侵入深度不同,故在治疗方法上不尽相同。

二、根面龋处理

根面龋是指因牙龈退缩导致牙根表面暴露而引起牙根发生的龋病。一旦牙周组织萎缩、牙根面暴露,则为患根面龋提供了可能性。

(一)临床表现

1.好发部位

常发生在牙龈退缩的牙骨质面,也可由楔状缺损继发而来。

2.临床特征

早期,牙骨质表层下无机物脱矿,有机物分解,牙骨质结构和完整性遭到破坏,龋病进展缓慢、病变较浅,呈浅棕色或褐色边界不清晰的浅碟状。龋损进一步发展,沿颈缘根面呈环形扩散;病变发展时,向根尖方向发展,一般不向冠方发展侵入釉质;严重者破坏牙本质深层,在咬𬌗压力下可使牙折断。

根面龋多为浅而广的龋损,早期深度为0.5~1 mm时不影响牙髓,疼痛反应轻,患者可无自觉症状。病变加深,接近牙髓时,患者对酸、甜、冷、热刺激产生激发痛。

(二)治疗

可采用非手术治疗和充填治疗2种方法。

1.非手术治疗

（1）适应证：

①根龋的深度限于牙骨质或牙本质浅层，呈平坦而浅的龋洞。

②龋坏部位易于清洁或自洁。

③龋洞洞壁质地较硬，颜色较深，呈慢性或静止状态时。

（2）治疗方法：先用器械去除菌斑及软垢，再用砂石尖磨光后用药物处理患处。

注意不要选择硝酸银药物，因为该药对口腔软组织有较强的腐蚀性并会使牙变黑。

2.充填治疗

根面龋治疗原则与龋病治疗原则相同，但应注意以下几点。

（1）去除龋坏组织，消除细菌感染：根部牙骨质和牙本质均较薄，去净龋坏组织消除细菌感染，保护牙髓更为重要。使用慢速球钻沿洞壁轻轻地、间断地钻磨，并用冷水装置，避免产热，避免对牙髓造成激惹。也可使用挖器去除软化牙本质。

（2）制备洞形：重点在制备固位形。

当龋病沿根面环形发展形成环状龋时，去除龋坏组织充填修复后，应做全冠修复。如果根面组织破坏较多，此时虽无明显的牙髓炎症状，也应做根管治疗，利用根管桩、钉插入根管，充填修复后增加牙体的抗力。

根面龋发展至龈下，牙龈组织会有不同程度的炎症。为改善牙龈组织的炎症，可先用器械或刮匙做根面洁治和刮治，并去除龋坏区软化牙本质，清洗干燥根面后用氧化锌丁香油黏固粉封闭，1周后再进行下一步的治疗。

（3）窝洞消毒和垫底：

①消毒药物。75%乙醇，木馏油，25%麝香草酚液。选用牙色材料充填时应用75%乙醇消毒。

②垫底。若选用对牙髓无刺激的充填材料如玻璃离子体黏固剂，可不垫底。用复合树脂充填时，垫底材料可选择氢氧化钙。

（4）窝洞充填：

①严密隔湿。

②使用银汞合金充填材料时，要注意层层压紧，以免造成微渗漏。双面洞时应使用成形片或楔子，以保证材料与根部贴合，避免悬突。

第十三章

牙体牙髓病

第一节　牙髓病的发生与诊断

一、病因

1.微生物感染

微生物尤其是细菌感染是使牙髓病发生发展的主要因素。能够引发牙髓组织感染的细菌毒力因子相当广泛和复杂，目前被研究得较多的包括胞壁成分、可溶性因子以及毒素等。

（1）脂多糖（lipopolysaccharide，LPS）：LPS 的生物活性相当广泛，它所引起的细胞信号级联反应多样而复杂，有关 LPS 的研究已经持续了数十年，但仍在被广泛研究。目前所知，LPS 的信号转导首先通过与其受体（如 CD14、巨噬细胞清道夫受体、β 整合素等）结合，将信号转导至细胞内。LPS 结合蛋白（lipopolysaccharide binding protein，LBP）参与 LPS 与受体的结合及其在细胞膜的分子锚定，杀菌性渗透性增加蛋白（bactericidal permeability increases protein，BPI）则调节着 LPS 信号的细胞内转导。在细胞内，LPS 不仅调节着多个细胞因子（ILs、TNFst 等）的生物学活性，也通过激活细胞内重要的转录因子（NF-κB、Cbf-α 等）参与广泛的细胞活动。

（2）细菌胞外膜泡（extracellulay vesicles，ECV）：ECV 是细菌外膜向外膨出呈芽状，在形成独立成分游离进入周围微环境的一种泡状膜结构，它是许多革兰阴性菌的一种适应性或功能生物学特征。ECV 作为毒力成分的载体，有完整的膜结构，在毒理学和免疫学特征上与细菌本身相似，所以在某种程度上具有细胞样特性。然而它体积小（30～300 nm），可透过微小间隙、解剖屏障，故又具有大分子样作用。它在形成过程中包容并浓缩了许多细菌固有的成分，游离出来以后，扩展了细菌毒力作用的范围和强度，如 PgECA 能到达深层组织造成远层破坏作用。

（3）细菌及其毒力因子的感染途径：

①经牙体缺损处感染：

a.深龋。近髓或已达牙髓的龋洞是最常见的途径。根据研究，当覆盖牙髓的牙本质厚度＜0.2 mm时，髓腔内就可能找到细菌，有时细菌未进入髓腔，但其细菌毒素可通过牙本质小管进入髓腔引起牙髓炎症。正常的牙髓对龋病的反应是在相应的髓腔壁上沉积修复性牙本质,以阻止病变波及牙髓,但当龋病进展快于修复性牙本质沉积速度时,易致露髓,细菌可直接感染牙髓。

b.近髓或已达到牙髓的楔状缺损,多发生在尖牙或前磨牙。

c.畸形中央尖折断或被磨损露髓,多发生在下颌前磨牙。

d.畸形舌侧沟和畸形舌侧窝。

e.隐裂深达髓腔。

f.重度磨损已近髓或露髓。

g.外伤性牙折露髓和钻磨牙体时意外露髓。

②通过牙周袋:微生物及其毒素可通过根分叉处和根旁侧的侧根管、根尖孔管处,侵入牙髓,这种感染临床上常称为逆行性感染,因其牙髓病变一般从根髓开始,继而上升至冠髓及至整个牙髓组织。

③血源感染:经过血液而侵入牙髓,但这种途径十分少见。在其他脏器患急病性感染时,可产生菌血症或败血病,微生物及其毒素有可能经过血液侵入牙髓,引起牙髓炎症,这种感染称为血源性牙髓炎。临床发现健康人血液循环中有菌血症的占10%。牙体、牙龋手术及其他手术如拔牙等占比更高,所以,相当多的人患有短暂的菌血症。

2.化学刺激

(1)药物刺激:在进行牙体修复时,如果选用的消毒物不当,可以对牙髓组织造成严重损伤。硝酸银、酚类、醛类药物对牙髓组织都有很强的刺激性。

(2)修复性刺激:如深洞直接用磷酸锌水门汀热垫底;残留牙本质较薄的洞形和复合树脂修复;酸蚀剂使用不当等。

3.物理刺激

(1)温度刺激:制洞时如使用气涡轮机必须喷水降温,否则导致牙髓充血引起炎症。

(2)电流刺激:口腔内如有2种不同金属的修复物接触,通过唾液可产生电位差,对牙髓有一定刺激。

(3)气压变化的影响:在高空飞行或深水潜泳时,气压变化可导致牙髓病变急性发作。

(4)创伤:包括咬𬌗创伤、外伤等。

(5)全身因素:有报道糖尿病等可引起牙髓退变,但血源性感染引起的牙髓病极少见。

二、分类

1.组织病理学分类

牙髓在组织学上变异很大,所谓"正常牙髓"和各种不同类型的"病变牙髓"常存在移行阶段和重叠现象。因此,即使采用组织病理学的方法,要将牙髓状况的各阶段准确地进行分类有时也是困难的。临床医生可以根据患者提供的症状及各种临床检查结果来推测患牙牙髓的病理损伤特点。从临床治疗的角度来看,对于那些需做摘除牙髓的病理学表现的诊断实际上只对选择治疗方法起一个参考作用,因而无须准确做出牙髓疾病的组织学诊断。而对那些需要保存活髓的患牙,却需对牙髓的病理状态及恢复能力做出正确的估计。

在组织病理学上,一般将牙髓分为正常牙髓和病变牙髓 2 种。对于病变牙髓一直沿用如下分类:

(1)牙髓充血:生理性牙髓充血;病理性牙髓充血。

(2)急性牙髓炎:

①急性浆液性牙髓炎:急性局部性浆液性牙髓炎;急性全部性浆液性牙髓炎。

②急性化脓性牙髓炎:急性局部性化脓性牙髓炎;急性全部性化脓性牙髓炎。

(3)慢性牙髓炎:

①慢性闭锁型牙髓炎。

②慢性溃疡型牙髓炎。

③慢性增生型牙髓炎。

(4)牙髓坏死与坏疽。

(5)牙髓退变:空泡性变、纤维变性、网状萎缩、钙化。

(6)牙内吸收:Seltzer 从人牙组织学连续切片检查结果中发现,不可能将所见到的牙髓病变按上述分类法划分。他提出如下的分类:

①完整无炎症牙髓。

②萎缩性牙髓(包括各种退行性变)。

③完整牙髓,但有散在的慢性炎症细胞(称为移行阶段)。

④慢性局部性牙髓炎(包括部分液化性坏死或部分凝固性坏死)。

⑤慢性全部性牙髓炎(包括局部液化性坏死或局部凝固性坏死)。

⑥全部牙髓坏死。无炎症牙髓出现的萎缩性变化可能与既往的治疗或龋病史有关。

对临床医生来说,重要的是需要判断患牙的牙髓是否可通过实施一些临床保护措施而得以保留其生活状态且不出现临床症状。因此,在临床上需要一套更为实用的分类和诊断标准。

2.临床分类

根据牙髓病的临床表现和治疗预后可分为:

(1)可复性牙髓炎。

(2)不可复性牙髓炎:

①急性牙髓炎(包括慢性牙髓炎急性发作)。

②慢性牙髓炎(包括残髓炎)。

③逆行性牙髓炎。

(3)牙髓坏死。

(4)牙髓钙化:

①髓石。

②弥漫性钙化。

(5)牙内吸收。

三、转归

牙髓为疏松结缔组织,被包裹在四周皆为坚硬的牙本质壁内,一旦发生炎症,其组织解剖特点决定了髓腔内的炎性渗出物无法得到彻底引流,局部组织压增高,使感染容易很快扩散到全部牙髓,并压迫神经产生剧烈疼痛。因为牙髓与机体的联系主要是借助狭窄的根尖孔与根尖周围组织相连通,所以,在发生炎症时组织几乎不能建立侧支循环,严重限制其恢复能力,使其易于走向坏死。牙髓炎病变过程随着外界刺激物及机体抵抗力的变化,可有 3 种趋向:

①当外界刺激因素被消除后,牙髓的炎症受到控制,机体修复能力得以充分发挥,牙髓组织逐渐恢复正常。此种情况多见于患牙根尖孔较为粗大,牙髓炎症较轻微,全身健康状况良好时。

②当外界刺激长期存在,刺激强度并不很强或刺激减弱,或牙髓炎症渗出物得到某种程度的引流时,牙髓病变则呈现慢性炎症表现,或成为局限性化脓灶。

③外界刺激较强且持续存在,致使牙髓的炎症进一步发展,局部组织发生严重缺氧、化脓、坏死,以至于全部牙髓均失去生活能力。

四、临床表现及诊断

(一)可复性牙髓炎

可复性牙髓炎是牙髓组织以血管扩张、充血为主要病理变化的初期炎症表现,相当于牙髓病组织病理学分类中的"牙髓充血"。由于"充血"是炎症全过程中自始至终的一种病理表现,因而,严格地讲"牙髓充血"既不能构成一种组织学诊断,更谈不上作为临床诊断用语了。在临床实际工作中,若能彻底去除作用于患牙上的病原刺激因素,同时给予患牙适当的治疗,患牙牙髓可以恢复到原有的状态。基于这一临床特点,将其称为"可复性牙髓炎"更符合实际。但若外界刺激持续存在,则牙髓的炎症继续发展,患牙转成不可复性牙髓炎。

1.临床表现

(1)症状:当患牙受到冷、热温度刺激或甜、酸化学刺激时,立即出现瞬间的疼痛反应,尤其对冷刺激更敏感,刺激一去除,疼痛随即消失。无自发性疼痛。

(2)体征:

①患牙常见有接近髓腔的牙体硬组织病损,如深龋、深楔状缺损,或可查及患牙有深牙周袋,也可受累于咬殆创伤。

②患牙对温度测验表现为一过性敏感,且反应迅速,尤其对冷测反应较强烈。当去除刺激后,症状仅持续数秒即缓解。进行牙髓活力电测验时,患牙亦呈一过性敏感反应。

③叩诊反应同正常对照牙,即为阴性。

2.诊断

(1)主诉对温度刺激一过性敏感,但无自发痛的病史。

(2)可找到能引起牙髓病变的牙体病损或牙周组织损害等病因。

(3)对牙髓活力测验的反应阈值降低,相同的刺激,患牙常可出现一过性敏感。

3.鉴别诊断

(1)深龋:患有深龋的患牙对温度刺激也敏感,但往往是当冷、热刺激进入深龋洞内才出现疼痛反应,且其刺激去除后症状并不持续。在实际临床检查时,深龋与可复性牙髓炎有时很难区别,此时可按可复性牙髓炎的治疗进行处理。

(2)不可复性牙髓炎:可复性牙髓炎与不可复性牙髓炎的区别关键在于前者绝无自发痛病史,后者一般有自发痛史,且温度刺激去除后,不可复性牙髓炎的疼痛反应持续时间较长久,有时可出现轻度叩痛。在临床上,若可复性牙髓炎与无典型自发痛症状的慢性牙髓炎一时难以区分时,可先采用诊断性治疗的方法即用氧化锌丁香油酚黏固剂进行安抚治疗,在观察期内视是否出现自发痛症状再明确诊断。

(3)牙本质过敏症:牙本质过敏症患有牙本质过敏症的患牙往往对探、触等机械刺激和酸、甜等化学刺激更敏感。而可复性牙髓炎主要是对冷、热温度刺激一过性敏感。

(二)不可复性牙髓炎

不可复性牙髓炎是一类病变较为严重的牙髓炎症,可发生于牙髓的某一局部,也可能涉及全部牙髓,甚至在炎症中心部位已发生不同程度的坏死。上述发生在牙髓组织中的炎症范围和性质在临床上很难准确区分,而且此类牙髓炎症自然发展的最终结局均为全部牙髓坏死,几乎没有恢复正常的可能,临床治疗上只能选择摘除牙髓以去除病变。所以,将这一类牙髓炎症统称为不可复性牙髓炎。但按其临床发病和病程经过的特点,又可分为急性牙髓炎(包括慢性牙髓炎急性发作)、慢性牙髓炎、残髓炎和逆行性牙髓炎。

1.急性牙髓炎

急性牙髓炎的临床特点是发病急,疼痛剧烈。临床上绝大多数属于慢性牙髓炎急性发作的表现,龋源性者尤为显著。无慢性过程的急性牙髓炎多出现在牙髓受到急性的物理损伤、化学刺激以及感染等情况下,如手术切割牙体组织等导致的过度产热、充填材料的化学刺激等。

必须加以说明的是应该对临床上表现出来的急性症状与组织病理学上的急性炎症区分开来。真正意义上的急性牙髓炎很少引起疼痛,因为从组织病理学的角度来看,所谓的急性炎症过程是短暂的,很快就会转为慢性炎症或因得到引流而使急性炎症消退。但是,由炎症引起的急性症状却可持续较长时间,给患者造成巨大痛苦。出现疼痛的牙髓炎症多数为慢性炎症,而且炎症常已存在了相当长的时间。如在深龋的进展过程中,牙髓早已有了慢性炎症,而此时,在临床上可能还未出现典型的急性症状。疼痛症状的出现常与作为渗出物引流通道的冠部开口被堵塞有关。因此,在临床诊断时,可将有急性疼痛症状出现者视为慢性炎症的急性发作。

(1)临床表现:

①症状:急性牙髓炎(包括慢性牙髓炎急性发作)的主要症状是剧烈疼痛,疼痛性质具有下列特点。

a.自发性阵发性痛:在未受到任何外界刺激的情况下,突然发生剧烈的自发性尖锐疼痛,疼痛可分为持续过程和缓解过程,即所谓的阵发性发作或阵发性加重。在炎症的早期,疼痛持续的时间较短,而缓解的时间较长,可能在一天之内发作两三次,每次持续数分钟。到炎症晚期,则疼痛的持续时间延长,可持续数小时甚至一整天,而缓解时间缩短或根本就没有疼痛间歇期。炎症牙髓出现化脓时,患者可主诉患牙有搏动性跳痛。

b.夜间痛:疼痛往往在夜间发作,或夜间疼痛较白天剧烈。患者常因牙痛而难以入眠或从睡眠中痛醒。

c.温度刺激加剧疼痛:冷、热刺激可激发患牙的剧烈疼痛。若患牙正处于疼痛发作期内,温度刺激可使疼痛进一步加剧。如果牙髓已有化脓或部分坏死,则患牙可表现为所谓的"热痛冷缓解"。这可能是因为牙髓的病变产物中有气体,受热后使其膨胀,致使髓腔内压力进一步增高,遂产生剧痛。反之,冷空气或凉水可使气体体积收缩,减小压力而缓解疼痛。临床上常见到患者携带凉水瓶就诊,随时含漱冷水进行暂时止痛。

d.疼痛不能自行定位:疼痛发作时,患者大多不能明确指出患牙。疼痛呈放散性或牵涉性,常常是沿三叉神经第二支或第三支分布区域放射至患牙同侧的上、下颌牙或头、颞、面部。但这种放散痛绝不会放散到患牙的对侧区域。

②体征:

a.患牙可查及极近髓腔的深龋或其他牙体硬组织疾患,有时也可见牙冠有充填体存在或可查到患牙有深牙周袋。

b.探诊常可引起剧烈疼痛,有时可探及微小穿髓孔,并可见有少许脓血自穿髓孔流出。

c.温度测验时,患牙的反应极其敏感或表现为激发痛。刺激去除后,疼痛症状要持续一段时间。也可表现为热测激发痛,冷测则缓解。进行牙髓活力电测验时,患牙的牙髓若处于早期炎症阶段,其反应性增强;若处于晚期炎症,则表现为迟钝。

d.牙髓的炎症处于早期阶段时,患牙对叩诊无明显不适;处于晚期炎症的患牙,因牙髓炎症的外围区已波及根尖部的牙周膜,因此,可出现垂直方向的轻度叩痛。

(2)诊断:

①典型的疼痛症状:自发痛、夜间痛、冷热激发痛、放散痛。

②患牙可被查到有引起牙髓病变的牙体损害或其他病因。

③牙髓活力测验,尤其温度测验结果以及叩诊反应可帮助定位患牙。对患牙的确定是诊断急性牙髓炎的关键。

(3)鉴别诊断:急性牙髓炎的主要症状为剧烈的牙痛。因此,在临床上遇到因牙痛主诉就诊的患者,应注意与那些可引起牙痛症状的其他疾病进行鉴别。

①三叉神经痛:三叉神经痛的发作一般有疼痛"扳机点",患者每触及该点即诱发疼痛。患者在诉说病史时,往往忽略此点,应特别加以详细询问。再者三叉神经痛很少在夜间发作,且冷、热温度刺激并不引发疼痛。

②龈乳头炎:龈乳头炎也可出现剧烈的自发性疼痛,但疼痛性质为持续性胀痛,对温度测验的反应敏感,一般不会导致激发痛,患者对疼痛多可定位。检查时可发现患者所指示的部位龈乳头有充血、水肿现象,触痛极为明显。患处两邻牙间可见有食物嵌塞的痕迹或可问及食物嵌塞史。一般不能查及可引起牙髓炎的牙体硬组织损害及其他疾病。

③急性上颌窦炎:患有急性上颌窦炎时,患侧的上颌后牙可出现类似牙髓炎的疼痛症状。这是因为上颌后牙根尖区的解剖部位恰与上颌窦底相邻接,且分布于该区域牙髓的神经是先经过上颌窦侧壁或窦底后再进入根尖孔内的。因此,上颌窦内的急性炎症可牵涉相应上颌后牙的牙髓神经而引发"牙痛",此时疼痛也可放散至头面部而易被误诊。但通过仔细检查,可发现在急性

上颌窦炎时所出现的疼痛为持续性胀痛,患侧的上颌前磨牙和磨牙可同时受累而致两三颗牙均有叩痛,但无引起牙髓炎的牙体组织疾病。上颌窦前壁可出现压痛,同时,患者还可能伴有头痛、鼻塞、脓涕等上呼吸道感染的症状。

2.慢性牙髓炎

慢性牙髓炎是临床上最为常见的一型牙髓炎,有时临床症状很不典型,容易误诊而延误治疗。

(1)临床表现:慢性牙髓炎一般不发生剧烈的自发性疼痛,但有时可出现不甚明显的阵发性隐痛或者每天出现定时钝痛。慢性牙髓炎的病程较长,患者可诉有长期的冷、热刺激痛病史。因此,炎症容易波及全部牙髓及根尖部的牙周膜,致使患牙常表现有咬𬌗不适或轻度的叩痛。患者一般多可定位患牙。

根据组织病理学的检查结果,视髓腔是否已被穿通而将慢性牙髓炎分为慢性闭锁型牙髓炎和慢性开放型牙髓炎。前者患牙的牙髓尚未暴露,而后者髓腔已与外界相通。由于牙髓的血液供应等条件的不同,髓腔呈暴露状的牙髓所表现出来的组织反应也不同,因而又有了溃疡型和增生型之分。在临床上,这3型慢性牙髓炎除了具有慢性牙髓炎共同的表现之外,无论是患者主诉的症状还是临床检查的体征又各自有其特点,现分述如下。

①慢性闭锁型牙髓炎:

a.症状:无明显的自发痛。但曾有过急性发作的病例或由急性牙髓炎转化而来的病例则可诉及有剧烈自发痛的病史,也有无自发痛症状者。几乎所有患者都有长期的冷、热刺激痛病史。

b.体征:

• 查及深龋洞、冠部充填体或其他近髓的牙体硬组织疾病。

• 洞内探诊患牙感觉较为迟钝,去净腐质后无肉眼可见的露髓孔。

• 患牙对温度测验和电测验的反应多为迟缓性反应,或表现为迟钝。

• 多有轻度叩痛(+)或叩诊不适感(-)。

②慢性溃疡型牙髓炎:

a.症状:多无自发痛,但患者常诉有当食物嵌入患牙洞内即出现剧烈的疼痛。另一典型症状是当冷、热刺激激惹患牙时,会产生剧痛。

b.体征:

• 查及深龋洞或其他近髓的牙体损害。患者由于怕痛而长期废用患牙,以至于可见患牙有大量软垢、牙石堆积,洞内食物残渣嵌入较多。

• 去除腐质,可见有穿髓孔。用尖锐探针探查穿髓孔时,浅探不痛,深探剧痛且见有少量暗色血液渗出。

• 温度测验表现为敏感。

• 一般没有叩痛,或仅有极轻微的叩诊不适。

③慢性增生性牙髓炎:此型牙髓炎的发生条件是患牙根尖孔粗大,血运丰富以及穿髓孔较大,足以允许炎症牙髓增生呈息肉状并自髓腔突出。因此,慢性增生性牙髓炎多见于青少年患者。

a.症状:一般无自发痛,有时可有患者诉说进食时患牙疼痛或有进食出血现象。因此,长期不敢用患侧咀嚼食物。

b.体征:患牙大而深的龋洞中有红色的肉芽组织,即牙髓息肉,它可充满整个洞内并达𬌗面,探之无痛但极易出血。由于长期的废用,常可见患牙及其邻牙有大量牙石堆积。

当查及患牙深洞处有息肉时,临床上要注意与牙龈息肉和牙周膜息肉相鉴别。牙龈息肉多是在患牙邻𬌗面出现龋洞时,由于食物长期嵌塞加之患牙龋损处粗糙边缘的刺激,牙龈乳头向龋洞增生所形成的息肉样物体。牙周膜息肉系于多根牙的龋损发展过程中,不但髓腔被穿通,而且髓室底亦遭到破坏,外界刺激使根分叉处的牙周膜反应性增生,息肉状肉芽组织穿过髓底穿孔处进入髓室,外观极像牙髓息肉。在临床上进行鉴别时,可用探针探查息肉的蒂部以判断息肉的来源。当怀疑为牙龈息肉时,还可自蒂部将其切除,见出血部位位于患牙邻面龋洞龈壁外侧的龈乳头位置即可证实判断。对牙髓息肉和牙周膜息肉进行鉴别时,应仔细探查髓室底的完整性,摄X线片可辅助诊断。

(2)诊断:

①可以定位患牙,有长期冷、热刺激痛病史和(或)自发痛史。

②可查到引起牙髓炎的牙体硬组织疾病或其他病因。

③患牙对温度测验的异常表现。

④叩诊反应可作为很重要的参考指标。

在临床上诊断慢性牙髓炎可以不再细分为闭锁型、溃疡型及增生型。这是因为临床对洞底是否与髓腔穿通的检查结果与实际的组织学表现常有出入,再者从治疗方法的选择上这3种类型也无区别。因此,临床仅对患牙明确诊断出"慢性牙髓炎"即可。还有一点需要注意的是当无典型临床表现的深龋患牙,在去净腐质时发现有露髓孔,甚或在去腐未净时已经露髓,亦即诊断为"慢性牙髓炎"。

(3)鉴别诊断:

①深龋:无典型自发痛症状的慢性牙髓炎有时与深龋不易鉴别。可参考温度测验结果进行判断。深龋患牙往往是当温度刺激进入洞内才出现敏感症状,刺激去除后症状立即消失;而慢性牙髓炎对温度刺激引起的疼痛反应会持续较长时间。另外,慢性牙髓炎可出现轻叩痛,而深龋患者对叩诊的反应与正常对照牙相同,即为阴性。

②可复性牙髓炎:见本节"可复性牙髓炎"鉴别诊断。

③干槽症:患侧近期有拔牙史。检查可见牙槽窝空虚,骨面暴露,出现臭味。

拔牙窝邻牙虽也可有冷、热刺激敏感及叩痛,但无明确的牙髓疾病指征。

3.残髓炎

残髓炎属于慢性牙髓炎,因其发生在经牙髓治疗后由于残留了少量炎症根髓或多根牙遗漏了未做处理的根管,所以命名为残髓炎。由于残髓炎在临床表现及诊断上有一定特点,所以将它单列叙述。

(1)临床表现:

①症状:残髓炎的临床症状与慢性牙髓炎的疼痛特点相似,常表现为自发性钝痛、放散性痛、

温度刺激痛。因炎症发生于近根尖孔处的根髓组织,所以患牙多有咬𬌗不适感或轻微咬𬌗痛。患牙均有牙髓治疗的病史。

②体征:

a.患牙牙冠有作过牙髓治疗的充填体。

b.对患牙施以强冷或强热刺激进行温度测验,其反应可为迟缓性痛或稍有感觉。

c.叩诊轻度疼痛(+)或不适感(±)。

d.去除患牙充填物,用根管器械探查患者根管深部时有感觉或疼痛。

(2)诊断:

①有牙髓治疗史。

②有牙髓炎症状表现。

③强温度刺激患牙有迟缓性痛以及叩诊疼痛。

④探查根管有疼痛感觉即可确诊。

4.逆行性牙髓炎

逆行性牙髓炎的感染来源于患牙牙周病所致的深牙周袋。袋内的细菌及毒素通过根尖孔或侧、副根管逆行进入牙髓,引起根部牙髓的慢性炎症,也可由局限的慢性牙髓炎急性发作。因为此型牙髓炎的感染走向与通常由冠部牙髓开始、逐渐向根部牙髓进展的牙髓炎方向相反,故名逆行性牙髓炎。感染通过近牙颈部和根分叉部侧支根管引起的牙髓发炎多为局限性牙髓炎,疼痛并不非常剧烈。而由根尖方向引起的逆行性牙髓炎对牙髓血运影响极大,临床上可以急性牙髓炎表现出来。逆行性牙髓炎是牙周牙髓综合征的一型。

(1)临床表现:

①症状:患牙可表现为自发痛,阵发痛,冷、热刺激痛,放散痛,夜间痛等典型的急性牙髓炎症状。也可呈现为慢性牙髓炎的表现,即冷、热刺激敏感或激发痛以及不典型的自发钝痛或胀痛。患牙均有长时间的牙周炎病史,可诉有口臭、牙齿松动、咬𬌗无力或咬𬌗疼痛等不适症状。

②体征:

a.患牙有深达根尖区的牙周袋或较为严重的根分叉病变。牙龈水肿、充血、牙周袋溢脓。牙可有不同程度的松动。

b.无引发牙髓炎的深龋或其他牙体硬组织疾病。

c.对多根患牙牙冠的不同部位进行温度测验,其反应可为激发痛、迟钝或无反应。这是由于同一牙不同根管内的牙髓病理状态不同所致。

d.患牙对叩诊的反应为轻度疼痛(+)至中度疼痛(++)。

e.X线片显示患牙有广泛的牙周组织破坏或根分叉病变。

(2)诊断:

①患者有长期的牙周炎病史。

②近期出现牙髓炎症状。

③患牙未查及引发牙髓病变的牙体硬组织疾病。

④患牙有严重的牙周炎表现。

第二节　根管治疗

根管治疗(RCT)是一种治疗牙髓病、根尖周病的有效方法,其核心是去除感染源,杜绝再感染的途径。它是通过机械和化学的方法预备根管,将存在于牙髓腔内已发生不可复性损害的牙髓组织和作为根尖周病的病源刺激物全部清除,以消除感染源;在清洁根管的同时,将根管预备成一定形状,以方便大量冲洗髓腔和充填根管,通过严密地堵塞空腔从而达到防止再感染的目的。经过根管治疗,可防止根尖周炎的发生或促进原有根尖周病变的愈合,最终使患牙被保存下来,维护牙列的完整和咀嚼器官的功能。

一、适应证

(1)各型牙髓炎、牙髓坏死和各型根尖周炎。

(2)外伤牙:牙根已发育完成,牙冠折断牙髓暴露者;或牙冠折断虽未露髓,但修复设计需进行全冠或桩核冠修复者;或根折患牙断根尚可保留用于修复者。

(3)某些非龋牙体硬组织疾病。

①重度的釉质发育不全、氟牙症、四环素牙等牙发育异常患牙需行全冠或桩核冠修复者。

②重度磨损患牙出现严重的牙本质敏感症状又无法用脱敏治疗缓解者。

③微裂牙需行全冠修复者。

④牙根纵裂患牙需行截根手术的非裂根管。

(4)牙周-牙髓联合病变患牙。

(5)因义齿修复需要,如错位、扭转或过长而无其他牙体牙髓病损的牙齿,或牙冠大面积缺损、残根而需行全冠、桩核冠修复的患牙。

(6)因颌面外科需要,如某些颌骨手术所涉及的牙齿。

(7)移植牙、再植牙。

二、根管治疗的基本器械

1.光滑髓针

光滑髓针由柄和探针两部分组成。柄分长、短2种。短柄适用于后牙,长柄适用于前部牙齿。探针细长,横断面为圆形或三角形,用于探查根管情况、卷面捻擦干根管或根管封药,也可用于充填根管糊剂(图13-1)。

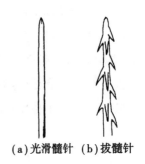

(a)光滑髓针　(b)拔髓针

图13-1　光滑髓针和拔髓针

2.拔髓针

拔髓针的大小和形状与光滑髓针相似,但针侧有许多倒刺,用于拔除牙髓组织及取出根管内棉捻和纸尖。

光滑髓针或拔髓针按直径由粗到细的顺序分型为 0、00 和 000 号。

3.髓针柄

髓针柄是用于安放光滑髓针和拔髓针的杆状金属手柄,一端有螺旋帽和三瓣簧以夹持髓针,便于操作。

4.根管扩大器和根管锉

ISO 标准的根管扩大器和根管锉(file)均由柄和工作端构成。工作端为不锈钢制成,其标准长度有 21 mm、25 mm、28 mm 和 31 mm 4 种。工作端的刃部长度均为 16 mm(图13-2),锥度为恒定的 0.02,即从工作刃尖端向柄部每移动 1 mm,其横断面的直径增大 0.02mm。因此,其刃尖端横断面直径(D_1)与刃末端横断面直径(D_2)的差值是恒定的($D_2 - D_1 = 0.32$ mm)。主要用于根管的机械预备。器械工作端带有一个小的橡皮止动片,为标记工作长度(working length,WL)所用(图13-3)。

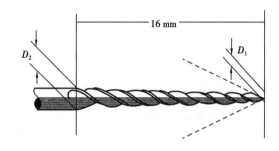

图 13-2 标准规格的根管扩大器

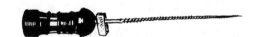

图 13-3 装有橡皮止动片的根管锉

根管扩大器刃端为螺旋状,每 1 mm 有 1/2~1 个螺纹,横断面为三角形。在根管内顺时针方向旋动时,有穿透缝隙和切割侧壁的能力,弹性较大,带出腐屑的能力较差。

根管锉的刃端有 3 种形状:K 型、H 型和鼠尾锉。K 型锉刃端是由横断面为三角形、四方形或菱形的不锈钢丝拧制而成,为螺旋状,螺纹密,菱形截面的锉针拧制出的螺刃呈高低交错。根管锉侧壁切割能力强,能使根管壁光滑,且带出碎屑能力强,但穿透能力较差。粗的 K 型锉和 H 型锉的切割刃为切削旋制所成,非拧制而成。H 型锉的横断面为逗号形,在根管壁上提拉时,侧壁切割能力强,但旋转穿透力不强,且易折断。鼠尾锉刃端如倒钩髓针,每一圆周有 8 个尖刺,用以侧壁切割效率高,带腐屑能力甚强,但根管壁光滑度较差。

根管扩大器和根管锉的国际标准型号按器械刃端横断面直径的大小分型,并以固定的颜色在器械的塑料柄上标定(表 13-1)。

表 13-1 根管扩大器和锉的国际标准型号

国际标准型号	刃尖端横断面直径/mm	器械塑料柄颜色
6	0.06	粉
8	0.08	灰
10	0.10	紫
15	0.15	白
20	0.20	黄
25	0.25	红
30	0.30	蓝
35	0.35	绿
40	0.40	黑
45	0.45	白
50	0.50	黄
55	0.55	红
60	0.60	蓝
70	0.70	绿
80	0.80	黑
90	0.90	白
100	1.00	黄
110	1.10	红
120	1.20	蓝
130	1.30	绿
140	1.40	黑

5.扩孔钻

扩孔钻(G、P、B-1、D 等型号)种类很多,其柄端同钻针类似,分为手用与机用 2 种。颈部细长,刃部为棱锥形、枣核形,其尖可进入根管口,刃可切割根管口的外缘与侧壁,随着尖刃的探入,根管可逐渐变大成为漏斗状(图 13-4)。

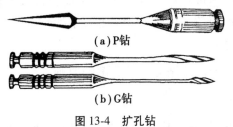

(a)P钻

(b)G钻

图 13-4 扩孔钻

6.螺旋充填器

螺旋充填器的柄同钻针类,可安装在慢速弯机头上使用。工作端为富有弹性的螺旋状不锈钢丝制成(图13-5)。顺时针方向旋转时,可将根管糊剂推入根管。

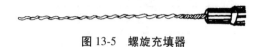

图13-5 螺旋充填器

7.根管充填加压器

有侧方加压器和垂直加压器2种(图13-6),又分别含指持和手持2类。长柄手持器械结构和形状与手用充填器相似,但其工作端细长;短柄指持器械结构、形状、型号大小和柄颜色与根管锉相似。侧方加压器的工作端长而尖细,尖端直径与ISO标准的根管锉相符,并以相同颜色标记器械柄,锥度也为0.02。在根管冷侧压充填时,用于展牙胶尖与根管侧壁间的缝隙,以利牙胶尖成为根管中充填物的主体,并达到三维致密充实的状态。垂直加压器的工作端长而细,前端平,用于垂直向压紧根管内的牙胶。

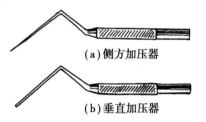

(a)侧方加压器

(b)垂直加压器

图13-6 根管充填加压器

8.测量根管 WL 的标尺

测量根管 WL 的标尺为一段4~5 cm 长的不锈钢制的米突尺,便于消毒(图13-7)。

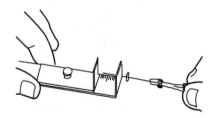

图13-7 测量根管 WL 的标尺

三、操作步骤

根管治疗由根管预备、根管消毒和根管充填三大步骤组成,现代的观念更强调将根管清理、成形、消毒合为一体,强调机械预备和化学冲洗在去除感染目标中的作用;通过严密堵塞根管杜绝再感染。高质量地完成根管预备和根管充填是根管治疗成功的关键,而不合格的根管充填往往是由于根管预备不合格造成的。

根管治疗的临床操作应该严格遵循无痛和无菌的原则。

(一)髓腔进入和初预备

髓腔进入是根管治疗的首要步骤,其目的是获得无阻力进入根管根尖部流畅的直线通道,以利对根管进行彻底的清洁和成形。髓腔进入和初预备包含两层含义,一是由牙冠外部进入髓室,要求能够直接到达、进入根管口;二是髓腔的冠部预备,通过对髓室的初步预备、改形,使清洁、成形根管的器械能够顺畅进入根管。髓腔的冠部预备又称初预备。

　　髓腔进入和冠部预备的关键是入口洞形的设计和便易形的制备。入口洞形的设计依据是髓腔的解剖形态,不同的牙齿应设计不同的入口洞形。洞形轮廓是髓腔外形在冠面的投影,确定各髓角或各根管口在拟进入的牙冠表面(通常是前牙舌面、后牙咬合面)的投影位置,其圆滑的连线即为进入洞口的外形。便易形是为使所有根管口能够直接暴露在直视的入口视野中、根管器械能够无阻挡直线进入根管深部而设计的髓腔入路形态。进入根管的直线通路是指当器械进入到根管时,只有根管壁与器械相接触,入路的其他部分(如髓室侧壁、入口洞缘)均不应阻碍器械的进入。因此,应将洞口敞开,将髓室侧壁修整改形,去除根管口的不规则钙化物,使冠部洞口和根管口形成漏斗形状,入路应预备成自洞口至根管口乃至根管冠段的连续、平滑、流畅的锥体形态,以引导器械顺利进入根管。在制备便易形的过程中,有时需要切割掉一些健康的牙体组织,此时一定要兼顾剩余牙体组织的抗力强度,努力使丧失的牙体组织量达到最小。

　　1.各组牙齿入口洞形和便易形的操作要点

　　(1)上前牙组:一般只有一个根管,髓腔与根管分界不明显,根管较粗大。除侧切牙根尖部向远中或舌侧弯曲外,其余根管大多无明显弯曲。髓角包含在发育叶内。根管的横断面为钝三角形,髓腔膨大部分在牙颈部近舌隆突处。操作时,从舌面窝中央近舌隆突处,垂直于舌面的方向钻入,穿通髓腔后,改成平行于牙长轴方向扩展。

　　①入口洞形。形态:切牙为底朝切缘、尖朝牙颈部的圆三角形,尖牙为椭圆形;部位:舌面窝中央,近远中边缘嵴之间(图13-8)。

　　②便易形。直线进入的阻挡在舌隆突和切缘,操作时可于局部洞缘切槽以适应直线进入。必须仔细去净所有髓腔内容物,包括冠髓、着色牙本质和预备残渣,否则会引起牙齿变色。髓角处组织不能去净是最常见的问题。

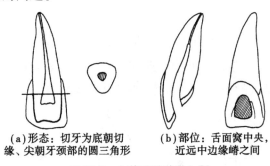

(a)形态:切牙为底朝切　　(b)部位:舌面窝中央,
缘、尖朝牙颈部的圆三角形　　近远中边缘嵴之间

图13-8　上前牙髓腔进入图

　　(2)下前牙组:冠根形状同上前牙组,但体积小,牙齿直立在牙槽窝内,多为单根管,少数下前牙有2个根管。牙颈部的根管横断面近远中径非常窄。操作时,用700号细裂钻从舌面中央平行于牙长轴方向钻入,切勿近远中向偏斜,以免牙颈部侧穿。

　　①入口洞形。形态:椭圆形;部位:舌面窝正中(图13-9)。

　　②便易形。髓腔直线入路的投影穿过切缘,有时甚至投影在切缘的唇侧。所以,入口的唇舌向需有足够的扩展,以形成直线入路,预备时对切缘局部的损伤,可用牙色材料给予修复。

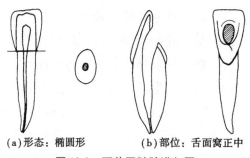

(a)形态：椭圆形　　　　　(b)部位：舌面窝正中

图 13-9　下前牙髓腔进入图

（3）上前磨牙组：牙冠的近远中径于颈部缩窄，牙根颈部横断面呈椭圆形，颊舌径明显大于近远中径。牙根为扁根。上第一前磨牙多为颊舌二根，根分叉位置接近根尖部。上第二前磨牙为一个扁根管。操作时，用细裂钻（700 号）从𬌗面中央钻入，达牙本质后沿颊舌方向移动，从一侧髓角穿入髓腔，再扩向另一侧，注意钻针方向与牙长轴一致。

①入口洞形。形态：长椭圆形；部位：颊舌三角嵴中点之间，咬合面近远中向的中 1/3（图 13-10）。

②便易形。髓腔扁长，入口的颊舌方向注意开够。牙冠颈部缩窄，近远中向宽度仅为牙冠接触区处宽度的 2/3，尤其是近中颈部牙本质壁较薄，应警惕该部位的穿孔。髓顶应去净，不要将 2 个髓角处的穿髓孔误认为根管口。

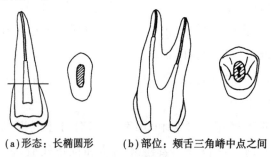

(a)形态：长椭圆形　　　(b)部位：颊舌三角嵴中点之间

图 13-10　上前磨牙髓腔进入图

（4）下前磨牙组：下前磨牙的牙冠向舌侧倾斜，多为 1 个根管，少部分牙有 2 个根管。操作时，从𬌗面中央窝偏颊侧处钻入，以平行于牙长轴的方向颊舌向扩展。

①入口洞形。形态：颊舌径略长的椭圆形或卵圆形；部位：咬合面颊尖至中央沟（图 13-11）。

②便易形。注意钻针钻入的位置要偏颊侧，避免从舌侧穿孔。

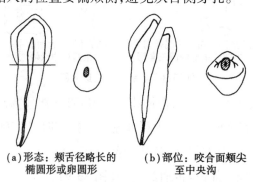

(a)形态：颊舌径略长的
椭圆形或卵圆形　　　(b)部位：咬合面颊尖
至中央沟

图 13-11　下前磨牙髓腔进入图

(5)上磨牙组:上磨牙略向近中倾斜,牙冠颈部的近、远中径缩窄,尤其是远中面向颈部收缩更为明显。有3个根,一般在每个牙根中有1个根管,但近中颊根较扁,有时出现2个根管。颊侧根管较细弯,腭侧根管较粗直。从牙颈部的横断面可见3~4个根管口,排列成三角形或斜方形。操作时,由中央窝钻入,到牙本质后,钻针向颊侧和近中舌尖方向移动,从近中舌髓角进入髓腔,沿各髓角扩展。注意钻针勿向近、远中方向倾斜,避免牙颈部侧穿。

①入口洞形。形态:钝圆的三角形;部位:顶位于腭侧,底边位于颊侧,一腰在斜嵴的近中侧,与斜嵴平行,另一腰在近中边缘嵴内侧,与之平行(图13-12)。

②便易形。去除髓室内的颈部牙本质凸起,形成直线到达各根管口的入路是改组牙初预备的重点。

定位近中颊根的第二根管口(MB_2)是该组牙入路预备的一个难点,MB_2根管口通常位于近中颊根管口(MB)舌侧1.82 mm之处,可将圆三角形顶增宽呈梯形入口使器械更易于查找、发现MB_2根管。定位MB_2的方法:在MB根管口和腭根管口(P)的连线上,由远中颊根管口(DB)向MB-P连线引一条垂线,两线交点的近中即为MB_2根管口的位置区域(图13-13)。

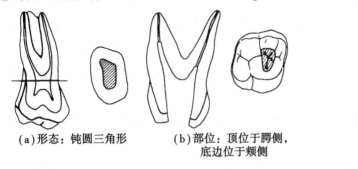

(a)形态:钝圆三角形　(b)部位:顶位于腭侧,底边位于颊侧

图13-12　上磨牙髓腔进入图

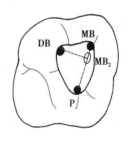

图13-13　上颌磨牙MB_2根管口定位

(6)下磨牙组:下磨牙牙冠向舌侧倾斜,髓腔却偏向颊侧。一般有2个根,即近中根与远中根。近中根较扁,往往含有颊、舌2个根管。远中根较粗,多只有1个粗大的根管,少数病例也有2个根管。下第二磨牙牙根有时在颊侧融合,根管在融合处也彼此通连,在颈部横断面根管呈"C"字形。操作时,由𬌗面中央偏颊侧钻入,沿近、远中和颊舌方向扩展,从一侧髓角进入髓腔,沿各髓角扩展。注意钻入的位置不要偏舌侧,避免发生舌侧颈部穿孔。

①入口洞形。形态:近远中径长,颊舌径短的钝圆角的梯形,其中近中边稍长,远中边稍短,舌侧洞缘在中央沟处;部位:咬合面近远中向中1/3,偏颊侧。

②便易形。去除髓室内的颈部牙本质凸起,形成直线到达各根管口的入路是该组牙初预备的重点。在初始入口完成后,应根据根管口的位置再作便易形的修整。如远中有2个根管,常易遗漏远中颊(DB)根管,DB根管口位于远中(D)根管口的颊侧偏近中。

定位远中根管口时,可在近中两根管的连线中点向远中做垂线或顺着髓室底表面近远中向的暗线向远中探寻,若远中根管口恰好位于垂线之上或暗线的尽头,多数为一个远中根管;若远中根管口偏于垂线或暗线的一侧(多为舌侧),则还应在其对侧(颊侧)找到第四根管口(DB根管)(图13-14)。

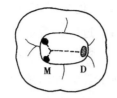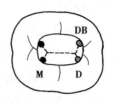

(a)下颌磨牙远中1个根管口　(b)下颌磨牙远中2个根管口

图 13-14　下颌磨牙远中根管口的定位

2.髓腔进入和初预备的操作步骤

(1)确定患牙冠、根、髓腔的解剖位置:通过观察牙冠与牙槽骨的关系和与之相交的角度,确定牙齿的位置。在附着龈上进行扣诊有助于确定牙根的走行。仔细研读术前 X 线片,可估计髓腔的位置、大小、钙化的程度,根管的大概长度和近-远中向的弯曲度。术者通过对上述信息的了解和掌握,用以决定操作时钻针进入的长轴方向和深度。

(2)去除龋坏组织和修复体。

(3)设计入口洞形,穿通髓腔,揭净髓室顶:预备牙本质深洞,一般情况下最好选择在高耸的髓角处穿髓;若遇髓室较小、顶底相近甚至相接,可考虑从对应于最粗的根管口处穿入。穿通髓腔后,可沿各髓角相连的髓室顶线角将髓室顶完整揭除。操作要领是应用钻针侧刃向外提拉式切割牙本质,而非向根尖方向钻磨。揭除髓室顶的同时可去除冠髓。

(4)修整髓室侧壁,形成便易形:前牙主要是去除入口切缘和舌隆突处的阻挡,后牙主要是去除髓室侧壁牙颈部的牙本质凸起,又称牙本质领。髓室内牙颈部的牙本质凸起常常会遮挡住根管口的位置,也妨碍根管器械进入根管。颈部牙本质凸起的大小、厚度通常不会超过 4 圆钻(直径 1.4 mm)的大小。操作仍为向外提拉式动作。

(5)定位根管口:可循着髓室底色素标志查找根管口,也可寻找髓室底颜色有改变或牙本质不规则的迹象,根据这些线索在髓室底根管口的解剖部位稍用力探查能卡住 DG-16 探针针尖的位点,以此确定根管口的位置和分布,通过观察探针进入的角度了解根管的走行方向。当髓腔钙化较重时,定位根管口发生困难时,应加强照明,辅助放大系统,如使用光纤照射仪、放大镜和显微镜,也可通过亚甲蓝染色髓室底,以发现那些未完全钙化的缝隙。

(6)去除根髓:选择与根管粗细相适应的拔髓针,斜插拔髓针至近根尖区(离根尖狭窄部2~3 mm处),作 90°旋转,完整地一次拔除成形牙髓。如果冠髓已经坏死,先将 1%~5.25%次氯酸钠溶液或 2.5%氯亚明置入髓腔,然后再拔髓,从根管口开始分段渐进地除净牙髓,不要一次到达根尖区。根管较细较弯曲时,拔髓针难以到达根尖 1/3 区,可用根管锉插入根管,轻微旋转搅碎牙髓,然后冲洗,反复数次可去净牙髓。

(7)探查、通畅根管,建立根管通路:选用小号 K 锉(08 号、10 号、15 号)在距锉针尖端2~3 mm处预弯,在冲洗液的伴随下自根管口向根管内以 90°~180°轻微往返旋转进入,不要向根尖方向施压,预弯的器械尖端在不断地往返转动进入过程中可以绕过或避开根管壁上的不规则钙化物及台阶,顺利地到达根尖部,建立起根管的通路,为根管预备做好准备。这种用于探查根管的小号 K 锉又称作根管通畅锉。在建立根管通路的操作期间,可伴随使用 EDTA 凝胶或溶液,还要以大量的冲洗液冲洗、充盈髓腔,冲洗液推荐用次氯酸钠溶液。

(二)根管预备

根管预备是采用机械和化学的方法尽可能地清除根管系统内的感染物质,包括牙髓腔内所有的残髓、微生物及其产物以及感染的管壁牙本质,达到清理、成形根管的目的。

对牙髓已遭受不可复性损害的活髓患牙进行根管治疗又称为牙髓摘除术。由于该类患牙的根管深部尚未被感染,预备根管的主要任务是去除根管内的牙髓组织并成形根管,以利根管充填。因此,在临床操作过程中应特别注意避免医源性地将感染带入根管深部。

根尖周病患牙的牙髓多已坏死,根管存在着严重的感染。对这类死髓患牙进行根管治疗,不仅要去除坏死牙髓的残渣,更重要的任务是要去净根管内的感染刺激源,即细菌及其毒性产物。彻底清洁根管系统后,再对根管进行严密的充填,将根管内已减少到很微量的残余细菌封闭在无营养来源的根管中,使之丧失生长繁殖的条件,杜绝再感染发生的机会,从而为血运丰富的根尖周组织行使其修复再生功能提供有利条件,最终达到防治根尖周病的目的。

1.根管预备的原则和标准

(1)应在无痛、无菌的条件下操作,避免医源性的根管内感染或将感染推出根尖孔。

(2)根管预备应局限在根尖狭窄部(即牙本质-牙骨质交界处)以内的根管空间,所有操作必须在准确掌握WL的基础上进行,工作长度是指根管器械进入根管后从牙冠部的参考标志点到达根尖狭窄处的距离。

(3)机械预备前,一定要让化学冲洗液先行进入根管;机械预备过程中,必须伴有大量、频繁的化学冲洗液浸泡、冲洗,同时辅助以化学螯合剂的润滑;机械预备结束后的末次根管冲洗,液量应多于 2 mL。

(4)根管清理、成形的标准:

①根管管径扩大,根管内及根管壁的绝大部分感染物被机械刮除或化学溶解、冲出,去除根管壁上的玷污层。

②根管形成从根管口至根尖狭窄部由粗到细的具有一定锥度的形态。根管的冠1/3部分应充分扩大,以提供足够的空间,利于根管冲洗和牙胶的加压充填。

③保持根管原有的解剖位置和走行,避免出现根管改道偏移、过度切割和侧壁穿孔等并发症。

④保留根尖狭窄部的完整形态,在牙本质-牙骨质界的牙本质侧形成根尖挡,以利根管充填时将主牙胶尖的尖端固位并提供一个在根管内压紧充实根充材料的底托,限制超填。

2.根管预备的操作步骤

根管机械预备的主要技术有步退法、步进法和冠下法,三者对根管分段预备的顺序有所不同(表13-2),但为了有效地实现根管预备的目标,避免预备并发症和器械断离等操作意外的发生,现代的观念更强调将髓室和根管冠部充分预敞,在完全消除来自冠方对器械的阻力后,再行根管根尖部的预备。因此,在临床实际操作中上述各方法的运用也不是截然分开的。

表 13-2　根管机械预备技术

步退法	步进法	冠下法
髓腔初预备通畅根管	髓腔初预备通畅根管	髓腔初预备通畅根管
确定 WL	根管冠 1/2 逐步深入预备	根管冠部预备
根管根尖部预备	确定 WL	确定 WL
根管中部预备	根管根尖 1/2 逐步后退预备	根管中部预备
根管冠部预备		根管根尖部预备

在实施操作前必须拍摄 X 线片,用以辅助诊断和了解根管解剖情况,还作为估计根管 WL 的依据。在完成髓腔进入并初预备到位后,开始进行根管的预备。

(1)确定根管 WL(图 13-15):首先测量术前 X 线片上该牙齿的长度(由切端、牙尖或后牙窝洞边缘的某一点至根尖端),将此值减 1 mm 作为估计 WL。然后将 10 号或 15 号根管锉或扩大器插入根管内,用电阻抗型根尖定位仪测定 WL 时,需保持根管内处于潮湿状态,一边向根尖方向推进器械,一边读取仪器指示盘上的显示,当指示到达根尖狭窄区时,用橡皮止动片标记进入器械在牙冠标志点处的位置。从根管中取出器械,量取器械尖端到止动片的距离,并记录为 WL。还可在根管内插入按估计 WL 标记的诊断丝(X 线阻射的金属根管器械或牙胶尖)拍摄 X 线片,通过测量诊断丝尖端到患牙根尖顶端的距离(d)来确定根管的 WL:如果距离(d)≤0.5 mm,又无根管的 X 线透射影像即诊断丝尖端达根尖狭窄部,则该估计 WL 就是确定的 WL;如诊断丝尖端未达根尖狭窄部,则确定的 WL=估计 WL+d-1.0 mm;如诊断丝超出根尖孔,则确定的 WL=估计 WL-d-1.0 mm;如 X 线片显示患牙根尖硬组织有明显吸收,则 WL=估计 WL-(0.5~1.0)mm。根尖定位仪测定法和根管内插诊断丝拍 X 线片均可定为常规步骤,以确保后续各步顺利进行。在一

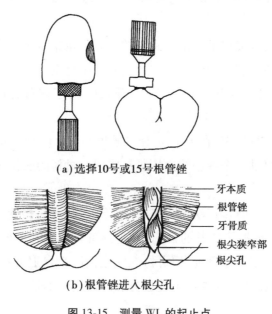

(a)选择10号或15号根管锉

牙本质
根管锉
牙骨质
根尖狭窄部
根尖孔

(b)根管锉进入根尖孔

图 13-15　测量 WL 的起止点

些特殊情况下,可用手感法补充其他方法的不足,有经验的医生在器械无阻力进入根管的条件下,凭手指的感觉可判定器械达根尖狭窄区,器械再进一步深入则出现突破感,若手感法测得的长度与估计 WL 的数值相符,则取该数值为 WL,如两者差异>1.5 mm,则需拍诊断丝 X 线片。手感法往往是不准确的,不能作为常规步骤。

(2)步退法根管预备(图 13-16):

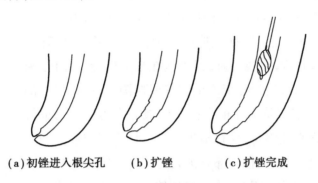

(a)初锉进入根尖孔　　(b)扩锉　　(c)扩锉完成

图 13-16　步退法根管预备的操作步骤

1)形成根尖挡:

①根据根管粗细选择第一支根管锉或称初锉(IAF)或扩大器的型号,即能从根管口顺利插至根尖狭窄部而又不能穿透根尖孔的最大型号的根管器械(如 10 号或 15 号)。

②向根管内滴入冲洗液(如 5.25%次氯酸钠),将初锉插入根管,遇有阻力时,往返<90°旋转推进,到器械上的 WL 标记为止,顺时针方向沿根管壁周缘扩锉以除去根管内淤积的腐物和平整根管壁,然后将器械贴紧一侧管壁向外拉(此即为扩锉的过程),沿管壁四周不断变换位置,重复上述动作。当感觉器械在根管内较松弛后,即根管锉或扩大器进出无阻力时,按顺序换大一号根管锉,按上述动作要领继续扩锉,每次均要求到达 WL,即止于根尖狭窄部,直至较初锉的型号大 3 个型号为止,形成宽于根尖狭窄直径的底托状根尖挡。最后那支全 WL 预备的锉被定为主锉(major apice file,MAF),根管充填时的主牙胶的型号即按 MAF 的大小来选定。

③扩大过程中,每换一型号器械,都必须用前一号锉或初锉进行全工作长度的回锉,并用大量冲洗液冲洗根管,以去除扩锉下来的牙本质碎屑,疏通根管,避免形成牙本质泥堵塞或穿出根尖。例如,用 15 号锉为初锉(initial apice file,IAF),根管预备时则应依次按 15→20→15→25→20/15→30→25/15 号全 WL 预备,每换一号锉均作冲洗,30 号锉为 MAF,主牙胶尖也应选择 30 号。冲洗时,冲洗针头应尽量插入根管深部,但不要卡紧,以提插动作轻柔推入冲洗液,同时让出液体反流的空间。冲洗液可用 2.5%氯亚明,若用次氯酸钠溶液则必须用橡皮障防护。也可用超声波仪清洗根管。

2)步退预备:主锉预备完成后,每加大一个型号时,WL 减少 1 mm,以形成根管根尖部的较大锥度。按这一方法再扩锉 3~4 个型号,即步退 3~4 mm。每增加一号扩锉后,仍用主锉全 WL 回锉,以保持根管通畅和使根管壁光滑。

3)根管冠部的预备:用较根管管径小的扩孔钻开敞根管冠部,只适用于弯曲根管的冠方直线部分的预备。较常使用 2~4 号 GG 钻,以慢速轻巧的提拉方式将根管口和根管的冠 2/3 敞开呈漏斗状。先用 2 号 GG 钻插入根管,深度不超过 2/3 WL;再用 3 号 GG 钻少进入 2~3 mm,最后用 4

号 GG 钻仅作根管口的成形。

（3）弯曲根管的预备：根据 X 线片所示牙根的弯曲程度对所选不锈钢 IAF 进行预弯并将止动片上的标识调整到弯曲内侧位置以指示根管弯曲的方向。根管冠部要作充分的预展，可采用逐步深入的方法，尽量将弯曲拐点冠方的根管预备成直线通路；弯曲下段的扩锉的手法推荐使用反弯锉动法，即根管内的器械向弯曲的相反方向贴壁施力提拉锉动，最好不要旋转器械切割根管壁，避免造成根尖拉开和形成肘部（图13-17）。根尖拉开指在预备弯曲根管时，根管锉在根尖处旋转操作，根管根尖 1/3 处的弯曲被拉直，根尖孔变成泪滴状或椭圆形，造成根尖部根管偏移或根管壁穿孔；肘部是指在根尖拉开的冠方人为造成的根管最窄处，根充时充填材料在此终止，导致根尖部拉开区形成空腔。用不锈钢锉预备超过 25°的弯曲根管，根尖部只扩大到 25 号即可（即 MAF 为 25 号）。

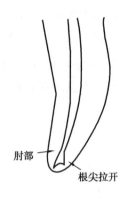

图 13-17　根管预备缺陷：根尖拉开和形成肘部

（4）旋转机用镍钛器械预备根管：旋转机用镍钛器械由于其高柔韧性、高切割效率和良好的生物相容性被越来越多的临床医生所接受。它被设计为从 ISO 标准锥度 0.02~0.12 的大锥度，其操作方法是冠下法根管预备技术的最佳体现：由大锥度锉针先行，在顺序减小锥度的过程中使锉针逐步深入根管，直至到达根尖狭窄部。如先用 30 号 0.06 锥度锉针进入根管，操作长度为 WL-5 mm，预备根管冠 1/2 部分；再用 30 号 0.04 锥度锉针预备根管中下部，操作长度为 WL-2 mm；最后用 30 号 0.02 锥度锉针预备根管根尖部，操作长度为全 WL。目前常见的旋转机用镍钛锉有以下系列：Protaper、HERO、K3 等。术者使用时应按照各系列生产厂家的使用说明进行操作。

旋转机用镍钛器械操作要领如下：

①必须先用手用器械通畅根管，至少要预备到 15 号锉。

②限定马达的扭矩，保持恒定的低速旋转（300~600 r/min）。

③切勿根尖向用力施压，保持外拉手力。

④遇阻力停转不要松脚闸，反转取出锉针，勿硬性拔出。

⑤勿在同一根管深度停留时间过长或反复操作。

⑥以手用器械探查、回锉根管，建立根尖挡。

⑦频繁、大量冲洗根管。

⑧锉针使用前、后必须仔细检查，一旦发现可疑损伤，应立即丢弃、更换；用后应清洁、高温高压消毒，勿超限次使用。

（三）根管消毒

在对活髓牙进行根管治疗时，一般不需要作根管封药，提倡根管预备和根管充填一次完成。

由于大多数感染根管的管壁牙本质小管深处已有细菌侵入，单纯的根管预备有时难以达到彻底清创的效果，因此，有必要在根管中封入有效的抑菌药，以进一步减少主根管和牙本质小管内的细菌数量。临床上，当根管预备质量较高时，也可对感染根管即刻进行充填，但是，在有严重的肿痛症状或活动性渗出时，则应经过根管封药减轻症状后再行根管充填。

根管封药所用药物必须具备确定的抑菌或杀菌效果。否则，在封药期间，根管预备后留存在根管内的残余细菌可大量增殖,再加之洞口暂封材料微渗漏所造成的口腔细菌再度感染根管,使根管内的细菌数量甚至可超过封药前的水平。目前更提倡使用杀菌力强的糊剂,如氢氧化钙糊剂、抗生素和皮质类固醇为主要成分的糊剂、碘仿糊剂等。根管封药一般为7~14天。

(四)根管充填

根管充填是根管治疗术的最后一步,也是直接关系到根管治疗成功与否的关键步骤。其最终目标是以生物相容性良好的材料严密充填根管,消除死腔,封闭根尖孔,为防止根尖周病变的发生和促使根尖周病变的愈合创造一个有利的生物学环境。

严密充填根管的目的:一是防止细菌再度进入已完成预备的清洁根管;二是防止根管内的残余细菌穿过根尖孔进入根尖周组织;三是防止根尖周组织的组织液渗入根管内未充填严密的空隙。渗入根管内的组织液可作为根管少量残余细菌的良好培养基,细菌由此获得营养后大量增殖,构成新的感染源,危害根尖周组织。

根管充填的时机:

①患牙无自觉症状。

②检查患牙无叩痛、肿胀等阳性体征。

③根管内干净,管壁光滑,无渗出,无异味。

临床应用的根管充填方法有许多,目前采用较多的是冷侧压技术。近年新发展了各种热牙胶充填技术,如热牙胶垂直加压技术、热塑牙胶充填技术、Thermafil载核热牙胶技术等。

附:冷侧压技术的操作步骤

(1)用消毒的纸捻或棉捻擦干根管。

(2)按根管预备的情况,选择与MAF相同号数或小一号数的消毒侧压器,在WL-1 mm的位置上用止动片标记,插入空根管时感觉较为宽松,侧压器与根管壁之间有一定的空间。

(3)选择一根与MAF相同号数的ISO标准锥度牙胶尖作为主尖,标记工作长度,在根管内试主牙胶尖,插入主牙胶尖到达WL后有回拉阻力(tug back),即回抽主牙胶尖时有尖部被嗫住的感觉(图13-18)。选择数根与侧压器相同号数或小一号数的牙胶尖作为辅尖。75%乙醇消毒备用。

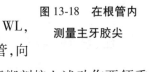

图13-18 在根管内测量主牙胶尖

(4)在根管充填的器械上(光滑髓针、纸捻或根管螺旋充填器)标记WL,将其蘸根管封闭剂或自调的半流动状态的氧化锌丁香油糊剂后插入根管,向根尖部顺时针快速旋转推进至WL,然后轻贴一侧根管壁退出根管,在蘸糊剂按上述动作要领重复2~3次。

(5)将主牙胶尖标记以后蘸糊剂插入根管至WL。

(6)沿主牙胶尖一侧插入侧压器至标记的深度,并将主牙胶尖侧压向根管一侧,保持15 s后左右捻转,同时离开主牙胶尖贴其对侧根管壁取出侧压器。

(7)在侧压器形成的间隙内插入一根蘸有少许糊剂的辅尖,再行侧压并插入辅尖,直至侧压器只能进入根管口2~3 mm不能继续插入辅尖为止。

（8）用烤热的充填器在根管口下方约 1 mm 处切断牙胶尖，再向根方垂直压实根管内的牙胶。

（9）窝洞封以暂封剂。

（10）拍摄 X 线片，检查根管充填的情况。

四、根管充填的标准判断

根管充填后，常规拍摄 X 线片判断根管充填的情况，有以下 3 种表现（图 13-19）。

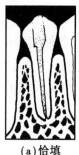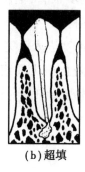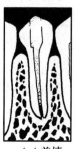

(a)恰填　　　　(b)超填　　　　(c)差填

图 13-19　根管充填的标准判断

1.恰填

根管内充填物恰好严密填满根尖狭窄部以上的空间。X 线片见充填物距根尖端 0.5~2 mm，根尖部根管无任何 X 线透射影像。这是所有患牙根管充填应该达到的标准。

2.超填

X 线片显示根管内充填物不仅致密充盈了上述应该填满的根管，而且超出了根尖孔，充填物进入根尖周膜间隙或根尖周病损区，即所谓的致密超填。一般来说，超填可以引起根管充填术后的并发症，严重者发生急性牙槽脓肿，而且延缓根尖周病变组织的愈合。超填的充填物不能再以非手术的方法由根管取出。但对于仅有少量糊剂的超填，临床是可以接受的。

3.差填或欠填

X 线片显示根管内充填物距根尖端 2 mm 以上，根尖部根管仍遗留有 X 线透射区。还有一种更糟糕的情况是超充差填，即根管内（尤其是根尖处）充填不致密，有气泡或缝隙，同时又有根充物超填进入根尖周组织。上述根管充填结果均不符合要求，应该取出充填物，重新作根管的预备和充填。

五、注意事项

1.根管预备前

应检查根管治疗器械有无易折断的迹象，如工作刃螺纹松解或旋紧、90°角的弯痕、局部闪点、锈蚀等，如有则不能使用。注意器械的消毒。

2.根管预备时

患者体位应根据牙位调整适宜。操作时应使用橡皮障隔离装置。无条件用橡皮障的初学者，在使用根管器械时必须拴安全丝，根管器械在根管内时，术者的手指切勿离开器械柄，以防器械脱出而误吞、误吸。

3.较大的根尖囊肿

拟做根尖手术的患牙,可于术前即刻行根管预备及根管充填;如囊液过多难以完善根管充填,可于手术过程中作根管充填。

六、术中或术后并发症及其处理

1.根管锉或扩大器滑脱

每次使用根管器械时,术者首先要时刻提防其滑脱和误吞。当器械滑脱于口腔中时,术者不要慌张,将手指放入患者口中,务必不要让患者闭嘴,用镊子安全取出即可。如果滑脱在舌体人字缝前后,应立即使患者的头低垂,同时术者的工作手指绝不要离开患者的口腔,用示指轻压患者舌根以利器械自行掉出口外。

2.根管器械误吸、误吞

器械如掉入呼吸道,患者会感到憋气难忍,应立即送耳鼻喉科急诊,用气管镜取出异物。器械误入消化道时,患者无明显不适,应立即送放射科透视,以确定器械位于消化道内的部位,并住院密切观察。记录患者既往消化道疾病史,查大便隐血,同时大量进食多纤维的蔬菜和滑润食物,如韭菜、芹菜、木耳、海带等,禁忌使用泻药。每天透视一次,追踪器械在消化道的移动去向。如有大便应仔细查找,必须在粪便中找到误吞的器械并请患者看后为止。应用橡皮障隔离法可预防其发生。

3.根管内器械断离

一旦发现器械折断,首先应拍摄 X 线片,确定断离器械停留的部位。如断离器械在根管内,未超出根尖孔,如能用较细的根管器械绕过断离器械,形成旁路,根管仍然通畅,可继续完成根管治疗,定期复查;如断离器械卡在根管内并堵塞住根管,可转诊到牙髓专科使用显微超声技术试行掏取;如断离器械位于弯曲根管的根尖部甚或超出根尖孔,很难取出,但若此时根管已经清创较为干净,则可继续于断离器械的冠方完成根管治疗,术后予以观察,必要时可考虑做根尖手术;如折断器械较长而根管又不通畅,根尖无病变者可作氢氧离子或碘离子导入后塑化治疗,定期观察;根尖有病变者可行倒充填术;磨牙个别根管手术如有困难,则可做截根术或半根切除术。

4.髓腔或根管壁侧穿

穿孔部位于龈下时,可在显微镜下用三氧化矿物盐聚合物(mineral trioxide aggregate, MTA)修补穿孔。前牙也可在根管治疗完成后做翻瓣手术,选用 MTA、氧化锌丁香酚基质的材料(如 IRM、super EBA)、复合树脂或银汞合金等材料修补穿孔。后牙根分叉处穿孔时,如穿孔直径 < 2 mm 又不与龈袋相通,也可选用 MTA 修补,或由髓腔内放氢氧化钙制剂后用玻璃离子水门汀封闭穿孔;如穿孔过大,结合牙冠龋坏情况做截根术或半切除术。如在根管中、下部侧穿,则在急性炎症控制后做常规根管充填即可。

5.根管充填后疼痛

结合病史和 X 线片所见,仔细分析引起疼痛的可能原因,加以不同处理。

(1)若根管充填后有较轻疼痛和叩痛,可不做处理,待其自行恢复。

(2)外伤冠折患牙、根尖完好而有疼痛者,可做理疗。

（3）感染根管或同时有根尖病变患牙根管充填完善或超填者,如出现疼痛,不必取出根管内充填物,可做理疗,同时服用消炎药和止痛药。

（4）个别的超填患牙有较长时期疼痛,上述各种处理后不见缓解者,可考虑做根尖搔刮术。

6.根管清创充填

均完善而远期疗效不良者,应追查全身疾病背景,检查殆关系。必要时考虑根尖手术;如预后不佳,手术有困难时则应拔除患牙。

七、术后组织反应与疗效判断

拔除活髓时,根髓多在根尖狭窄附近撕断,组织断面出血并有血凝块形成,开始有炎症反应,白细胞渗出并以吞噬活动清除撕裂面上的坏死组织。3~4 天后,创面的渗出停止,来自周围组织的成纤维细胞和其他细胞移入血块,血块机化变成肉芽组织,再转化为纤维结缔组织,分化出成牙骨质细胞,在根面沉积牙骨质,最终封闭根尖孔。有时纤维组织也可变为瘢痕组织,称为瘢痕愈合。

慢性根尖周炎时,在根尖周形成炎性肉芽组织,但经过完善的根管治疗后,根管内感染已消除,病变区便可以恢复。先是炎症成分被吞噬细胞移去,肉芽组织逐渐纤维化。纤维成分逐渐增加,细胞和血管逐渐减少,并在近牙骨质面分化出造牙骨质细胞,在根面逐渐沉积牙骨质;而在近骨面则分化出成骨细胞,在接近破坏的骨面形成骨质,逐渐将破坏区的骨质修复并形成硬骨板,此为理想的愈合。有时,增宽的牙周膜间隙中为瘢痕结缔组织,这也是根尖周病变愈合的一种形式。

慢性根尖周炎病变区的愈合需要数月至数年之久:年轻人修复能力强,可在数月中见到骨质新生;成年人则需要较长的时间,有时需要 2~5 年才能完全由骨质修复根尖病变的破坏区。

根管治疗后 2 年复查病例,如患牙无自觉症状,功能良好;临床检查正常,原窦道闭合,X 线片见根尖周组织正常,原病变区消失或是根尖牙周膜间隙增宽,硬骨板白线清楚,均为治疗成功的病例。如果要观察病损愈合的动态变化,可分别于术后 3 个月、6 个月、1 年、2 年复查病例,观察上述各项指标。

第三节　牙髓塑化治疗

一、概述

牙髓塑化治疗是将处于液态未聚合的塑化剂导入已基本去除牙髓的根管内,塑化剂渗入侧副根管和根管壁的牙本质小管内,在形成酚醛树脂聚合物的过程中将根管系统内剩留的感染物质及残髓组织包埋,凝聚后变为无害物质并严密封闭根管系统,达到消除病源、防止根尖周炎发生或治愈根尖周病损的目的。

二、适应证

(1)成年人后牙不可复性牙髓炎、残髓炎、牙髓坏死。

(2)后牙急性根尖炎消除急性炎症后;有瘘或无瘘型慢性根尖周炎而根尖孔未吸收破坏的患牙。

(3)根管内器械断离,不能取出而又未出根尖孔的患牙。

(4)老年人已变色而根管又过分细窄的上述患病前牙。

三、塑化剂的配制与理化生物学性质

目前采用的塑化剂为甲醛配制的酚醛树脂。酚醛树脂聚合(凝固)反应的时间受以下因素影响:

①酚和醛的体积比例:醛占比例过大,凝固时间延长。

②氢氧化钠(催化剂)体积比例大则凝固快。

③温度(室温)高则凝固快,故在小而深的、不易散热的容器中凝固较快,浅碟状易散热的容器中则凝固较慢。

④与配制的总体积有关,体积大,凝固较快。

与牙髓塑化治疗原理有关的酚醛树脂的性质有以下几点。

1.对组织的塑化作用

酚醛树脂可以渗透到生活组织、坏死组织及组织液中,与组织一起聚合,成为酚醛树脂与组织的整体聚合物。镜下见组织和细胞保持原来的形态,但分不出酚醛与组织的界限。组织液与酚醛树脂混合时,也能聚合,但塑化剂的体积必须超过被塑化物质的体积方能塑化。

2.抑菌作用

酚醛树脂在凝聚前和凝聚后均有较强的抑菌作用,塑化后数月的牙髓也仍有抑菌作用。

3.渗透作用

酚醛树脂在未聚合时,渗透性较强,可以渗透到残髓组织中、侧支根管和牙本质小管中(达管壁1/3至全长)。

4.体积改变

酚醛树脂凝固后在密封的环境中不发生体积改变。但若暴露于空气中则可逐渐失水,从树脂中心部出现裂缝,向根管壁方向收缩。

5.刺激作用

酚醛树脂凝固前对组织有刺激作用,对软组织也有腐蚀性,因此,在塑化治疗的操作过程中要防止塑化剂对黏膜的灼伤,避免将塑化剂压出根尖孔。

6.无免疫源性

临床条件下,酚醛树脂的应用不会引起系统性免疫反应。

7.无致癌性

遗传毒理学3种短期致突变筛检试验的结果显示,基因突变、DNA损伤和SOS反应均为阴性,初步预测酚醛树脂为非致突变、非致癌物。

四、操作步骤

(1)开髓、去髓室顶、尽量去除牙髓和根管内感染物:牙髓炎患牙可使用失活法,失活剂以金属砷封药2周为宜;也可在局部麻醉下一次拔髓后完成下一步塑化操作,若拔髓后出血较多,应先予以止血或行髓腔封樟脑酚(camphor phenol, CP)棉球,3~5天后再次就诊完成塑化。

根尖周炎患牙,如叩诊疼痛,根尖部牙龈扪痛、红肿,或根管内渗出物较多,应先行应急处理,待急性症状消除后经髓腔封甲醛甲酚(formaldehyde cresol, FC)棉球再进行下一步骤塑化;慢性根尖周炎患牙也可在髓腔封FC棉球无症状后再行塑化。

(2)隔湿,在消毒液伴随下通畅根管,但不要扩大根管,对根管的要求仅为能用15号或更小号根管器械通畅到达近根尖处。操作过程中尤忌扩通根尖孔。干燥髓腔,较粗大的根管应擦干根管。原龋洞位于远中邻面牙颈部,龈壁较低者,为了防止塑化剂流失灼伤软组织,需用较硬的氧化锌丁香油糊剂做出临时性的远中壁(假壁)。

(3)用镊子尖端夹取塑化剂送入髓腔,也可用光滑髓针或较细的根管扩大器蘸塑化剂直接送入根管内,伸入至根尖1/4~1/3处,沿管壁旋转和上下捣动,以利根管内的空气排出及塑化剂导入。然后用干棉球吸出髓腔内的塑化剂。重复上述导入过程,如此反复3~4次即可。最后一次不要再吸出塑化剂。

(4)以氧化锌丁香油糊剂封闭根管口,在糊剂上方擦去髓腔内剩余的塑化剂。擦干窝洞壁,用磷酸锌水门汀垫底,做永久充填。如需观察或窝洞充填有困难,可于塑化当日用氧化锌丁香油糊剂暂封,过1~2周就诊,无症状后,除去大部分暂封剂,做磷酸锌水门汀垫底及永久充填。

五、术中和术后并发症及其处理

1.塑化剂烧伤

塑化剂流失到口腔软组织上或黏膜上,颜色改变、起皱,应即刻用干棉球擦去流失的塑化剂,并用甘油棉球涂敷患处。

2.根尖周炎

因塑化剂少量出根尖孔引起的化学性根尖周炎常于塑化后近期发生。患者叙述该牙持续性痛,不严重,轻度咀嚼痛。检查有轻度叩痛,但牙龈不红,无扪痛。同时还应检查充填物有无高点,适当地调殆观察而不做其他处理;如疼痛较重,可用小剂量超短波处理,同时口服消炎止痛药。

如因治疗时机选择不当,感染未除净或器械操作超出根尖孔所致的急性根尖周炎,则疼痛较重,牙龈红肿、扪痛或已有脓肿形成,应按急性根尖周炎处理。同时应重新打开髓腔,检查各根管的情况,是否有遗漏未做处理或塑化不完善的根管等。待急性炎症消退后,分别视情况重做治疗。

3.残髓炎

塑化治疗后近期或远期均可出现,多为活髓拔髓不充分或遗漏有残余活髓的根管未做处理或塑化不完善。须打开髓腔,仔细找出有痛觉的根髓,拔髓后再做塑化治疗。

4.远期出现慢性根尖周炎

X线片出现根尖周X线透射区或原有病损区扩大,出现窦道或原有窦道未愈合。除因为遗漏根管未做处理或塑化不完善以外,还可能因原根尖周炎症造成根尖孔有吸收、破坏,致使塑化剂流失,根尖部封闭不严密,感染不能控制。依根尖孔粗细决定再治疗方法:根尖孔粗大的患牙,改做根管治疗,必要时做根尖手术治疗。

六、术后组织反应与疗效判断

根管内残髓组织被塑化,以及塑化剂限制在根尖孔内时,与其邻近处的牙周膜内早期有轻度炎症细胞浸润,并有含酚醛树脂颗粒的吞噬细胞。3个月后,炎症细胞逐渐消失,原炎症组织被正常的结缔组织代替,根尖孔附近有牙骨质沉积,组织修复过程与成功的根管充填后相似。但若未被塑化的残髓较多,或塑化剂未达到根尖1/3部分,则可出现残髓炎或根尖周炎,导致治疗失败。

如果少量塑化剂超出根尖孔,根尖周部分组织被塑化,其外围组织出现局限性的化学性炎症反应。3~6个月后炎症逐渐消退,9~12个月后开始修复。延缓了根尖周组织的修复过程。

牙髓塑化治疗后2年复查,如果患牙无自觉症状,功能良好;临床检查正常,原有窦道消失;X线片见根尖周组织正常,原根尖周病损消失,或仅有根尖周牙周膜间隙增宽,硬骨板清晰,根周牙槽骨正常,则为治疗成功病例。

如果要观察根尖周组织病损修复的动态过程,可在术后3个月、6个月、1年、2年分别复查患牙。在术后3~6个月时,如果临床无明显症状,但X线片却发现根尖周病变较术前似有扩大,这不一定表明病变在发展,可能是根尖周组织对溢出根尖孔的塑化剂的反应。应该继续观察,部分病例的根尖周病损可能以后仍会逐渐缩小,直至消失。

第四节　牙体牙髓病常用药物

一、氟化物制剂

氟化物制剂的应用是口腔医学领域的重大进展,在防龋、脱敏等方面应用极广。氟化物的作用包括:

①抑制致龋菌生长。

②减少牙菌斑内酸的形成。

③降低釉质的溶解度。

④促进脱钙釉质的再矿化。

氟化物控制在一定浓度和剂量时对防龋有效。如果剂量或浓度过大,则可引起氟中毒。氟为细胞原浆性毒物,当使用剂量过大、浓度过高或使用不慎时,将给机体造成严重后果。

6~8 mg/kg(体重)的氟,即可致人死亡。曾有报告,一次口服100 mg,即导致急性氟中毒。儿童急性氟中毒剂量为2 mg/kg体重,婴儿期用量达1 g的氟化钠,可危及生命安全。长期摄入过量的氟,可致机体发生慢性氟中毒。

急性氟中毒极少见,可引起急性肠胃道刺激症状;氟与血清钙结合可形成不溶性的氟化钙,造成肌肉痉挛、虚脱和呼吸困难等;慢性中毒可影响牙齿、骨或其他组织。饮水中加氟含量为2~4 mg/L时可能引起氟牙症;4~14 mg/L时可引起氟骨症、佝偻病、贫血和关节病变等。所有这些都说明在饮水中加适量氟化物或用氟化物通过其他途径来防龋,只要应用得当,是不会引起多大不良反应的。氟化物的联合使用,既可降低局部氟的使用量,又可提高防龋效果,是值得提倡的防龋手段。

二、脱敏制剂

1.极固宁

阿尔法韦士曼制药公司产品,包装:2×7 mL 瓶/盒。

(1)主要成分:绿瓶内为液体1(无色):含磷酸钾、碳酸钾、羟苯甲酯钠、无离子水;橙瓶内为液体2(无色):含氯化钙、氯化锶、苯甲酸钠、无离子水。极固宁具有双重脱敏作用:

①深度封闭牙本质小管。

②抑制牙神经纤维的去极化作用,阻止刺激的传播。

(2)适应证:

①深龋的洞衬患者。

②桩核预备时牙本质暴露患者。

③嵌体预备时牙本质暴露患者。

④牙颈部缺损或酸蚀患者。

⑤牙龈退缩和釉质-牙骨质界暴露或牙颈部根面外露。

⑥口腔保健前后使用(如刷牙、漂白牙齿等)。

(3)使用方法:

①用消毒剂清洁治疗面,用气枪仔细吹干约10 s。

②用小刷子或小海绵将液体1涂擦于干燥面上约10 s。

③立即用同种方法涂擦液体2。

④对于非常敏感的患者需重复治疗2次。

(4)注意事项:不要将2种液体混合,这将使材料失效。目前尚无明显禁忌证和不良反应,但仅供专业使用。室温下(24 ℃)保存,保存时盖紧瓶盖。

2.GLUMA 脱敏剂

1×5 mL/瓶,为贺利氏古莎公司生产。

(1)主要成分:1 000 mg GLUMA 脱敏剂含361 mg 2-羟乙基甲基丙烯酸酯;51 mg 戊二醛;无离子水。

(2)适应证:消除暴露的牙颈部的过敏症状;减轻和预防因牙本质预备而引起的牙齿过敏

症状。

（3）方法：

①清洁牙齿，冲洗干燥，有效隔离。

②蘸少量 GLUMA 脱敏剂涂布于过敏牙齿表面，然后保持 60 s。

③用气枪轻轻吹干牙面，使液体薄膜消失，牙齿表面不再发亮，水冲洗。

④可重复做 2 次。

3.Seal & Protect

1×45 mL/瓶，为 Dentsply 公司生产。

（1）主要成分：二甲基或三甲基丙酸酯、PENTA、功能性无定型硅、光引发剂、稳定剂、十六胺氢氟酸、三氯苯氧氯酚、醋酮酸。

（2）适应证：牙齿过敏患者；洞衬。

（3）使用方法：

①清洁牙齿，冲洗干燥，有效隔离。

②蘸足量 Seal & Protect 液，涂布于过敏牙面 20 s。

③气枪吹去溶剂。

④光固化 10 s。

⑤再次涂布 Seal & Protect 液，即刻用气枪吹干。

⑥光固化 10 s。

（4）禁忌证：对脱敏剂中任何一种成分过敏的患者、牙髓炎患者。

三、水门汀类制剂

1.氢氧化钙

（1）种类：氢氧化钙通常有粉液剂型和双糊剂型 2 种。组成中的氢氧化钙是材料的活性成分，为碱性，具有杀菌和促进牙本质中钙沉积作用，氧化锌具有弱收效和消毒作用，二氧化钛是惰性填料，硬脂酸锌是固化反应加速剂，钨酸钙具有 X 线阻射能力。

（2）凝固原理：粉剂与液剂或 A 糊剂与 B 糊剂调拌后发生螯合反应，最后形成水杨酸 β-丁醇酯与 Ca^{2+} 的螯合物，并包裹过量未反应的 $Ca(OH)_2$ 及其他物质。此反应速度极慢，加入微量硬脂锌或水分能使其在数分钟内凝固。

（3）性能：

①强度。氢氧化钙水门汀凝固后的强度较低，其抗压强度为 6~30 MPa，直径抗拉强度为 10~31 MPa，因此，用它垫底时，需做二次垫底。

②凝固时间。在室温下及 80%湿度下，凝固时间为 3~5 min，调拌好后，在口腔潮湿环境中能加速其凝固。粉液剂型的材料极易受空气湿度影响，湿度大凝固速度快，湿度小凝固速度慢。双糊剂型受影响较小。

③溶解性。可溶于水、唾液中，在水中可逐渐崩解。接触 37%磷酸溶液 60 s，溶解值为 2%~3%。将该材料浸入水中 1 个月，溶解值为 28%~35%；浸入水中 3 个月，溶解值为 32%~48%。

④抗菌性。氢氧化钙水门汀具有强碱性,对龋坏牙本质的细菌有一定的杀菌及抑菌作用。可杀死及抑制龋洞中或根管中残留的细菌。

⑤对牙髓的影响。由于该水门汀的强碱性,用它进行深洞垫底时,初期水门汀对牙髓产生中等程度的炎症反应,以后逐渐减轻,并有修复性牙本质的形成。用该材料盖髓时,最初使与材料接触的牙髓组织发生凝固性坏死,坏死区域下有胶原屏障形成。以后胶原矿化,有骨样组织和前期牙本质样的组织形成,最终形成修复性牙本质。实验证明,氢氧化钙具有促进牙本质和牙髓的修复反应,可诱导龋坏牙本质再矿化,促进牙本质桥的形成。

(4)临床应用:

①盖髓剂。包括间接盖髓剂或直接盖髓剂。

②根管消毒剂。可作为根管消毒剂,通常使用粉液剂型,呈稀糊剂状,易取出。

③根管充填剂。用氢氧化钙水门汀充填根管,可以早期诱导根尖封闭,在根尖孔形成骨样组织及钙化区域,而且根尖周的炎症也较轻。

④牙本质脱敏。可用于牙颈部及根面的脱敏,其可能的原理有 3 个:阻塞牙本质小管;矿化作用;刺激继发性牙本质的形成。应用时,将调和好的氢氧化钙水门汀黏附于过敏处,任其自然脱落。

2.氧化锌丁香油水门汀(ZOE)

(1)主要成分:氧化锌丁香油水门汀由粉、液两部分组成。

(2)凝固机制:粉剂与液剂混合后发生螯合反应,最后生成无定形的丁香酚锌的螯合物,反应极缓慢,约 12 h,加入微量醋酸盐能使其在数分钟内初步结固。已结固的水门汀中,含有未反应的氧化锌、松香等,它们被螯合物形成的基质所包埋。

(3)性能:

①强度。强度比较低,普通型的抗压强度为 25~35 MPa,不足承受咀嚼力,故用其作基底时,尚需在其上垫一层磷酸锌水门汀。增强型的抗压强度较高,为 45~55 MPa。我国医药行业标准规定,氧化锌丁香油水门汀的抗压强度应不低于 25 MPa。

②凝固时间。凝固时间为 3~10 min,调和后在口腔潮湿环境中能加速其凝固。

③溶解性。可溶于水、唾液中,在水中的溶解性较高,仅次于氢氧化钙水门汀,主要是由于丁香油的析出。但是,氧化锌丁香油水门汀在凝固过程中体积收缩小(0.1%),短期内与洞壁的密合度是基底料中最好的,故常用它作为暂封材料使用。

④对牙髓的影响。在基底材料中,对牙髓刺激性最小,并具有安抚、抗炎、抑菌作用,能保护牙髓免受磷酸锌类水门汀及热、电的刺激,因此,常用作接近牙髓的深洞基底料以及根管充填材料。氧化锌丁香油水门汀还可用于小穿髓点的盖髓。

(4)适应证:主要用于接近牙髓的深洞基底料、意外穿髓的盖髓剂、暂封材料、根管充填材料及牙周术后的牙周敷料,也用作暂时冠、桥的封固材料。

3.玻璃离子体水门汀(glass ion cement, GIC)

GIC 是 20 世纪 70 年代初问世的一种新型水门汀类材料,是在聚羧酸锌水门汀的基础上发展起来的。由于其独特的美观性能和黏结性能,GIC 一经问世便引起广泛注意,在随后的近 30 年间得到迅速的发展。目前临床上可选择的 GIC 种类较多,应用范围也较最初有了很大的扩大。

(1)种类:

①国际标准化组织(International Organization for Standardization, ISO)根据用途将 GIC 分为 3 型,Ⅰ型用于冠、桥、嵌体等固定修复体的黏固,Ⅱ型用于牙体缺损的修复,Ⅲ型用于洞衬及垫基底。

②根据剂型可分为粉液型、粉液胶囊型、单粉水硬型和单糊剂型。

③根据固化方式可分为一般酸碱反应固化型和光固化与酸碱反应固化双重固化型。

④根据树脂改性情况可分为一般 GIC(即粉液型酸碱反应固化 GIC)、粉液型光固化 GIC(光固化与酸碱反应双重固化型,又称树脂增强 GIC)和复合体(单糊剂型光固化 GIC,又称聚酸改性复合树脂)。

(2)主要成分:传统的 GIC 为粉液剂型。粉剂为氟铝硅酸钙玻璃粉,液剂为聚丙烯酸或聚丙烯酸与依康酸共聚物的水溶液,其浓度一般不超过 50%,此外,液体中还加有少量的酒石酸,以改善其操作性能和凝固性能。与聚羧酸锌水门汀相似,聚丙烯酸可做成粉状,与铝硅酸钙玻璃粉混合,使用时与水混合即可,此为单粉剂型 GIC。

光固化 GIC 是一种树脂改性产品,可以是粉液型,也可以是单糊剂型。粉液型产品的粉剂主要是氟铝硅酸钙玻璃粉,并含有聚合反应促进剂(有机叔胺)。液剂主要是具有多个羟基的甲基丙烯酸酯、甲基丙烯酸 β-羟乙酯、光引发剂和水。这类产品既具有复合树脂的一些特点,又具有 GIC 的一些特性,被称为聚酸改性复合树脂,又称复合体。

(3)性能:

①色泽。与聚羧酸锌水门汀相比,由于选用了玻璃粉,GIC 凝固后具有半透明性,色泽也与牙齿相似,可以作为前牙牙体缺损修复。光固化 GIC 可提供多种不同颜色的材料供选择,可使修复体颜色与牙齿颜色更加匹配,达到美观修复的目的。一般的粉液型 GIC 凝固后,材料中含有较多的气泡,不易抛光,容易黏附色素,影响美观。单糊剂型材料含气泡较少,抛光性明显改善,尽管如此,这类材料仍易受咖啡、茶等染色。

②粘接性。一般的 GIC 与釉质的粘接强度为 30~50 MPa,与牙本质的粘接强度为 20~40 MPa。光固化 GIC 与釉质的粘接强度可达 60 MPa,与牙本质的粘接强度可达 55 MPa,使用表面处理剂后,与釉质的粘接强度可达 100 MPa,与牙本质的粘接强度可达 75 MPa。由于材料中加入了带有羧基的树脂单体成分,粘接时又使用底涂剂及粘接剂,单糊剂型光固化 GIC(复合体)与牙釉质的粘接强度可达 10~17 MPa,与牙本质的粘接强度可达 7~12 MPa。

③吸水性及溶出性。一般 GIC 在凝固过程中有较强的吸水性,吸水后材料呈白垩状,溶解性增加,容易被侵蚀。只有在凝固后才具有良好的强度和低溶出率,所以,临床上充填牙齿后,一般需在材料表面涂一层保护剂,以防凝固过程接触水分。一般的 GIC 水中吸水率(6 个月)为 5%~9%,溶出率为 0.07%~0.35%。粉液型光固化 GIC 在浸水后早期吸水率较大,7 天吸水率可达89%,6 个月吸水率为93%。单糊剂型光固化 GIC 吸水率较小,6 个月吸水率为30%。GIC 吸水后体积膨胀,能补偿固化过程中的体积收缩,提高修复体的边缘密封性能。

④强度。一般的 GIC 在凝固后 1 h,抗压强度可达 100~140 MPa,24 h 后可达 140~200 MPa,

完全凝固(数天)后强度达到最大。光固化 GIC 24 h 抗压强度可达 200~300 MPa,尤其是单糊剂型强度最好。复合体的力学性能处于 GIC 和复合树脂之间。

⑤凝固特性。一般初步凝固时间为 25~60 min,24 h 后初步完全固化,7 天后达到完全固化。由于引入了光固化树脂成分,光固化 GIC 早期固化程度高,强度好,不怕水。

⑥边缘封闭性。由于 GIC 吸水后有一定的膨胀以及对牙齿有一定的化学粘接性,该材料的边缘封闭性较好,优于磷酸锌水门汀,其中光固化 GIC 优于一般的 GIC,尤其以单糊剂型 GIC 边缘封闭性能最好。

⑦牙髓刺激性。与聚羧酸锌水门汀相似,GIC 的牙髓刺激性很小。在保留牙本质厚度 ≥ 0.1 mm 时,该材料对牙髓几乎无刺激作用。

⑧防龋作用。现在的 GIC 大多含有氟化物,在口腔唾液中能缓慢释放氟离子,这也是该材料的优点之一。所释放的氟离子可与紧邻的牙齿硬组织中的羟基磷灰石中的羟基进行交换,提高牙齿硬组织中的氟含量,从而提高牙齿的抗龋能力。

(4)临床应用:Ⅰ型 GIC 主要用于冠、桥、嵌体等固定修复体的黏固,Ⅱ型主要用于牙体缺损的修复,如乳牙的充填修复、恒牙颈部楔状缺损的修复及 Ⅴ、Ⅳ 类洞的充填修复,Ⅲ型主要用于洞衬及垫基底。用 GIC 垫底,一般只需垫一层即可。光固化 GIC 可用于楔状缺损,Ⅲ类洞,Ⅴ类洞,儿童的 Ⅰ、Ⅱ类洞及桩核修复。单糊剂型光固化 GIC 可用于楔状缺损、Ⅲ类洞、Ⅴ类洞、小Ⅰ类洞及儿童的 Ⅰ、Ⅱ类洞修复,不能用于恒牙咬合面较大面积缺损修复。在 GIC 中混入银合金粉可以显著增强 GIC 的强度,可用于后牙咬合面小缺损及桩核修复,由于呈银灰色,该材料的应用范围受到限制。

四、酚制剂

1.樟脑酚

主要由樟脑、酚和乙醇配制而成,为白色晶体,味臭,轻度挥发,微溶于水,易溶于乙醇、乙醚中。本制剂镇痛性能较好,渗透力较强,腐蚀性和防腐蚀性能均较低,主要用于窝洞和根管轻度感染的消毒以及牙髓安抚剂等,作为局部封药使用。

2.木馏油

为多种酚类的混合物,包括愈创木酚、木馏酚、甲酚等,淡黄色,味异臭,易溶于乙醇、乙醚氯仿等。具有酚类的抗感染作用,防腐、消毒、轻度镇痛和除臭功能,遇脓、血、坏死组织时仍有消毒作用。常用于根管消毒。

3.麝香草酚

无色或白色结晶体粉末,具特异芳香,难溶于水,易溶于乙醇、乙醚氯仿。对真菌和放线菌有较强的杀菌作用,杀菌作用比苯酚强 30 倍,而毒性则为苯酚的 1/10,对革兰阴性菌作用较弱,主要用于窝洞和根管消毒剂。

五、牙髓失活剂

1.多聚甲醛失活剂

为甲醛的聚合物,为白色结晶体,常温下缓慢挥发甲醛,具有较强的杀菌力,渗透性较好,作用持久,对组织刺激性较小。多聚甲醛的主要成分为多聚甲醛、适量的表面麻醉药(如可卡因、丁卡因等)、氮酮。

(1)方法步骤:对需做牙髓失活的牙髓病患者,在露髓的牙髓表面,放置4~6号球钻大小的多聚甲醛失活剂,以丁香油水门汀暂时封闭窝沟,一定时间后复诊抽出牙髓。

(2)牙髓失活作用:多聚甲醛失活剂由于没有砷失活剂剧烈的不良反应,失活作用缓慢且较安全,习惯上常用于乳牙的牙髓失活,又称乳牙失活剂。用于恒牙时效果常不稳定,有时需再次封药。谢欣梅研究报告:经过改进后的失活剂,其可靠性与砷制剂基本相似,且可失活整个牙髓。

2.蟾酥制剂

于20世纪末开始用于无痛切髓,主要成分:蟾酥700 mL/L乙醇提取物粉与可卡因按2∶1质量比混合后,加入适量950 mL/L乙醇、甘油(1∶1)调制成膏状。

(1)操作方法:暴露穿髓点,取5号球钻大小药物置于穿髓点,暂封约1 h后去除封药,揭髓室顶,切除冠髓或同时拔除根髓,清理髓室,行干髓术一次法或去髓术。

(2)牙髓失活作用:蟾酥制剂能够用于快速无痛切髓的机制可能是由于蟾酥内含有作用较强的局部麻醉成分——脂蟾毒配基类物质。其中,蟾毒灵的表面麻醉效力为可卡因的近90倍。由于该类物质在其麻痹作用发生前有一定的刺激,可引起组织疼痛反应,故在蟾酥制剂内加入一定量的可卡因,以减少该刺激引起的疼痛反应。

第十四章

牙龈疾病

第一节 菌斑性龈炎

一、概述

菌斑性龈炎在牙周病国际新分类(1999)中归属牙龈病中的菌斑性龈病类,本病在过去被称为慢性龈炎、慢性龈缘炎、单纯性龈炎等。牙龈的炎症主要位于游离龈和龈乳头,是牙龈病中最常见的疾病,简称牙龈炎。世界各地区、各种族、各年龄段的人都可以发生。在我国儿童和青少年中的患病率为70%~90%,成人的患病率达70%以上。几乎每个人在其一生中的某个时间段都可发生不同程度和不同范围的龈炎。该病的诊断和治疗相对简单,且预后良好,但因其患病率高,治愈后仍可复发。相当一部分的龈炎患者可发展成为牙周炎,因此,预防其发生和复发尤为重要。

二、病因

菌斑性龈炎是慢性感染性疾病,主要感染源为堆积在牙颈部及龈沟内牙菌斑中的微生物。菌斑微生物及其产物长期作用于牙龈,首先导致牙龈的炎症反应,继而引起机体的免疫应答反应。因此,菌斑是最重要的始动因子,其他局部因素,如牙石、不良修复体、食物嵌塞、牙错位拥挤、口呼吸等可加重菌斑的堆积,从而加重牙龈炎症。

患牙龈炎时,龈缘附近一般有较多的菌斑堆积,菌斑中细菌的量也较健康牙周时为多,种类也较复杂。此时菌斑中的革兰阳性 G^+ 球、杆菌的比例较健康时下降,而革兰阳性 G^- 厌氧菌明显增多,牙龈卟啉单胞菌、中间普氏菌、梭形杆菌和螺旋体比例增高,但仍低于深牙周袋中此类细菌的比例。

三、病理

牙龈炎是一种慢性疾病,早期轻度龈炎的组织学表现与健康龈无明显界限,因为即使临床健康牙龈的沟内上皮下方的结缔组织中也有少量的炎症细胞的浸润。1976 年,Page 和 Schroeder 根据动物实验的研究、临床和组织学的观察资料,将从健康牙龈到牙周炎的发展过程分为4个阶段,但它们之间并无明确界限,而是移行过程。然而这4个阶段在人类并没得到组织学的全部证实。近年来,对人健康牙龈的组织学观察表明,大多数临床表现为健康的牙龈,其组织学表现类似动物(狗)实验性龈炎的初期和早期病损。牙龈炎的病变局限于牙龈上皮组织和结缔组织内,当炎症扩延到深部牙周组织,引起牙龈及牙周膜胶原纤维溶解破坏,以及牙槽骨吸收,导致牙周袋的形成,此时即为牙周炎。牙龈炎为牙周炎的前期(先导)阶段,包括初期病损、早期病损、确立期病损3个阶段。重度病损是牙龈炎发展到牙周炎的阶段,但并非所有牙龈炎均会发展成牙周炎。初期病损、早期病损和确立期病损三者在牙龈组织中的病理和临床表现十分相似,均为慢性非特异性炎症,只是炎症的范围和程度有所不同。

显微镜下所见的牙龈组织学变化不一。最轻度的变化临床可无表现,亚临床状况往往是炎症的早期,只是在龈沟下结缔组织中存在很少量的中性粒细胞、巨噬细胞、淋巴细胞和极少量的浆细胞,局部区域尤其是在沟上皮下方有结缔组织纤维的松解。

菌斑诱导的龈炎特征是红、肿、探诊出血,病变是可逆的,可持续存在,不会进一步发展为结缔组织附着丧失的牙周炎。

四、临床表现

牙龈炎症一般局限于游离龈和龈乳头,严重时也可波及附着龈,炎症状况一般与牙颈部和龈沟内的菌斑及牙石量有关。牙龈炎一般以前牙区为多见,尤其是下前牙区最为显著。

1.患者的自觉症状

刷牙或咬硬物时牙龈出血常为牙龈炎患者就医的主诉症状,但一般无自发性出血,这有助于与血液系统疾病及其他原因引起的牙龈出血鉴别。有些患者可感到牙龈局部痒、胀、不适,口臭等症状。近年来,随着社会交往的不断增加和对口腔卫生的逐渐重视,口腔异味(口臭)也是患者就诊的重要原因和较常见的主诉症状。

2.牙龈色、形、质的变化

健康龈组织暴露于牙菌斑引起牙龈炎症,其临床的典型特征为牙龈色、形、质的改变和龈沟出血(表14-1)。

表14-1 健康龈向龈炎发展的临床变化

	正常龈	龈炎
色泽	粉红(某些人群可见黑色素)	鲜红或暗红
外形	龈缘菲薄紧贴牙面呈扇贝状,龈乳头充满牙间隙,龈沟深度≤3 mm	龈缘和乳头组织水肿圆钝,失去扇贝状,牙龈冠向和颊舌向肿胀形成假袋(false pocket)
质地	坚韧有弹性	松软,水肿,施压时易引起压痕
出血倾向	正常探诊和刷牙不出血	探诊后出血,刷牙时出血

(1)色泽:健康龈色粉红,某些人还可见附着龈上有黑色素。患牙龈炎时,由于牙龈组织内血管增生、充血导致游离龈和龈乳头呈鲜红色或暗红色,病变严重时,炎症充血范围可波及附着龈。

（2）外形：健康龈的龈缘菲薄，呈扇贝状紧贴于牙颈组织水肿。患牙龈炎时，牙龈冠向和颊舌向肿胀，龈缘变厚，失去扇贝状，不再紧贴牙面。龈乳头圆钝肥大。附着龈水肿时，点彩也可消失，表面光滑发亮。少数患者的牙龈炎症严重时，可出现龈缘糜烂或肉芽增生。

（3）质地：健康龈的质地致密坚韧。患牙龈炎时，由于结缔组织水肿和胶原的破坏，牙龈质地松软、脆弱、缺乏弹性，施压时易引起压痕。当炎症较轻且局限于龈沟壁一侧时，牙龈表面仍可保持一定的致密度，点彩仍可存在。

3.龈沟深度和探诊出血

（1）龈沟深度：健康的龈沟探诊深度一般不超过 2~3 mm。当牙龈存在炎症时，探诊会出血，或刺激后出血。有时由于牙龈的炎性肿胀，龈沟深度可超过 3 mm，但龈沟底仍在釉牙骨质界处或其冠方，无结缔组织附着丧失，X 线片示无牙槽骨吸收。只要消除病因，牙龈组织即可消炎而恢复正常。故牙龈炎是一种可逆性的牙周疾病。

（2）探诊出血：在探测龈沟深度时，还应考虑炎症的影响。组织学研究证明，用钝头的牙周探针探测健康的龈沟时，探针并不终止于结合上皮的最冠方（即组织学的龈沟底位置），而是进入结合上皮内 1/3~1/2 处（图 14-1）。当探测有炎症的牙龈时，探针尖端会穿透结合上皮而进入有炎症的结缔组织内，终止于炎症区下方的正常结缔组织纤维的冠方（图 14-1）。这是因为有炎症时，结缔组织中胶原纤维破坏消失，组织对机械力的抵抗减弱，易被探针穿通。消炎后，组织的致密度增加，探针不再穿透到结缔组织中，使探诊深度减小。因此，在炎症明显的部位，牙周探诊的深度常大于组织学上的龈沟（袋）深度。有些患牙的牙龈炎症局限于龈沟（袋）壁上皮的一侧，牙龈表面红肿不明显，然而探诊后却有出血，这对牙龈炎的诊断和判断牙周炎症的存在有很重要的意义。

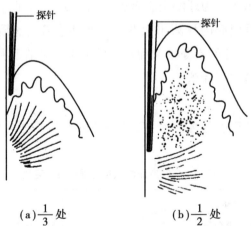

$$(a)\frac{1}{3}处 \qquad (b)\frac{1}{2}处$$

图 14-1　探诊深度

1999 年，国际牙周病新分类提出的龈炎标准中包括经过彻底的治疗后炎症消退、牙龈退缩、牙周支持组织高度降低的原牙周炎患者。此时若发生由菌斑引起的边缘龈炎症，但不发生进一步的附着丧失，也可诊断为龈缘炎，其治疗原则及转归与单纯的慢性龈缘炎一样。然而，应明确原发的牙龈炎是指发生在没有附着丧失的牙龈组织的慢性炎症。

4.龈沟液量

健康龈的龈沟内存在极少量的龈沟液，牙龈有炎症时，龈沟液量较健康龈增多，其中的炎症细胞、免疫成分也明显增多,炎症介质增多,有些患者还可出现龈沟溢脓。龈沟液量的增加是评估牙龈炎症的一个客观指标。也有人报告牙龈炎时,龈沟内的温度升高,但此变化尚未用作临床指标。

本病在去除菌斑、牙石和刺激因素后,病损可逆转,牙龈组织可恢复正常。

五、诊断

菌斑性龈炎的诊断主要根据临床表现,即牙龈的色、形、质的改变,但无牙周袋、无新的附着丧失、无牙槽骨吸收,龈缘附近牙面有明显的菌斑、牙石堆积及存在其他菌斑滞留因素等即可诊断。菌斑性龈炎的主要诊断特征见表14-2。

表14-2　菌斑性龈炎的诊断特征

1.龈缘处牙面有菌斑,疾病主要限于龈缘和龈乳头
2.牙龈的色泽、形状、质地改变,刺激后出血
3.无附着丧失和牙槽骨吸收
4.龈沟液量增加
5.龈沟温度升高
6.菌斑控制及其他刺激因素去除后病损可逆

六、鉴别诊断

1.早期牙周炎

应仔细检查磨牙及切牙的邻面有无附着丧失,𬌗翼片有无早期的牙槽嵴顶吸收。牙龈炎应无附着丧失,牙槽嵴顶的骨硬板完整连续。

2.血液病引起的牙龈出血

白血病、血小板减少性紫癜、血友病、再生障碍性贫血等血液系统疾病,均可引起牙龈出血,且易自发出血,出血量较多,不易止住。对以牙龈出血为主诉且有牙龈炎症的患者,应详细询问病史,注意与上述血液系统疾病相鉴别。血液学检查有助于排除上述疾病。

3.坏死性溃疡性龈炎

坏死性溃疡性龈炎的临床表现以牙龈坏死为特点,除了具有牙龈自发性出血外,还有龈乳头和边缘龈坏死等特征性损害,可有口臭和假膜形成,疼痛症状也较明显,而菌斑性龈炎无自发痛和自发性出血。

4.人类免疫缺陷病毒相关性龈炎

人类免疫缺陷病毒(human immunodeficiency virus,HIV)相关性龈炎在HIV感染者中较早出现,临床可见游离龈缘呈明显的线状红色充血带,称作牙龈线形红斑(linear gingiva erythema,LGE)。目前认为LGE与白假丝酵母菌感染有关,附着龈可有点状红斑,患者可有刷牙后出血或自发性出血。在去除局部刺激因素后,牙龈的充血仍不易消退。艾滋病患者的口腔内还可出现毛状白斑、Kaposi肉瘤等,血清学检测有助于确诊。

七、治疗

1.去除病因

牙菌斑是引起菌斑性龈炎的直接病因。通过洁治术彻底清除菌斑、牙石,去除造成菌斑滞留和刺激牙龈的因素,牙龈的炎症可在1周左右消退,牙龈的色、形、质可完全恢复正常。对于牙龈炎症较重的患者,可配合局部药物治疗。常用的局部药物有1%过氧化氢溶液、0.12%~0.2%氯己定及碘制剂,一般不应全身使用抗生素。

2.防止复发

菌斑性龈炎是可逆的,其疗效较理想,但也容易复发。在去除病因的同时,应对患者进行椅旁口腔卫生指导,教会患者控制菌斑的方法,使之能够持之以恒地保持良好的口腔卫生状况,并定期(间隔6~12个月)进行复查和治疗,才能保持疗效,防止复发。如果患者不能有效地控制菌斑和定期复查,导致菌斑再次大量堆积,菌斑性龈炎是很容易复发的(在一至数月内)。

八、预防

牙龈炎的预防应从儿童时期做起,从小养成良好的口腔卫生习惯,并定期接受口腔检查,及早发现和治疗。目前我国公众普遍缺乏口腔卫生知识和定期的口腔保健,口腔医务工作者的迫切任务是广泛开展口腔健康教育,牙周病的预防关键在于一生中坚持每天彻底地清除菌斑。

第二节　青春期龈炎

一、概述

青春期龈炎是与内分泌有关的龈炎,在新分类中隶属于菌斑性龈病中受全身因素影响的牙龈病。

牙龈是性激素作用的靶器官。性激素波动发生在青春期、月经期、妊娠期和绝经期。妇女在生理期和非生理期(如性激素替代疗法和使用性激素避孕药)激素的变化可引起牙周组织的变化,尤其是已存在菌斑性龈炎时变化更明显。这类龈炎的特点是非特异性炎症伴有突出的血管成分,临床表现为明显的出血倾向。青春期龈炎为非特异性的慢性炎症,是青春期最常见的龈病。

二、病因

青春期龈炎与牙菌斑和内分泌明显有关。青春期牙龈对局部刺激的反应往往加重,可能由于激素(最重要的是雌激素和睾丸激素)水平高使得龈组织对菌斑介导的反应加重。不过这种激素作用是短暂的,通过口腔卫生措施可逆转。这一年龄段的人群,由于乳牙与恒牙的更替、牙齿排列不齐、口呼吸及戴矫治器等,造成牙齿不易清洁。加之该年龄段患者一般不注意保持良好的口腔卫生习惯,如刷牙、用牙线等,易造成菌斑的滞留,引起牙龈炎,而牙石一般较少。

成人后,即使局部刺激因素存在,牙龈的反应程度也会减轻。但要完全恢复正常必须去除这些刺激物。此外,口呼吸(常伴有安氏分类 2.1 的错殆)、不恰当的正畸治疗、牙排列不齐等也是儿童发生青春期龈炎的促进因素。青春期牙龈病的发生率和程度均增加,保持良好的口腔卫生能够预防牙龈炎的发生。

三、临床表现

青春期发病,牙龈的变化为非特异性的炎症,边缘龈和龈乳头均可发生炎症,好发于前牙唇侧的牙间乳头和龈缘。其明显的特征是龈色红、水肿、肥大,轻刺激易出血,龈乳头肥大常呈球状突起。牙龈肥大发炎的程度超过局部刺激的程度,且易于复发。

四、诊断

(1)青春期前后的患者。

(2)牙龈肥大发炎的程度超过局部刺激的程度。

(3)可有牙龈增生的临床表现。

(4)口腔卫生情况一般较差,可有错殆、正畸矫治器、不良习惯等因素存在。

五、治疗

(1)口腔卫生指导。

(2)控制菌斑洁治,除去龈上牙石、菌斑和假性袋中的牙石。

(3)纠正不良习惯。

(4)改正不良修复体或不良矫治器。

(5)经上述治疗后仍有牙龈外形不良、呈纤维性增生者可行龈切除术和龈成形术。

(6)完成治疗后应定期复查,教会患者正确刷牙和控制菌斑的方法,养成良好的口腔卫生习惯,以防止复发。对于准备接受正畸治疗的青少年,应先治愈原有的牙龈炎,并教会他们掌握正确的控制菌斑的方法。在正畸治疗过程中,定期进行牙周检查和预防性洁治,对于牙龈炎症较重无法控制者应及时中止正畸治疗,待炎症消除、菌斑控制后继续治疗,避免造成对深部牙周组织的损伤和刺激。

第三节　妊娠期龈炎

一、概述

妊娠期龈炎是指妇女在妊娠期间,由于雌激素水平升高,原有的牙龈炎症加重,牙龈肿胀或形成龈瘤样的改变(实质并非肿瘤)。分娩后病损可自行减轻或消退。妊娠期龈炎的发生率报告不一，在30%～100%。国内对上海700名孕妇的问卷调查及临床检查的研究结果显示，妊娠期龈炎的患病率为73.57%，随着妊娠时间的延长，妊娠期龈炎的患病率也提高，妊娠期龈瘤患病率为0.43%。有文献报告，妊娠期妇女的龈炎发生率及程度均高于产后，虽然妊娠期及产后的菌斑指数均无变化。

二、病因

妊娠期龈炎与牙菌斑和患者的黄体酮水平升高有关。妊娠本身不会引起龈炎，只是由于妊娠时性激素水平的改变，使原有的慢性炎症加重。因此，妊娠期龈炎的直接病因仍然是牙菌斑。此外，与全身内分泌改变即体内性激素水平的变化有关。

研究表明，牙龈是雌性激素的靶器官，妊娠时雌激素水平增高，龈沟液中的雌激素水平也增高，牙龈毛细血管扩张、淤血，炎症细胞和液体渗出增多。有文献报告，雌激素和黄体酮参与调节牙龈中花生四烯酸的代谢，这2种激素刺激前列腺素的合成。妊娠时雌激素和黄体酮水平的增高影响龈上皮的角化，导致上皮屏障的有效作用降低，改变结缔组织基质，并能抑制对菌斑的免疫反应，使原有的龈炎临床症状加重。

有学者发现妊娠期龈炎患者的牙菌斑内中间普氏菌的比率增高，并与血浆中雌激素和黄体酮水平的增高有关。因此，妊娠期炎症加重可能是由于菌斑成分的改变而不只是菌斑量的增加。分娩后，中间普氏菌的数量降至妊娠前水平，临床症状也随之减轻或消失。有学者认为黄体酮在牙龈局部增多，为中间普氏菌的生长提供了营养物质。在口腔卫生良好且无局部刺激因素的孕妇，妊娠期龈炎的发生率和程度均较低。

三、病理

组织学表现为非特异性、多血管、大量炎细胞浸润的炎症性肉芽组织。牙龈上皮增生、上皮钉突伸长，表面可有溃疡，基底细胞有细胞内和细胞间水肿。结缔组织内有大量的新生毛细血管，血管扩张充血，血管周的纤维间质水肿，伴有慢性炎症细胞浸润。有的牙间乳头可呈瘤样生长，称妊娠期龈瘤，实际并非真性肿瘤，而是发生在妊娠期的炎性血管性肉芽肿。病理特征为明显的毛细血管增生，血管间的纤维组织可有水肿及黏液性变，并有炎症细胞浸润，其毛细血管增生的程度超过一般牙龈对慢性刺激的反应，致使牙龈乳头炎性过长而呈瘤样表现。

四、临床表现

1.妊娠期龈炎

患者一般在妊娠前即有不同程度的牙龈炎，从妊娠2～3个月开始出现明显症状，至8个月时达到高峰，且与血中黄体酮水平相一致。分娩后约2个月，龈炎可减轻至妊娠前水平。妊娠期龈炎可发生于个别牙或全口牙龈，以前牙区为重。龈缘和龈乳头呈鲜红或暗红色，质地松软、光亮，呈显著的炎性肿胀，轻触牙龈极易出血，出血常为就诊时的主诉症状。一般无疼痛，严重时龈缘可有溃疡和假膜形成，有轻度疼痛。

2.妊娠期龈瘤

妊娠期龈瘤又称妊娠瘤。据报告妊娠期龈瘤在妊娠妇女中发生率为1.8%～5%，多发生于个别牙列不齐的牙间乳头区,前牙尤其是下前牙唇侧乳头较多见。通常在妊娠第 3 个月,牙间乳头出现局限性反应性增生物,有蒂或无蒂、生长快、色鲜红、质松软、易出血,一般直径不超过 2 cm。有的病例在肥大的龈缘处呈小分叶状,或出现溃疡和纤维素性渗出。严重病例可因巨大的妊娠瘤妨碍进食,但一般直径不超过 2 cm。妊娠期龈瘤的本质不是肿瘤,不具有肿瘤的生物学特性。分娩后,妊娠瘤大多能逐渐自行缩小,但必须除去局部刺激物才能使病变完全消失。

妊娠妇女的菌斑指数可保持相对无改变,临床变化常见于妊娠期第 4~9 个月,有效地控制菌斑可使病变逆转。

五、诊断

(1)孕妇,在妊娠期间牙龈炎症明显加重且易出血。

(2)临床表现为牙龈鲜红、松软、易出血,并有菌斑等刺激物的存在。

(3)妊娠瘤易发生在妊娠期的第 4~9 个月。

六、鉴别诊断

(1)有些长期服用避孕药的育龄妇女也可有妊娠期龈炎的临床表现,一般通过询问病史可鉴别。

(2)妊娠期龈瘤应与牙龈瘤鉴别:牙龈瘤的临床表现与妊娠期龈瘤十分相似,可发生于非妊娠的妇女和男性患者。临床表现为个别牙间乳头的无痛性肿胀、突起的瘤样物、有蒂或无蒂、表面光滑、牙龈颜色鲜红或暗红、质地松软极易出血,有些病变表面有溃疡和脓性渗出物。一般多可找到局部刺激因素,如残根、牙石、不良修复体等。

七、治疗

(1)细致认真的口腔卫生指导。

(2)控制菌斑(洁治),除去一切局部刺激因素(如牙石、不良修复体等),操作手法要轻巧。

(3)一般认为分娩后病变可退缩。妊娠瘤若在分娩以后仍不消退则需手术切除,对一些体积较大妨碍进食的妊娠瘤可在妊娠 4~6 个月时切除。手术时注意止血。

(4)在妊娠前或早孕期治疗牙龈炎和牙周炎,并接受口腔卫生指导是预防妊娠期龈炎的重要举措。

虽然受性激素影响的龈炎是可逆的,但有些患者未经治疗或不稳定可引发牙周附着丧失。

第四节　药物性牙龈增生

一、概述

药物性牙龈增生又称药物性牙龈肥大,是指由于全身用药引起牙龈完全或部分肥大,与长期服用药物有关。在我国 20 世纪 80 年代以前,药物性牙龈增生主要是由抗癫痫药苯妥英钠引起。近年来,临床上经常发现因高血压和心脑疾病服用钙通道阻滞药以及用于器官移植患者的免疫抑制剂——环孢素等引起的药物性牙龈肥大,而苯妥英钠引起的牙龈肥大相对少见。目前我国高血压患者已达 1.34 亿,心、脑血管疾病亦随着我国社会的老龄化进一步增加,最近这些疾病又呈现低龄化的趋势。根据中国高血压协会的统计,目前我国高血压患者接受药物治疗者约 50%使用钙通道阻滞药,其中约 80%的高血压患者服用硝苯地平等低价药,由此可见钙通道阻滞药诱导的药物性牙龈增生在口腔临床工作中会越来越多见。

药物性牙龈肥大的存在不仅影响牙面的清洁作用,妨碍咀嚼、发音等功能,有时还会造成心理上的障碍。

二、病因

与牙龈增生有关的常用药物有 3 类:

①苯妥英钠——抗惊厥药,用于治疗癫痫病。

②环孢素——免疫抑制剂,用于器官移植患者以避免宿主的排异反应,以及治疗重度牛皮癣等。

③钙通道拮抗药,如硝苯地平——抗高血压药。

长期服用这些药物的患者易发生药物性牙龈增生,其增生程度与年龄、服药时间、剂量有关,并与菌斑、牙石有关。

1.药物的作用

上述药物引起牙龈增生的真正机制目前尚不十分清楚。据报告,长期服用苯妥英钠治疗癫痫者有 40%~50%发生牙龈纤维性增生,年轻人多于老年人。组织培养表明苯妥英钠能刺激成纤维细胞的分裂活动,使合成蛋白质和胶原的能力增强;同时,细胞分泌无活性的胶原溶解酶。由于合成大于降解,致使结缔组织增生。

有人报告药物性牙龈增生患者的成纤维细胞对苯妥英钠的敏感性增高,易产生增殖性变化,此可能为基因背景。环孢素 A 为免疫抑制剂,常用于器官移植或某些自身免疫性疾病患者。1983 年,有学者报告该药引起牙龈肥大,服用此药者有 30%~50%发生牙龈纤维性增生,另有研究发现服药量>500 mg/d 会诱导牙龈增生。硝苯地平为钙通道阻断药,对高血压、冠心病患者具有扩张周围血管和冠状动脉的作用,对牙龈也有诱导增生的作用,约有 20%的服药者发生牙龈增生。环孢素和钙通道阻滞药两药联合应用,会增加牙龈增生的发生率和严重程度。这 2 种药引起牙龈增生的原因尚不十分清楚,有人报告 2 种药物以不同的方式降低了胶原酶活性或影响了胶原酶的合成。也有人认为牙龈成纤维细胞可能是钙通道阻断药的靶细胞,硝苯地平可改变其细胞膜上的钙离子流动而影响细胞的功能,使胶原的合成大于分解,从而使胶原聚集而引起牙龈增生。

最近的研究表明,苯妥英钠、环孢素可能通过增加巨噬细胞的血小板生长因子的基因表现而诱导牙龈增生。这些药物能抑制细胞的钙离子摄入(钙是细胞内 ATP 酶活动所必需的),导致牙龈过度生长。此外,药物对牙龈上皮细胞凋亡的影响作用不可忽视,如凋亡抑制蛋白 Bcl-2、抑癌蛋白 P53、Ki-67 抗原和 c-myc 癌蛋白在药物性增生的牙龈组织内均有阳性表达,甚至有的与药物剂量和用药时间呈正相关。这些相关凋亡蛋白的异常表达,可破坏上皮组织的代谢平衡,最终导致龈组织增生。

2.菌斑的作用

菌斑引起的牙龈炎症可能促进药物性牙龈增生的发生。长期服用苯妥英钠,可使原来已有炎症的牙龈发生纤维性增生。有研究表明,牙龈增生的程度与原有的炎症程度和口腔卫生状况有明显关系。人类和动物实验也证实,若无明显的菌斑微生物、局部刺激物及牙龈的炎症或对服药者施以严格的菌斑控制,药物性牙龈增生可以减轻或避免。但也有人报告,增生可发生于无局部刺激物的牙龈。可以认为,局部刺激因素虽不是药物性牙龈增生的原发因素,但菌斑、牙石、食物嵌塞等引起的牙龈炎症能加速和加重药物性牙龈增生的发展。

三、病理

不同药物引起的牙龈肥大不仅临床表现相似,组织病理学表现也相同。上皮和结缔组织有显著的非炎症性增生。上皮棘层增厚,钉突伸长到结缔组织深部。结缔组织内有致密的胶原纤维束,成纤维细胞和新生血管均增多。炎症常局限于龈沟附近,为继发或伴发。

四、临床表现

药物性牙龈增生好发于前牙(特别是下颌),初起为龈乳头增大,继之扩展至唇颊龈,也可发生于舌、腭侧牙龈,大多累及全口龈。增生龈可覆盖牙面 1/3 或更多。病损开始时,点彩增加并出现颗粒状和疣状突起,继之表面呈结节状、球状、分叶状,色红或粉红,质地坚韧。口腔卫生不良、创伤拾、龋齿、不良充填体和矫治器等均能加重病情。增生严重者可波及附着龈并向冠方增大,以致妨碍咀嚼。当牙间隙较大时,病损往往较小,可能由于此处清洁作用较好所致。无牙区不发生本病损。由于牙龈肥大、龈沟加深,易使菌斑、软垢堆积,大多数患者并发牙龈炎症。此时增生的牙龈可呈深红或暗红色,松软易于出血。增生的牙龈还可挤压牙齿移位,以上、下前牙区较多见。

苯妥英钠性牙龈增生一般在停药后数月之内增生的组织可自行消退。切除增生牙龈后若继续服药,病变仍可复发。

五、诊断

(1)患者有癫痫或高血压、心脏病或接受过器官移植,并有苯妥英钠、环孢素、硝苯地平或维拉帕米(异搏定)等的服药史。一般在用药后 3 个月即发病。

(2)增生起始于牙间乳头,随后波及龈缘,表面呈小球状、分叶状或桑葚状,质地坚实、略有弹性。牙龈色泽多为淡粉色。

(3)若并发感染则有龈炎的临床表现,存在局部刺激因素。

六、鉴别诊断

药物性牙龈增生主要应与伴有龈增生的菌斑性龈炎和龈纤维瘤病相鉴别。

1.伴有牙龈增生的菌斑性龈炎

伴有牙龈增生的菌斑性龈炎又称增生性龈炎,是慢性炎症性肥大,有明显的局部刺激因素,多因长期接触菌斑所引起。增生性龈炎是牙龈肿大的常见疾病,好发于青少年。龈增生一般进展缓慢,无痛。通常发生于唇颊侧,偶见舌腭侧,主要局限在龈乳头和边缘龈,可限于局部或广泛,牙龈的炎症程度较药物性牙龈增生和遗传性牙龈纤维瘤重。口呼吸患者的龈增生位于上颌前牙区,病变区的牙龈变化与邻近未暴露的正常黏膜有明显的界限。牙龈增生大多覆盖牙面的1/3~2/3。一般分为两型。

①炎症型(肉芽型):炎症型表现为牙龈深红或暗红,松软,光滑,易出血,龈缘肥厚,龈乳头呈圆球状增大。

②纤维型:纤维型表现为牙龈实质性肥大,较硬而有弹性,颜色接近正常。临床上炎症型和纤维型常混合存在,病程短者多为炎症型,病程长者多转变为纤维型。

2.龈纤维瘤病

龈纤维瘤病可有家族史,而无服药史。牙龈增生较广泛,大多覆盖牙面的2/3以上,以纤维性增生为主。

七、治疗

1.停止使用或更换引起牙龈增生的药物

停药是最根本的治疗,然而大多数患者的病情并不允许停药。因此,必须与相关的专科医生协商,考虑更换使用其他药物或与其他药物交替使用,以减轻不良反应。

2.去除局部刺激因素

通过洁治、刮治去除菌斑、牙石,消除其他一切导致菌斑滞留的因素,并指导患者切实掌握菌斑控制的方法。治疗后多数患者的牙龈增生可明显好转,甚至消退。

3.局部药物治疗

对于牙龈炎症明显的患者,除了去除菌斑和牙石外,可用3%过氧化氢液冲洗龈袋,并在袋内置入抗菌消炎的药物,待炎症减轻后再做进一步的治疗。

4.手术治疗

对于虽经上述治疗但增生的牙龈仍不能完全消退者,可进行牙龈切除并成形的手术治疗;对于重度增生的患者为避免角化龈切除过多可采用翻瓣加龈切术的方法。术后若不停药和忽略口腔卫生,则易复发。

5.指导患者严格控制菌斑

以减轻服药期间的牙龈增生程度,减少和避免手术后的复发。

对于需长期服用苯妥英钠、硝苯地平、环孢素等药物的患者,应在开始用药前先治疗原有的慢性牙龈炎。

第十五章

根尖周病

第一节 急性根尖周炎

一、病理

急性根尖周炎(acute apical periodontitis，AAP)的初期,表现为浆液性炎症变化,即牙周膜充血,血管扩张,血浆渗出形成水肿。这时根尖部的牙槽骨和牙骨质均无明显变化。炎症继续发展,则发生化脓性变化,即急性根尖脓肿(acute apical abscess，AAA),有多形核白细胞溢出血管,浸润到牙周膜组织中。牙周膜中的白细胞被细菌及其产生的毒素所损害而坏死,坏死的细胞溶解、液化后形成脓液。脓液最初只局限在根尖孔附近的牙周膜中,炎症细胞浸润主要在根尖附近牙槽骨的骨髓腔中。若炎症继续发展,则迅速向牙槽骨内扩散,脓液通过骨松质达牙槽骨的骨外板,并通过骨密质上的营养孔达骨膜下;脓液在骨膜下积聚达到相当的压力时,才能使致密结缔组织所构成的骨膜破裂,然后脓液流注于黏膜之下,最后黏膜破溃,脓液排出,急性炎症缓解,转为慢性炎症。当机体抵抗力减低或脓液引流不畅时,又会发展为急性炎症。

急性根尖周炎的发展过程,大多按上述规律进行,但并非都是如此典型。当脓液积聚在根尖附近时可能有3种排出方式。

1.通过根尖孔经根管从龋洞排脓

这种排脓方式对根尖周组织的损伤最小,但是只有在根尖孔粗大且通畅及龋洞开放的患牙,炎症才容易循此通路引流。

2.通过牙周膜从龈沟或牙周袋排脓

这种情况多发生在有牙周病的患牙,因根尖脓灶与牙周袋接近,脓液易突破薄弱的牙周膜从此途径排出,常造成牙周纤维破坏,使牙齿更加松动,最后导致牙齿脱落,预后不佳。儿童时期乳牙和年轻恒牙发生急性根尖周炎时,脓液易沿牙周膜扩散由龈沟排出,但是因处于生长发育阶段,修复再生能力强,且不伴有牙周疾病,当急性炎症消除并经适当的治疗后,牙周组织能愈合并恢复正常。

3.通过骨髓腔突破骨膜、黏膜向外排脓

这种排脓方式是急性根尖周炎最常见的自然发展过程,脓液必然向阻力较弱的骨髓腔扩散,最终突破骨壁,破口的位置与根尖周组织解剖学的关系密切。一般情况下,上颌前牙多突破唇侧骨板及相应的黏膜排脓;上颌后牙颊根尖炎症则由颊侧排脓,腭根由腭侧突破;下颌牙齿多从唇、颊侧突破。牙根尖弯曲时,排脓途径变异较大。脓液突破骨膜后,也可以不突破口腔黏膜而经皮下突破颌面部皮肤进行排脓。下面是4种可能发生的排脓途径(图15-1)。

(1)穿通唇、颊侧骨壁:唇、颊侧的骨壁较薄,脓液多由此方向穿破骨的外侧壁在口腔前庭形成骨膜下脓肿、黏膜下脓肿,破溃后排脓于口腔中。破溃于口腔黏膜的排脓孔久之则形成窦道,称为龈窦。有少数病例不在口腔内排脓,而是穿通皮肤,形成皮窦。下切牙有时可见在相应部位下颌骨的前缘穿通皮肤;上颌尖牙有时在眼的内下方穿透皮肤形成皮窦。

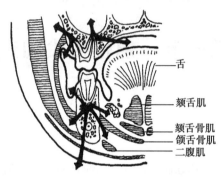

图 15-1　牙槽脓肿脓液排泄的通道

(2)穿通舌、腭侧骨壁:若患牙根尖偏向舌侧,则脓液可由此方向穿破骨壁及黏膜,在固有口腔内排脓。上颌侧切牙和上颌磨牙的腭根尖常偏向腭侧,这些牙的根尖脓肿多向腭侧方向扩张。但腭黏膜致密、坚韧,脓肿不易自溃。下颌第三磨牙舌侧骨板较薄,因此,脓液也常从舌侧排出。

(3)向上颌窦内排脓:多发生于低位上颌窦的患者,上颌前磨牙和上颌磨牙的根尖可能突出在上颌窦中,尤其是上颌第二前磨牙和上颌第一、第二磨牙。不过这种情况较为少见,脓液排入上颌窦时,会引起上颌窦炎。

(4)向鼻腔内排脓:这种情况极为少见,只有上中切牙的牙槽突很低而牙根很长时,根尖部的脓液才能穿过鼻底沿骨膜上升,在鼻孔内发生脓肿并突破鼻黏膜排脓。

排脓孔久不愈合,特别是反复肿胀破溃者,在急性根尖周炎转为慢性时,便形成窦道。窦道口的位置多在患牙根尖的相应部位,但有时也可以出现在远离患牙的其他牙齿根尖部,有的窦道口还可以出现在近龈缘处,或与患牙相邻缺失牙的牙槽嵴处。

急性根尖周炎的病理学表现为根尖部牙周组织中显著充血,有大量渗出物,并伴有大量中性粒细胞浸润。在脓肿的边缘区可见有巨噬细胞、淋巴细胞集聚,周围有纤维素沉积形成包绕屏障。当脓液到达骨膜下时,局部有较硬的组织浸润块。脓液从骨质穿出后,相应部位的软组织出现肿胀,即疏松结缔组织发生炎症,称为蜂窝织炎。如上切牙可引起上唇肿胀;上颌前磨牙及磨牙可引起眶下、面部肿胀;下颌牙齿则引起颏部、下颌部肿胀;有时下颌第三磨牙的根尖周化脓性炎症可引起口底蜂窝织炎。

二、临床表现

急性根尖周炎是从根尖周牙周膜有浆液性炎症反映到根尖周组织的化脓性炎症的一系列反应过程,症状由轻到重,病变范围由小到大,是一个连续过程。实际上在病程发展到高峰时,已是牙槽骨的局限性骨髓炎,严重时还将发展为颌骨骨髓炎。病损的进行虽然为一连续过程,但由于侵犯的范围不同,可以划分为几个阶段。每个不同发展阶段都有基本的临床表现,可以采用不同的治疗措施以取得良好的效果。

1.急性浆液期(急性浆液性根尖周炎)

此期是急性根尖周炎的开始阶段,常为一较短暂的过程,临床上表现为患牙牙根发痒,或只在咬合时有轻微疼痛,也有患者反映咬紧患牙时,能缓解疼痛。这是因为咬合压力暂时将充血血管内的血液挤压出去之故。此时如果接受适当治疗,则急性炎症消退,症状缓解。否则炎症很快即发展为化脓性炎症。

2.急性化脓期(急性化脓性根尖周炎或急性牙槽脓肿)

急性浆液期的轻咬合痛很快即发展为持续性的自发性钝痛,咬合时不能缓解而是加重疼痛,因为这时牙周膜内充血和渗出的范围广泛,牙周间隙内的压力升高,咬合时更加大局部压力而疼痛。自觉患牙有伸长感,对殆时即有疼痛,此时即已开始了炎症的化脓过程,可根据脓液集中的区域再划分为3个阶段(图15-2)。

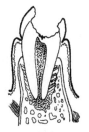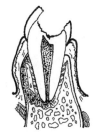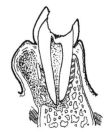

（a）根尖脓肿阶段　（b）骨膜下脓肿阶段　（c）黏膜下脓肿阶段

图15-2　急性牙槽脓肿的典型过程

(1)根尖脓肿阶段:由于根尖部牙周间隙内有脓液聚集,得不到引流,故有剧烈疼痛。患牙的伸长感加重,以致咬合时首先接触患牙,并感到剧痛,患者更加不敢对殆。患牙根尖部黏膜潮红,但未肿胀,扪时痛。所属淋巴结可以扪及,有轻微痛。全口牙列除下颌切牙及尖牙影响颏淋巴结外,其他牙齿均影响下颌下淋巴结。

(2)骨膜下脓肿阶段:由于脓液已扩散到骨松质,且由骨松质内穿过骨壁的营养孔,在骨膜下聚集。骨膜是致密、坚韧的结缔组织,脓液集于骨膜下便产生很大压力,患者感到极端痛苦,表现为持续性、搏动性跳痛。病程发展到此时,疼痛达最高峰,患者感到难以忍受。患牙浮起、松动,轻触患牙时,如说话时舌、颊接触患牙亦感到疼痛。牙龈表面在移行沟处明显红肿,移行沟变平,有明显压痛及深部波动感。所属淋巴结肿大、压痛。相应颌面部形成蜂窝织炎而肿胀,引起面容改变,病情发展到这一阶段,逐日加剧的疼痛影响到睡眠及进食,患者呈痛苦面容,精神疲惫。此时多伴有全身症状,白细胞增多,计数多在 $10\,000\sim12\,000/mm^3$,体温升高达 $38\,℃$ 左右。若白细胞、体温继续升高,则应考虑并发颌骨骨髓炎或败血症的可能。

（3）黏膜下脓肿阶段：如果骨膜下脓肿未经切开，脓液压力加大可穿透骨膜流注到黏膜下。由于黏膜下组织较松软，脓液达黏膜下时压力大为降低，疼痛也随之减轻，患牙的松动度和咬合痛也明显减轻，根尖部扪诊有明显波动感。这时所属淋巴结仍可扪及，有压痛。白细胞计数和体温升高也有所缓解。

三、诊断

主要根据症状，患牙多有牙髓炎病史，叩诊患牙时疼痛较剧烈，温度试验或电活力试验患牙无反应或极为迟钝。

若为多根牙，有时会出现牙髓炎并发急性根尖周炎，临床上则兼有牙髓炎和根尖周炎的症状，如温度刺激引起疼痛，同时叩诊疼痛较重。

若为急性化脓性根尖周炎，诊断则主要根据疼痛的程度；患牙多有松动而不存在牙周袋，有触痛、浮起；根尖部牙龈潮红或有黏膜下脓肿，扪及根尖肿胀处疼痛，并有波动感；叩诊时轻叩即引起疼痛；一般牙髓已失去活力等。

急性根尖周炎可以由牙髓病继发而来，也可以由慢性根尖周炎转化而来，后者又称慢性根尖周炎急性发作。两者的鉴别主要依靠 X 线检查，由慢性根尖周炎转化来的，在 X 线片上可见根尖部骨质有透射区。多有反复肿胀的历史，疼痛的剧烈程度略轻。

四、治疗

急性根尖周炎的治疗原则是消炎止痛，症状缓解后采用根管治疗或牙髓塑化治疗。

消炎止痛的措施：调整咬合，使患牙脱离对合接触；用手指扶住患牙开髓（轻柔操作以减轻振动）、拔髓，用消毒剂（如次氯酸钠）浸泡、冲洗根管，准确测量工作长度后，可用小号根管器械于根尖狭窄部轻穿刺根尖孔，使根尖周组织的炎症渗出液通过根管引流，缓解压力；有条件时可完成根管预备，再用固醇类（如氢化可的松）加广谱抗生素（如金霉素）糊剂封入根管并使药物接触根尖组织，有助于局部抗炎；或擦干根管，在髓腔中放置一个松软的棉球，暂封洞口，使根尖周的炎症有引流的空间。如果疼痛仍不能缓解，可在复诊时根据情况行根管清洗换药或开放髓腔。但后者口腔细菌可能会进一步污染患牙根管，进而形成顽固性生物膜，影响治疗效果。在口腔局部处理的同时，应全身给予抗生素、抗炎药及止痛药，还可辅以维生素等支持疗法。

若为骨膜下脓肿或黏膜下脓肿，临床上已检查出有根尖部的波动感。除上述处理外，还应切开脓肿以便脓液引流。

急性根尖周炎从浆液期到化脓期的 3 个阶段是一连续的发展过程，是移行过渡的，不能截然分开，临床上只能相对地识别这些阶段，选用对应的消炎措施。例如，骨膜下脓肿的早期，也可能是根尖脓肿的晚期，如尚未发现明显的深部波动感时，可采用开放髓腔或环钻术来引流根尖部骨质内的炎症渗出物或脓液。

慢性根尖周炎急性发作的治疗原则与"急性根尖周炎"同。

第二节 慢性根尖周炎

一、概述

慢性根尖周炎(chronic apical periodontitis,CAP)多无明显的自觉症状,有的病例可能在咀嚼时轻微痛,有的病例可能诉有牙龈起小脓包,也有的病例无任何异常感觉。有的病例在身体抵抗力降低时易转化为急性炎症,因而有反复疼痛、肿胀的病史。

二、病理

由于根管内存在感染和其他病源刺激物,根尖孔附近的牙周膜发生慢性炎症反应,主要表现为根尖部牙周膜的炎症,并破坏其正常结构,形成炎症肉芽组织。在肉芽组织的周围分化破骨细胞,并逐渐吸收其邻近的牙槽骨和牙骨质。炎症肉芽组织中有大量淋巴细胞浸润,同时成纤维细胞也增多,这种反应也可以看作是机体对抗疾病的防御反应。慢性炎症细胞浸润可以吞噬侵入根尖周组织内的细菌和毒素。成纤维细胞也可以增殖产生纤维组织,并常形成纤维被膜,防止和限制感染及炎症扩散到机体的深部。慢性炎症反应可以保持相对稳定的状态,并可维持较长时间。当身体抵抗力较强或病源刺激物的毒力较弱时,则肉芽组织中的纤维成分增加,可以在肉芽组织的周围形成被膜。牙槽骨吸收也暂时停止,甚至可以产生成骨细胞,在周围形成新生的骨组织,原破坏的骨组织有所修复,病变区缩小。相反,当身体抵抗力降低,或病源刺激物的毒力增强时,则肉芽组织中的纤维成分减少,炎症成分增多,产生较多的破骨细胞,造成更大范围的骨质破坏,骨质破坏的地方为炎症肉芽组织取代。由于炎症肉芽组织体积增大,从血运来的营养难以到达肉芽组织的中心部,在根尖孔附近的肉芽组织可发生坏死、液化,形成脓腔,成为慢性脓肿。发育期间遗留的牙周上皮剩余,经慢性炎症刺激,可以增殖为上皮团块或上皮条索。较大的上皮团块中心由于缺乏营养,上皮细胞发生退行性变、坏死、液化,形成囊肿。囊腔与根管相通者,称为袋状囊肿;囊腔不与根管通连而独立存在者,称真性囊肿。有研究表明,根尖周病变中有59.3%为根尖肉芽肿,22%为根尖囊肿,12%为根尖瘢痕,6.7%为其他病变。概括以上所述,慢性根尖周炎的主要病理变化是根尖周有炎症组织形成,破坏牙槽骨。这种组织变化过程不是单一的破坏,是破坏与修复双向进行的。但是如果不清除病源刺激物,虽有骨质修复过程,而根尖病变区只能扩大、缩小交替进行,不能完全消除。

另外,在身体抵抗力强的患者,患牙接受的刺激又极微弱时,根尖部牙槽骨不发生吸收,而是增殖在局部形成围绕根尖周的一团致密骨,称为致密性骨炎(图15-3)。

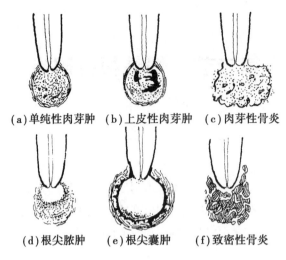

(a)单纯性肉芽肿　(b)上皮性肉芽肿　(c)肉芽性骨炎

(d)根尖脓肿　(e)根尖囊肿　(f)致密性骨炎

图 15-3　慢性根尖周炎的病理解剖类型

1.根尖肉芽肿

根尖肉芽肿是根尖周受到来自感染根管的刺激产生的一团肉芽组织。镜下可见有坏死区，肉芽组织中有慢性炎症细胞浸润，主要是淋巴细胞和浆细胞，成纤维细胞也增多。毛细血管在病变活动时增多，接近纤维化时减少。肉芽组织的周围常有纤维被膜，被膜与牙周膜相连。

肉芽肿的形成与从根尖孔、侧支根管孔来的感染刺激紧密相关，因而可发生在与这些部位相应的地方，可发生在根尖，也可以发生在根侧，磨牙可以发生在根分叉处。

2.慢性根尖脓肿(慢性牙槽脓肿)

慢性根尖脓肿可以由根尖肉芽肿转化而来，也可由急性牙槽脓肿转化而来。肉芽肿中央的细胞坏死、液化，形成脓液，脓液中多是坏死的多形核白细胞。肉芽组织周围缺乏纤维被膜。

慢性牙槽脓肿有 2 型，即有窦型和无窦型。有窦型则有窦道与口腔黏膜或颌面部皮肤相通连；无窦型在临床上难以和根尖肉芽肿鉴别。

窦道可能是急性牙槽脓肿自溃或切开后遗留的，也可能是根尖部脓液逐渐穿透骨壁和软组织而形成的。窦道壁有上皮衬里，上皮可来源于肉芽肿内的上皮团，也可由口腔黏膜上皮由窦道口长入。上皮下的结缔组织中有大量炎症细胞浸润。

3.根尖囊肿

根尖囊肿可以由根尖肉芽肿发展而来，也可由慢性根尖脓肿发展而来。在含有上皮的肉芽肿内，由于慢性炎症的刺激，上皮增生形成大团块时，上皮团块的中央部得不到来自结缔组织的营养，因而发生变性、坏死、液化，形成小的囊腔。囊腔中的渗透压增高，周围的组织液渗入，成为囊液。囊液逐渐增多，囊腔也逐渐扩大。肉芽组织内的上皮也可以呈网状增殖，网眼内的炎症肉芽组织液化后形成多数小囊肿，小囊肿在增大的过程中互相融合，形成较大的囊肿。

囊肿也可由慢性脓肿形成，即脓肿附近的上皮细胞沿脓腔表面生长，形成腔壁的上皮衬里而成为囊肿。根尖囊肿由囊壁和囊腔构成，囊腔中充满囊液。囊壁内衬以上皮细胞，外层为致密的纤维结缔组织，囊壁中常有慢性炎症细胞浸润。囊液为透明褐色，其中含有含铁血黄素，由于含有胆固醇结晶漂浮其中而有闪烁光泽。囊液在镜下直接观察时，可见其中有很多菱形或长方形的胆固醇结晶,是从上皮细胞变性分解而来(图15-4)。

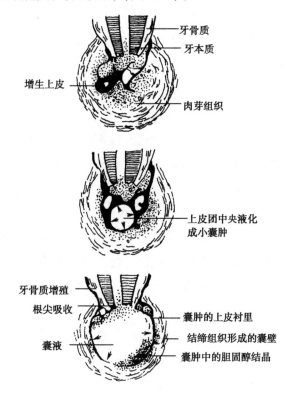

图15-4 从上皮性根尖肉芽肿发展成为根尖囊肿的步骤

由于慢性炎症的刺激,引起细胞变性、坏死,囊液中含有这些内容而使渗透压增高,周围的组织液渗透入囊腔中。囊腔内液体增加的同时,囊腔也逐渐增大。囊肿增大的压力压迫周围牙槽骨,使其吸收,同时在颌骨的外表则有新生骨质补充,因此,有些较大的囊肿往往在表面膨隆处尚有较薄的一层骨质。囊肿再增大时,最终可使其周围某一处骨壁完全被吸收而长入软组织中,这时囊肿就会发展很快。由于囊肿的发展缓慢,周围骨质受到这种缓慢刺激而形成一种致密骨板。

从慢性根尖脓肿发展而来的囊肿囊液中含有脓液,较为混浊。根尖囊肿可以继发感染,形成窦道,或表现为急性炎症。

4.致密性骨炎

致密性骨炎表现为根尖周局部骨质增生,骨小梁的分布比周围的骨组织更致密。骨髓腔极小,腔内有少许纤维性的骨髓间质,纤维间质中仅有少量淋巴细胞浸润。有时硬化骨与正常骨组织之间并无明显分界。

三、临床表现

慢性根尖周炎一般无自觉症状。由于是继发于牙髓病,故多有牙髓病史。有些病例可曾转化为急性炎症又予缓解,故可有反复疼痛,或反复肿胀的历史。患牙多有深龋洞、无探痛,牙体变为暗灰色。有窦型慢性根尖脓肿在相应根尖部有窦道,有时窦道口呈乳头状,窦道口也可出现在离患牙较远的地方。大的根尖囊肿在患牙根尖部有半球形膨隆,黏膜不红,叩时不痛,有乒乓球感。有的患牙在咀嚼时有不适感。

四、诊断

诊断慢性根尖周炎可根据有反复疼痛、肿胀的病史,牙体变色、牙髓失去活力或反应极其迟钝,或已出现窦道或局部无痛膨隆等临床表现。诊断的关键是依据 X 线片上所显示的根尖周骨密度减低影像。因此,临床上比较容易作出诊断。但是要辨别属于何种类型则较困难,从 X 线片所显示根尖透射区影像的特点可以作为鉴别的参考。

根尖肉芽肿在 X 线片的特点是根尖部有较小的、规则的圆形或椭圆形透射区,边界清晰,周围骨质影像正常或略致密,透射区的直径一般不超过 0.5 cm。肉芽肿和小囊肿在 X 线片上不易区别,若透射区周围有致密骨形成的白线,且透射区与非透射区的骨密度反差大,则应怀疑为小囊肿;若开髓时有囊液从根尖孔引流出来,可证实为囊肿。慢性根尖脓肿除可能发现窦道口外,在 X 线片上的影像也有其特点,透射区边界不清,形状不规则,透射区周围的骨质影像模糊,这是因为周围骨质有进行性破坏的缘故。根尖囊肿在 X 线片上的影像一般范围较大(其直径超过 1 cm),为圆形,边界清楚有白线围绕。除 X 线片上的表现外,大囊肿可见相应部位有半球形隆起,扪时不痛,有乒乓球感。

X 线诊断慢性根尖周炎时,必须结合临床症状及其他诊断指标才能和那些非根尖周炎的根尖区病损鉴别。例如,非牙源性的颌骨内囊肿和其他肿物,在 X 线片上呈现与各型慢性根尖周炎极为相似的影像,这些病损与慢性根尖周炎的主要鉴别是牙髓活力正常、缺乏临床症状,并且仔细观察时可见根尖区牙周间隙与其他部位的牙周间隙呈连续、规则的黑线影像。根旁囊肿时,囊肿的透射影像与侧支根管感染造成的慢性根尖周炎者极为相似,但患牙牙髓活力正常。有些解剖结构,如颏孔、切牙孔等,其影像易与相应部位牙齿的根尖区重叠,但是这些牙齿牙髓活力正常,牙周间隙影像连续、规则。有的慢性根尖周炎的窦道口出现的部位与患牙的关系不甚明确,例如,在 2 个相邻无髓牙根尖区的中间,或在远离患牙的部位时,可以从窦道口插入牙胶尖作为示踪诊断丝拍摄 X 线片,从牙胶尖影像所指的部位便可确定窦道来源的患牙。

五、治疗

治愈根尖周病的主要原理是消除病源刺激物、杜绝再感染的途径,为机体修复被炎症破坏的组织提供有利的生物学环境,促使根尖周组织愈合、恢复健康。根尖周炎主要的病源刺激物来自感染根管,因此,消除根管内的感染,是治愈根尖周病的首要条件。由于牙髓坏死,根管内已失去血液及淋巴循环,为一储存坏死组织、感染物质的死腔,不能为机体的自身免疫能力所消除,故必须依靠相应的治疗措施才能除去病源。根尖周骨质的破坏、肉芽组织的出现可以看作机体对抗病源的防御性反应,但是这种反应不能消除病源,只能相对地防止感染的扩散。一旦病源被除去后,病变区的炎症肉芽组织即转化为纤维结缔组织,从而修复已破坏的牙槽骨和牙骨质,并使牙周膜重建。消除病源的有效措施是根管治疗,即用机械和化学的方法对根管进行清创,再通过严密地封闭根管,防止再感染。

在消除病源的前提下,病变才有可能愈合。病变能否被修复,还受一些因素的影响。病变性质、病变范围及部位、患者年龄和全身健康状况等都与病变的愈合有密切关系。因此,制订治疗方案时,必须考虑这些因素,采取相应的措施才能治疗成功。破坏范围较小的、局限于根尖部的病变,预后较好;病变范围较大、发生在根分叉处者,预后较差。当较大的根尖囊肿单纯用根管治疗难以治愈时,可采用根尖外科手术以除去病变。全身健康不佳的患者,在治疗时容易并发急性炎症,治疗后病变愈合慢或恢复困难,治疗时应加以注意。如果患有风湿病或神经、眼、心脏等疾病而怀疑患牙病变为病灶时,应当及时拔除患牙,以免造成病灶感染的蔓延。另外,对于病变严重破坏牙槽骨,或牙冠严重破坏而难以修复者,也应拔除患牙。

第十六章

牙周疾病

第一节　慢性牙周炎

一、概述

本病为最常见的一类牙周炎，约占牙周炎患者的 95%。顾名思义，慢性牙周炎(chronic periodontitis，CP)的起病和发展是一个非常缓慢的过程。由于牙周炎都是由慢性牙龈炎发展而来的，患者往往不能明确说出它的起病时间，其早期症状也常常被忽视。本病可发生于任何年龄，但大多数患者为成人(35 岁以上)。随着年龄增长，患病率和疾病的严重程度也增加。这可能是由于多年病情积累加重。1999 年以前称此类牙周炎为成人牙周炎。实际上慢性牙周炎也偶可发生于青少年和儿童，整个病情进展较平缓，因此，学者们主张将其更名为慢性牙周炎。本病可累及不同数目的牙齿，进展程度可不同。本病若得不到治疗，病情会缓慢地加重，也可有一部分病例在某些条件下出现短期的快速破坏(活动期)，病情迅速加重。

二、临床表现

本病起病缓慢，早期主要表现为牙龈的慢性炎症。患者可有刷牙或进食时的牙龈出血或口内异味，但一般无明显不适，不受重视。实际上此时已有牙周袋形成(探诊深度超过 3 mm)，且能探到釉牙骨质界，即已有附着丧失，X 线片上可见牙槽嵴顶高度降低，有水平或垂直骨吸收。

牙龈的炎症可表现为鲜红色或暗红色，在牙石堆积处有不同程度的炎性肿胀甚至增生，探诊易出血，甚至流脓。少数患者病程较长或曾经接受过不彻底的治疗，其牙龈可能相对致密，颜色较浅，但用探针探入袋内可引发出血，这是因为牙周袋内壁常有上皮溃疡和结缔组织的炎症。探诊时还能发现有附着丧失，因此，即使探诊深度<3 mm，但根据附着丧失已能说明该牙已患有牙周炎。

牙周附着丧失和牙槽骨吸收发展到一定程度，在多根牙可累及根分叉区，并出现牙松动、病理性移位，甚至发生急性牙周脓肿等。

牙周炎一般同时侵犯口腔内多个牙,且有一定的对称性。各部位的牙齿患病概率和进展速度也不一致。磨牙和下前牙以及邻面因为菌斑牙石易堆积,较易发病,且病情较重。因此,牙周炎具有牙位特异性和位点特异性。

根据附着丧失和骨吸收波及的范围(患牙数,extent)可将慢性牙周炎分为局限型和广泛型。全口牙中有附着丧失和骨吸收的位点数≤30%者为局限型,若>30%的位点受累,则为广泛型。也可根据牙周袋深度、结缔组织附着丧失和骨吸收的程度分为轻、中、重度。上述指标中以附着丧失为重点,它与炎症的程度大多一致,但也可不一致。一般随病程延长、年龄增长而使病情累积、加重。

(1)轻度:牙龈有炎症和探诊出血,牙周袋≤4 mm,附着丧失1~2 mm,X线片显示牙槽骨吸收不超过根长的1/3。可有或无口臭。

(2)中度:牙周袋≤6 mm,附着丧失3~4 mm,X线片显示牙槽骨水平型或角型吸收超过根长的1/3,但不超过根长的1/2。牙齿可能有轻度松动,多根牙的根分叉区可能有轻度病变,牙龈有炎症和探诊出血,也可有脓。

(3)重度:牙周袋>6 mm,附着丧失≥5 mm,X片显示牙槽骨吸收超过根长的1/2甚至达根长的2/3,多根牙有根分叉病变,牙多有松动。炎症较明显或可发生牙周脓肿。

慢性牙周炎患者除有上述主要特征(牙周袋形成、牙龈炎症、牙周附着丧失、牙槽骨吸收)外,晚期常可出现其他伴发病变和症状,例如:①牙移位。②由于牙松动、移位和龈乳头退缩,造成食物嵌塞。③由于牙周支持组织减少,造成继发性殆创伤。④牙龈退缩使牙根暴露,对温度刺激敏感,甚至发生根面龋。⑤深牙周袋内脓液引流不畅时,或身体抵抗力降低时,可发生急性牙周脓肿。⑥深牙周袋接近根尖时,可引起逆行性牙髓炎。⑦牙周袋溢脓和牙间隙内食物嵌塞,可引起口臭。从我国人口的流行病学调查结果来看,轻、中度牙周炎普遍存在,而重度牙周炎则主要集中在少数人和少数牙。因此,早期诊断和早期治疗牙周炎就显得特别重要和有意义。

中度以上的牙周炎诊断并不困难,但早期牙周炎与牙龈炎的区别不甚明显,须通过仔细检查而及时诊断,以免贻误治疗(表16-1、表16-2)。

表16-1 牙龈炎和早期牙周炎的区别

区别项	牙龈炎	早期牙周炎
牙龈炎症	有	有
牙周袋	假性牙周袋	真性牙周袋
附着丧失	无*	有,能探到釉牙骨质界
牙槽骨吸收	无	嵴顶吸收,或硬骨板消失
治疗结果	病变可逆,组织恢复正常	炎症消退,病变静止,但已破坏的支持组织难以完全恢复正常

注:* 对牙龈炎的定义为:在一定条件下可以有附着丧失。

表 16-2　慢性牙周炎的临床表征

·牙周袋>3 mm,并有炎症,多有牙龈出血
·邻面临床附着丧失>1 mm
·牙周袋探诊后有出血
·牙槽骨有水平型或垂直型吸收
·晚期牙松动或移位
·伴发病变
根分叉病变
牙周脓肿
牙龈退缩、牙根敏感、根面龋
食物嵌塞
逆行性牙髓炎
继发性咬合创伤
口臭

三、治疗

在确诊为慢性牙周炎后,还应根据病情确定其全口和每个患牙的严重程度、目前是否为活动期等;还要通过问诊、仔细的口腔和全身检查以及必要的实验室检测手段等,尽量找出与牙周病或全身病有关的易感因素,如吸烟、代谢综合征、不良生活习惯、解剖因素等,以利制订治疗计划和判断预后。

慢性牙周炎的治疗目标应是彻底清除菌斑、牙石等病原刺激物,消除牙龈的炎症,使牙周袋变浅和改善牙周附着水平,并争取适当的牙周组织再生,而且要使这些疗效能长期稳定地保持。针对近年来关于牙周炎可能成为某些全身疾病/状况的易感因素的观点,对可能的高危患者更应注重强化治疗,并把消除易感因素列入治疗计划中。牙周病的治疗追求的是长期的功能、舒适和美观,而不仅着眼于治疗期间能保留多少牙数。为达到上述目标,需要采取一系列按部就班的综合治疗。由于口腔内各个牙的患病程度、解剖条件、局部刺激因子的多少各异,因此,须针对各个患牙的具体情况,制订适合于总体病情及个别牙的治疗计划。而且在治疗过程中,根据患者的反应及时对治疗计划进行调整和补充。

1.清除局部致病因素

(1)控制菌斑:菌斑在牙面上不断快速地形成着,在清洁过的牙面上数秒内即可有新的细菌黏附,若停止刷牙 8 h 后细菌数即可达到 $10^3 \sim 10^4/mm^2$,24 h 后可增加 100~1 000 倍。因此,不能单靠医生的治疗,必须向患者仔细讲明菌斑的危害,如何发现和清除之,并使其充分理解坚持不懈地清除菌斑的重要性。此种健康教育应贯穿治疗的全过程。患者每次就诊时,医生应检查和记录其菌斑控制的程度,并反馈给患者。尽量使有菌斑的牙面只占全部牙面的20%以下。

(2)彻底清除牙石、平整根面:牙周炎患者不论其类型、病情轻重、有无全身疾病和宿主背景,均需清除牙面的细菌生物膜和牙石,这是控制牙周感染的第一步治疗。实施了数百年的机械方法清除牙石和菌斑仍是目前最有效的基础治疗手段。

龈上牙石的清除称为洁治术,龈下牙石的清除称为龈下刮治术或深部刮治术,除了刮除龈下牙石外,还须将暴露在牙周袋内的含有内毒素的病变牙骨质刮除,使根面符合生物学要求,有利于牙周支持组织重新附着于根面,称为根面平整术。近年来有些学者主张根面平整时不可过度刮削根面牙骨质,以免发生牙齿敏感。龈下刮治的主要目的是尽量清除微生物和搅乱菌斑生物膜,防止或延缓龈下菌斑的重新形成。

经过彻底的洁治、刮治和根面平整后,临床上可见牙龈的炎症和肿胀消退,出血和溢脓停止,牙周袋变浅、变紧,这是由于牙龈退缩以及袋壁结缔组织中胶原纤维的新生使牙龈变得致密,探针不再穿透结合上皮进入结缔组织内,也可能有新的结缔组织或长结合上皮附着于根面。洁治术和刮治术是牙周病的基础治疗手段,任何其他治疗手段只应作为基础治疗的补充手段。

(3)牙周袋及根面的局部药物治疗:大多数患者在根面平整后,组织能顺利愈合,不需抗感染药处理。对一些炎症严重、肉芽组织增生的深牙周袋,在刮治后必要时可用复方碘溶液。它有较强的消炎、收敛作用,应注意避免烧灼邻近的黏膜。

有些慢性牙周炎患者对基础治疗反应不佳,或有个别深牙周袋及器械不易到达的解剖部位,刮治难以彻底,残留的炎症不易控制。近年来,牙周袋内局部放置抗感染药取得较好的临床效果。尤其是采用缓释剂型,使药物能长时间释放到牙周袋内,消灭或减少袋内的致病菌。可选用的药物如甲硝唑、四环素及其同族药物如米诺环素、多西环素(强力霉素),以及氯己定等。但牙周袋内的药物治疗只能作为机械清除牙石的辅助治疗,一般只在龈下刮治后视需要才用药,抗感染药绝不能取代除石治疗,因为只有刮治方可最大限度地清除致病菌,并搅乱龈下生物膜的微生态,使药物得以接触微生物并杀灭之。

2.牙周手术

基础治疗后6~8周,应复查疗效,若仍有5 mm以上的牙周袋,且探诊仍有出血,或有些部位的牙石难以彻底清除,则可视情况决定再次刮治或需行牙周手术。手术可在直视下彻底刮除根面或根分叉处的牙石及不健康的肉芽组织,还可修整牙龈和牙槽骨的外形、植骨或截除病情严重的患根等,通过手术改正牙周软硬组织的外形,形成一种有利于患者控制菌斑的生理外形。

近年来,通过牙周组织引导性再生手术能使病变区牙根面形成新的牙骨质、牙周膜和牙槽骨的正常附着。利用组织工程学原理,进行了大量研究来促进牙周组织的再生,使牙周炎的治疗达到了一个更高的层次。

3.建立平衡的𬌗关系

可通过松动牙的结扎固定、调𬌗等治疗使患牙消除继发性或原发性咬合创伤而减少动度,改善咀嚼功能。有些病例在治疗数月后,X线片可见牙槽骨硬板致密。但固定夹板的设计和制作必须不妨碍菌斑控制。在有缺失牙需要修复的患者,可利用固定式或可摘式修复上的附加装置,使松动牙得到固定。有些患者还可通过正畸治疗矫正错𬌗或病理移位的牙,以建立合理的咬合关系。过去多数学者不太重视调𬌗在牙周炎的预防和治疗中的意义。近年来有学者报道表明基线时无咬合创伤或虽有咬合创伤但已经调𬌗治疗的牙周炎患者,其日后发生病情加重的概率仅为有创伤而未加调𬌗者的60%。因此,在治疗计划中应注意对咬合创伤的干预。

4.全身治疗

大多数轻、中度慢性牙周炎患者对洁治和刮治有较好的反应,除非是重症患者、对常规治疗反应不佳,或出现急性症状,一般不需使用抗感染药。但对一些炎症和整体病情较重的患者可以在龈上洁治后,先全身给予抗感染药,在炎症减轻的情况下,随即进行龈下刮治,这有利于较彻底地实施龈下刮治。对于一些有全身疾病的牙周炎患者,如重度心血管疾病、未控制的糖尿病等,在牙周治疗过程中也需要给予特殊处理,如在进行牙周全面检查和治疗(尤其是手术)前后需给予抗生素,以预防和控制全身和局部的感染,一般使用全身给药。同时应积极治疗并控制全身病,以利牙周组织愈合。

吸烟者对牙周治疗的反应较差,应劝患者戒烟。在戒烟的初期,牙龈的炎症可能有一过性的"加重",探诊后出血有所增加。这是由于烟草使小血管收缩、使牙龈角化加重的作用被消除。经过戒烟和彻底的牙周治疗后,将出现良好的疗效。

5.拔除患牙

对于有深牙周袋、过于松动的严重患牙,如确已无保留价值者,应尽早拔除,这样可以:①消除微生物聚集部位。②有利于邻牙的彻底治疗。③避免牙槽骨的继续吸收,保留牙槽嵴的高度和宽度,以利义齿修复。④避免反复发作牙周脓肿。⑤避免因患牙松动而使患者只用另一侧咀嚼。有条件时,最好在第一阶段治疗结束、第三阶段永久修复之前,制作暂时性修复体,以达到改善咀嚼功能、松牙固定和美观的要求。

6.维护期的牙周支持疗法

大多数慢性牙周炎在经过恰当的治疗后,炎症消退,病情得到控制。但若不坚持维护期治疗,则很容易复发或加重。预防病情的复发有赖于患者持之以恒的日常菌斑控制,以及定期的复查、监测和必要的后续治疗。复查的间隔期可根据病情和患者控制菌斑的程度来裁定。复查内容包括口腔卫生情况、牙周袋探诊深度、牙龈炎症及探诊后出血、根分叉病变、牙槽骨情况、修复体情况等,并对残存的病情进行相应的、必要的治疗。定期的复查和维护期支持治疗是牙周治疗效果能长期保持的关键条件之一,应在基础治疗一结束时,即进入维护期。

第二节 侵袭性牙周炎

一、概述

侵袭性牙周炎(aggressive periodontitis,AgP)是一组在临床表现和实验室检查(包括微生物学检查)均与慢性牙周炎有明显区别的牙周炎,发生于全身健康者,具有家庭聚集性,疾病进行迅速。它包含旧分类中的 3 个类型,即青少年牙周炎(juvenile periodontitis, JP)、快速进展性牙周炎(rapidly progressive periodontitis, RPP)和青春前期牙周炎(prepuberty periodontitis, PPP),一度曾将这 3 个类型合称为早发性牙周炎(early onste periodontitis, EOP)。旧的命名过分强调发病年龄及疾病进展速度,实际上这类牙周炎虽多发于年轻人,但也可见于成人。本病一般来说发展较迅猛,但也可转为间歇性的静止期,因此,在 1999 年的国际研讨会上建议更名为侵袭性牙周炎。侵袭性牙周炎按其患牙的分布可分为局限型和广泛型。局限型侵袭性牙周炎(LAgP)相当于过去的局限型青少年牙周炎(LJP);广泛型侵袭性牙周炎(GAgP)相当于过去的广泛型青少年牙周炎(GJP)和快速进展性牙周炎(RPP)。但两者并不是直接对应的转变,例如,有些过去被诊断为GJP 的患者,在新分类法中,可能被诊断为慢性牙周炎或 GAgP。那些原先被归入 RPP 的患者,则可依据患者的其他临床特征被归入 GAgP 或慢性牙周炎。对于有牙周组织破坏而不伴有全身疾病的青春前期儿童,则可按其特征诊断为慢性牙周炎或 AgP,而对那些伴有全身疾病的患者,则归为反映全身疾病的牙周炎。

LAgP 和 GAgP 可具有一些共同的临床表现:

①菌斑堆积量与牙周组织破坏的严重程度不相符。

②伴放线杆菌比例升高,在一些人群中牙龈卟啉单胞菌比例可能升高。

③吞噬细胞异常。

④巨噬细胞过度反应,包括 PGE$_2$ 和 IL-1β 水平升高。

⑤附着丧失和牙槽骨吸收有自限性。然而,诊断 AgP 并非具备所有的特征,可根据临床、X线表现、病史等资料,实验室检查虽有帮助,但不是诊断所必需的。

二、局限型侵袭性牙周炎

Gottlieb 于 1923 年首次报道 1 例死于流感的年轻男性患者,其牙周组织有严重的变性及牙槽骨吸收。有学者认为这是不同于单纯性牙周炎的一种疾病,将其命名为弥漫性牙槽萎缩,1928 年又提出牙骨质的先天发育不良可能为本病的病因。Wannenmacher 于 1938 年描述本病的特点为切牙和第一磨牙受累。Orban 和 Weinmann 于 1942 年提出牙周变性的命名,并根据 1 例尸体解剖的结果,提出该病首先发生于牙周膜主纤维的变性,导致牙骨质停止新生和牙槽骨吸收,然后才是结合上皮增生和炎症的发生。此后一段时期内普遍认为本病是由于某种全身因素引起的牙周组织变性,而炎症是继发的。但大量的临床观察和动物实验未能找到变性的证据。1966 年世界牙周病专题讨论会提出摒弃牙周变性的名词,但指出的确在青少年中存在着一种与成人型不同的牙周炎。1969 年 Butler 引用 Chaput 等在 1967 年提出的法文名称,将本病命名为青少年牙周炎。Baer 在 1971 年提出本病的定义为"发生于全身健康的青少年,有 1 个以上恒牙的牙槽骨快速破坏。牙周破坏的程度与局部刺激物的量不一致"。1989 年世界牙周病研讨会将其定名为局限型青少年牙周炎,并归入早发性牙周炎,1999 年的国际新分类则进一步明确了局限型侵袭性牙周炎的定义,"牙周病变局限于切牙和第一恒磨牙,至少 2 颗恒牙有邻面附着丧失,其中 1 颗是第一磨牙,非第一磨牙和切牙不超过 2 颗"。

（一）病因

侵袭性牙周炎的病因虽未完全明了,但某些特定微生物的感染以及机体防御能力的缺陷可能是引起本病的 2 个主要因素。

1.微生物

大量的研究表明伴放线杆菌(Actinobacillus,Aa)是侵袭性牙周炎的主要致病菌,其主要依据如下:

(1)从侵袭性牙周炎患者的龈下菌斑中可分离出 Aa,阳性率高达 90%~100%,而同一患者口中的健康牙或健康人检出率明显很低(<20%),慢性牙周炎的检出率也低于局限型青少年牙周炎。经过有效的牙周治疗后,Aa 消失或极度减少;当病变复发时,该菌又复出现,但也有些学者报告未能检出 Aa,而分离出牙龈卟啉单胞菌、具核梭杆菌、腐蚀艾肯菌、中间普氏菌等。可能由于深牙周袋改变了微生态环境,使一些严格厌氧菌成为优势菌,而 Aa 不再占主导。

(2)伴放线杆菌对牙周组织有毒性和破坏作用:

①产生一种被称为白细胞毒素的外毒素,可杀伤白细胞使其产生溶酶体酶,对牙周组织造成损伤。

②抑制中性多形核白细胞(polymorphonuclear leukocyte,PMN)的趋化。

③产生内毒素。

④产生胶原酶,破坏结缔组织和骨的胶原纤维。

⑤产生成纤维细胞抑制因子、破骨细胞激活因子等。

⑥Aa 的表面可形成膜泡,内含毒素,膜泡的脱落可使毒素播散。

(3)引发宿主的免疫反应:LAgP 患者的血清中有明显升高的抗 Aa 抗体,牙龈局部也产生大量的特异抗体,并进入牙周袋内,使龈沟液内抗体水平高于血清的水平。研究还表明与 Aa 的糖类抗原发生反应的主要是 IgG2 亚类,起保护作用。近年还有学者报道中性粒细胞和单核/吞噬细胞对细菌过度反应,产生过量的细胞因子、炎症介质,可能导致严重的牙周炎症和破坏。

尽管 Aa 是 AgP 的龈下优势菌已成为共识,但是亚洲地区(包括中国)的许多研究表明,Aa 在中国、日本和韩国 AgP 患者中的检出率明显低于欧美国家,且检出的 Aa 多为低毒性株,而 Pg 在这些患者中相对较多见,因而新分类明确提出 AgP 在一些人群(亚洲)中表现为 Pg 比例升高。此外,AgP 的龈下优势菌还有福赛坦菌、牙垢密螺旋体等牙周其他致病微生物。

2.全身背景

已有一些研究证明本病患者有周缘血的中性粒细胞和(或)单核细胞的趋化功能降低,有的学者报道吞噬功能也有障碍,这种缺陷带有家族性,患者的同胞中有的也可患 LAgP,或虽未患牙周炎,却也有白细胞功能缺陷。吞噬细胞的趋化反应异常主要集中在非裔美国 LJP 患者。英国学者对欧洲白种人患者的研究未发现白细胞趋化异常。国内较大样本的研究亦未发现外周血中性粒细胞和单核细胞趋化功能的异常,进一步分析趋化因子 N-甲酰肽的受体基因(N-formyl peptide receptor gene,FPR)与 LAgP 的关系,则未发现 FPR 基因单核苷酸多态性与疾病的易感性明显相关,从基因水平上提示我国侵袭性牙周炎患者,可能不存在吞噬细胞趋化缺陷的遗传基础。由此可见,不同的地区和人种可能具有吞噬细胞功能的差异。AgP 存在家庭聚集性,有家系研究显示,AgP 先证者的家属中患 AgP 的概率明显增高。一些研究报道 FcγRⅡ基因多态性、维生素 D 受体基因多态性等可能为本病的易感因素。LAgP 可能有种族易感性的差异,如黑种人中患局限型青少年牙周炎的概率远高于白种人和亚洲人。然而，AgP 是多因素的复杂疾病，不可能用某一危险因素概括所有 AgP 的病例，而每一个病例可能是不同的危险因素共同作用的结果。宿主自身的易感因素可降低宿主对致病菌的防御力和组织修复力，也可加重牙周组织的炎症反应和破坏。

Gottlieb 早在 1928 年曾提出本病的原因是牙骨质的不断形成受到抑制，妨碍了牙周膜纤维附着于牙体。此后有少量报道发现局限型青少年牙周炎患者的牙根尖而细，牙骨质发育不良，甚至无牙骨质，不仅已暴露于牙周袋内的牙根如此，在其根方尚未发生病变处的牙骨质也有发育不良，说明这种缺陷不是疾病的结果，而是发育中的问题。国内最近的研究显示，AgP 患者有较多的牙根形态异常牙(如锥形根、弯曲根、冠根比过大和融合根)，且牙根形态异常的牙牙槽骨吸收程度重，牙根形态异常牙数与重度骨吸收牙数呈正相关。

(二)病理

局限型侵袭性牙周炎的组织学变化与慢性牙周炎无明显区别，均以慢性炎症为主。免疫组织化学研究发现本病牙龈结缔组织内仍以浆细胞浸润为主，但其中产生 IgA 的细胞少于慢性牙周炎者，游走到袋上皮内的中性粒细胞数目也较少，这 2 种现象可能是细菌易于入侵的原因之一。电镜观察到袋壁上皮、牙龈结缔组织甚至牙槽骨的表面可有细菌入侵，主要为革兰阴性菌及螺旋体。

(三)临床表现

能够按照严格定义诊断的局限型侵袭性牙周炎患者在我国很少见。近 7 年来，北京大学口腔医学院牙周科收集了来自全国各地近 300 例侵袭性牙周炎患者的临床资料，其中仅有数例被诊断为 LAgP，但病变以切、磨牙为重的广泛型侵袭性牙周炎相对较多，约占 AgP 患者的 25%。

1.年龄与性别

发病可始于青春期前后，因早期无明显症状，患者就诊时常已 20 岁左右。女性多于男性，但也有学者报道性别无差异。

2.口腔卫生情况

本病一个突出的表现是早期患者的菌斑、牙石量很少，牙龈表面的炎症轻微，但却已有深牙周袋，牙周组织破坏程度与局部刺激物的量不成比例。牙龈表面虽然无明显炎症，实际上在深袋部位是有龈下菌斑的，而且袋壁也有炎症和探诊后出血，晚期还可以发生牙周脓肿。

3.好发牙位

1999 年新分类法规定，局限型侵袭性牙周炎的特征是"局限于第一恒磨牙或切牙的邻面有附着丧失，至少波及 2 颗恒牙，其中 1 颗为第一磨牙。其他患牙(非第一磨牙和切牙)不超过 2 颗"。简言之，典型的患牙局限于第一恒磨牙和上、下切牙，多为左右对称，但早期的患者不一定波及所有的切牙和第一磨牙。

4.X 线片所见

第一磨牙的邻面有垂直型骨吸收，若近远中均有垂直型骨吸收则形成典型的"弧形吸收"，在切牙区多为水平型骨吸收。有的文献报道还可见牙周膜间隙增宽、硬骨板模糊、骨小梁疏松等。

5.病程进展快

顾名思义,本病发展很快,有学者估计本型患者的牙周破坏速度比慢性牙周炎快3~4倍,在4~5年内,牙周附着破坏可达50%~70%,患者常在20岁左右即已需拔牙或牙自行脱落。

6.早期出现牙松动和移位

在炎症不明显的情况下,切牙和第一恒磨牙可出现松动,自觉咀嚼无力。切牙可向唇侧远中移位,出现牙间隙,多见于上切牙,由于力的影响致呈扇形散开排列。后牙移位较少见,可出现不同程度的食物嵌塞。

7.家庭聚集性

家族中常有多人患本病,患者的同胞有50%患病概率。其遗传背景可能与白细胞功能缺陷有关,也有学者认为是X连锁性遗传或常染色体显性遗传/隐性遗传等。另有一些学者认为是由于牙周致病菌在家族中的传播所致。

三、广泛型侵袭性牙周炎

GAgP主要发生于30岁以下的年轻人,但也可见于35岁以上者。其受累的患牙广泛,新分类法规定其特征为"广泛的邻面附着丧失,侵犯第一磨牙和切牙以外的牙数在3颗以上"。广泛型和局限型究竟是2个独立的类型,抑或前者是局限型侵袭性牙周炎发展和加重的结果,尚不肯定,但有不少研究结果支持两者为同一疾病不同阶段的观点。例如:

(1)年幼者以局限型较多,而年长者患牙数目增多,以广泛型为多。

(2)局限型患者血清中的抗Aa特异抗体水平明显地高于广泛型患者,起保护作用的IgG2亚类水平也高于广泛型。可能机体对致病菌所产生的免疫反应使感染局限,而广泛型患者的抗体反应较弱。

(3)有些广泛型侵袭性牙周炎患者的第一磨牙和切牙病情较重,且有典型的"弧形吸收",提示这些患者可能由局限型病变发展而来。

然而,"对病原菌的血清抗体反应较弱"这一GAgP的特异性表现(1999年分类所提出)在国内的数项研究中尚未得到证实。国内近期的研究显示,切磨牙型AgP患者抗Aa血清C型抗体滴度与非切磨牙型AgP患者无显著性差异。

(一)临床表现

(1)通常发生于30岁以下者,但也可见于年龄更大者。

(2)广泛的邻面附着丧失,累及除切牙和第一磨牙以外的恒牙至少3颗。

(3)有严重而快速的附着丧失和牙槽骨破坏,呈明显的阵发性。

(4)在活动期,牙龈有明显的炎症,呈鲜红色,并可伴有龈缘区肉芽性增殖,易出血,可有溢脓。但有些病变虽有深牙周袋,牙龈表面炎症却不明显。可能处于静止期。

(5)菌斑牙石的沉积量因人而异,多数患者有大量的菌斑和牙石,也可很少。

(6)部分患者具有中性粒细胞和(或)单核细胞的功能缺陷。

(7)患者有时伴有全身症状,包括体重减轻、抑郁及全身不适等。

(8)一般患者对常规治疗如刮治和全身药物治疗有明显的疗效,但也有少数患者经任何治疗都效果不佳,病情迅速加重直至牙丧失。

临床上常以年龄(35岁以下)和全口大多数牙的重度牙周破坏,作为诊断广泛型侵袭性牙周炎的标准,也就是说牙周破坏程度与年龄不相称。但必须明确的是,并非所有年轻患者的重度牙周炎均可诊断为本病,应先排除一些明显的局部和全身因素。例如:

(1)是否有严重的错殆导致咬合创伤,加速了牙周炎的病程。

(2)是否曾接受过不正规的正畸治疗,或在正畸治疗前未认真治疗已存在的牙周病。

(3)有无食物嵌塞、邻面龋、牙髓及根尖周病、不良修复体等局部促进因素,加重了菌斑堆积和牙龈的炎症。

(4)有无伴随的全身疾病,如1型糖尿病、白细胞黏附缺陷、HIV感染等。

上述(1)~(3)的存在可以加速慢性牙周炎的牙槽骨吸收和附着丧失;如有(4)则应列入反映全身疾病的牙周炎中,其治疗也不仅限于口腔科。如有条件检测患者周缘血的中性粒细胞和单核细胞的趋化、吞噬功能,血清IgG2水平,或微生物学检测,则有助于诊断。有时阳性家族史也有助于诊断本病。

最近有学者提出在有的年轻人和青少年,有个别牙齿出现附着丧失(牙数不多),但其他方面不符合早发性牙周炎者,可称为偶发性附着丧失,例如:个别牙因咬合创伤或错殆所致的牙龈退缩、拔除智齿后第二磨牙的附着丧失等,这些个体可能为侵袭性牙周炎或慢性牙周炎的易感者。

(二)诊断

侵袭性牙周炎应抓住早期诊断这一环,因初起时无明显症状,待就诊时多已为晚期。如果年轻患者的牙石等刺激物不多,炎症不明显,但发现有少数牙松动、移位或邻面深袋,局部刺激因子与病变程度不一致等,则应引起重视。重点检查切牙及第一磨牙邻面,并摄X线片和(或)咬合翼片有助于发现早期病变。有条件时,可做微生物学检查发现伴放线杆菌,或检查中性粒细胞有趋化和吞噬功能的异常,有助于本病的诊断。早期诊断及治疗对保留患牙极为重要。对于侵袭性牙周炎患者的同胞进行牙周检查,有助于早期发现其他病例。

四、侵袭性牙周炎的治疗

1.早期治疗、防止复发

本病常导致患者早年拔牙,因此特别强调早期、彻底的治疗,主要是彻底消除感染、治疗基本同慢性牙周炎,洁治、刮治和根面平整等基础治疗是必不可少的。多数患者有较好的疗效,病变转入静止期,但因为伴放线杆菌可入侵牙周组织,单靠机械刮治不易彻底消除入侵细菌,有的患者还需用翻瓣手术清除入侵组织的微生物。本病治疗后较易复发(国外报道复发率约为25%),因此,应加强定期的复查和必要的后续治疗。根据每位患者菌斑和炎症的控制情况,确定复查的间隔期。开始时为每1~2个月1次,6个月后若病情稳定可逐渐延长。

2.抗感染药的应用

由于AgP存在与菌斑堆积情况不相符的牙周破坏,AgP的病原微生物的控制,不只减少菌斑的数量,更重要的是改变龈下菌斑的组成。不少学者报道,单纯用刮治术不能消除入侵牙龈中的伴放线杆菌,残存的微生物容易重新在牙面定植,使病变复发。因此,主张全身服用抗生素作为洁治和刮治的辅助疗法。四环素在国外使用较多,0.25 g,每天 4 次,共服 2~3 周。但在我国,由于 20 世纪四环素的滥用导致耐药菌株,四环素对国内患者效果不理想。也可用小剂量多西环素,50 mg,每天 2 次。该两药除有抑菌作用外,还有抑制胶原酶的作用,可减少牙周组织的破坏。近年来的研究和临床实践证明,甲硝唑和阿莫西林配伍使用可有效抑制 Aa 和厌氧致病菌,对于一些单纯洁治和刮治,甚至手术效果不佳的病例也有效。考虑到菌斑生物膜对细菌的保护作用,局部或全身用药应作为机械治疗的辅助,建议在机械治疗或手术治疗后立即口服甲硝唑和阿莫西林,此时龈下菌斑的数量最少且生物膜也被破坏,能发挥药物的最佳疗效。理想的情况下,应先检查龈下菌斑中的微生物,有针对性地选用药物,在治疗后 1~3 个月再复查龈下微生物,以判断疗效。在根面平整后的深牙周袋内放置缓释的抗菌制剂如甲硝唑、米诺环素、氯己定等也有良好疗效,文献报道其可减少龈下菌斑的重新定植,减少病变的复发。

3.调整机体防御功能

宿主对细菌感染的防御反应在侵袭性牙周炎的发生、发展方面起重要的作用,近年来人们试图通过调节机体的免疫和炎症反应过程来减轻或治疗牙周炎。例如:多西环素可抑制胶原酶,非甾体类抗炎药可抑制花生四烯酸产生前列腺素、抑制骨吸收,这些均有良好的前景。中医学强调全身调理,国内有些学者报道用六味地黄丸为基础的固齿丸(膏),在牙周基础治疗后服用数月,可明显减少复发率。服药后,患者的白细胞趋化和吞噬功能及免疫功能也有所改善。吸烟是牙周炎的危险因素,应劝患者戒烟。还应努力发现有无其他全身因素及宿主防御反应方面的缺陷。

4.牙移位的矫正治疗

病情不太重而有牙移位的患者,可在炎症控制后,用正畸方法将移位的牙复位排齐,但正畸过程中务必加强菌斑控制和牙周病情的监控,加力也宜轻缓。据 Baer 等介绍,青少年牙周炎患者如果第一磨牙破坏严重,而第三磨牙尚未萌出,X 线片显示其牙根已形成 1/3~2/3,则可将患病的第一磨牙拔除,而将发育中的第三磨牙移植于第一磨牙的拔牙窝内,期望获得移植牙的牙根继续形成,避免了用义齿修复第一磨牙。

5.疗效维护

在牙周炎症控制后,长期疗效由患者的依从性和维护治疗的措施所决定。对于 AgP 患者维护期中的菌斑控制尤为重要,应采用各种必要的手段,而且医生在维护期所采取的措施应更积极,适时而详尽的再评价可为及时采取有效治疗提供依据。

第十七章

口腔黏膜疾病

第一节　复发性阿弗他溃疡

一、概述

复发性阿弗他溃疡(recurrent aphthous ulcer，RAU)专指一类原因不明、反复发作但又有自限性的、孤立的、圆形或椭圆形溃疡。同义名有复发性口腔溃疡(recurrent oral ulcer，RAU)、复发性口疮、复发性阿弗他口炎(recurrent aphthous stomatitis，RAS)等。阿弗他一词最早由 Hippocrates 在公元前 400 年提出，本是希腊文"烧灼痛"的译音，但现在已普遍把它译为"小溃疡"或"口疮"。临床上根据溃疡大小、深浅及数目不同又可分为轻型阿弗他溃疡、疱疹样阿弗他溃疡及重型阿弗他溃疡。

复发性阿弗他溃疡是口腔黏膜病中最常见的疾病。有调查显示，人群中 RAU 的患病率为10%～25%。在特定人群中，该病的患病率甚至可以达到50%。1975 年，Sircus 调查 1 587 人中患病率为20%。1976 年，Axell 调查 30 118 人中患病率为 17.7%。1981 年，北京医科大学口腔医院调查 9 463 人中患病率为 18.3%。性别方面多数报道女性患病稍高于男性。患病可为任何年龄，但以 10～30 岁龄组多见。一般发病没有季节差别，但夏季发病相对稍少于其他季节。

二、病因

复发性阿弗他溃疡病因复杂，至今仍不很明确。无论从发病到治疗，个体差异均较大。有些患者临床表现相似，但其发病诱因却迥然不同，临床施以同样的治疗，效果亦不尽相同。说明本病发病是多种因素综合作用的结果。国内外有关病因的研究及病因学说简述如下：

1.病毒感染

临床上疱疹样阿弗他溃疡的表现与疱疹性口炎相似，所以有人认为前者可能是单纯疱疹病毒感染所致。但在患者血清中未查到特异性抗单纯疱疹病毒抗体。近年来，有研究发现 RAU 患者的外周血单核细胞中人类疱疹病毒(human herpesvirus，HHV)-6、HHV-7、巨细胞病毒、EB 病毒

DNA 片段的阳性率高于正常人。但大部分研究均未从 RAU 病变组织中直接检测出病毒,而对疱疹性口炎患者做上述检查则能得出阳性结果。但一些学者仍认为不能排除病毒的致病作用,认为病毒寄生在细胞内,由细胞所产生的病毒抗原所致的免疫反应可引起宿主组织的病理变化而形成溃疡。

2.细菌感染

有人提出 L 型菌在复发性阿弗他溃疡中有致病作用。L 型菌是溶血性链球菌在抗生素的作用下转变为无细胞壁的滤过性原生质体。在复发性阿弗他溃疡患者体内,L 型菌可在细胞内寄生而呈潜伏带菌状态。从病损部位取标本可以培养分离出 L 型菌。将这种培养液注入实验动物的口腔黏膜亦能形成类似复发性阿弗他溃疡的病损。因此,有人认为 L 型菌与口腔黏膜有共同的抗原成分,可刺激机体产生自身抗体,使上皮损伤而形成溃疡。近年来,有学者采用分子生物学技术从 RAU 病损区检测出幽门螺杆菌,且经抗感染治疗后临床症状好转。因此,有关感染因素在 RAU 发病中的作用仍值得进一步探讨。

3.消化系统疾病及功能紊乱

流行病学调查及临床实践发现复发性阿弗他溃疡与胃溃疡、十二指肠溃疡、溃疡性结肠炎、局限性肠炎、肝胆疾病以及寄生虫引起的各种消化道疾病或功能紊乱密切相关。约 10% 的 RAU 患者有消化道疾病。消化道功能紊乱,如腹胀、腹泻或便秘,约占发病诱因的 30%。

4.内分泌变化

有些女性患者发病与月经周期有关。有研究发现,口腔黏膜上皮存在性激素受体,因此,性激素紊乱可造成口腔黏膜上皮细胞的损伤。临床实践也发现 RAU 患者往往在月经期前发生口腔溃疡,而在妊娠期间及哺乳期病情好转。因为月经期前黄体酮含量增高而雌激素减低,而妊娠时雌激素增加。这说明 RAU 的发生可能和内分泌变化有关。此外,有报道 RAU 患者服用黄体酮3 个月后症状好转。

5.环境因素

环境因素包括心理环境、生活工作环境和社会环境等。目前对 RAU 的研究已逐步向社会—心理—生物医学模式转化。RAU 患者往往在精神紧张、情绪波动、睡眠不佳等情况下发病。人格问卷结果表明,RAU 患者 A 型行为类型问卷得分高于正常人。临床上可见学生考试紧张或工作劳累时复发率明显上升。

6.遗传因素

对 RAU 的单基因遗传、多基因遗传、遗传标志物和遗传物质的研究表明,RAU 发病有遗传倾向。如父母均有 RAU 时,子女发病率为 80%～90%;双亲之一有 RAU 时,子女至少也有 50%～60% 发病。对 RAU 患者血液中 HLA 抗原的研究表明,患者 HLA-A2、B5、B12、AW29、DR4 抗原阳性率较对照组高。用单克隆抗体对 RAU 局部病损组织的上皮细胞中 HLA-Ⅰ、HLA-Ⅱ类抗原表达研究显示,溃疡前期 HLA-Ⅰ、HLA-Ⅱ类抗原仅存在于基底细胞层,溃疡期大量出现于整个上皮层,愈合后 HLA 在上皮层的表达大大减少,其规律与 $CD8^+T$ 细胞的变化完全吻合。这些结果都说明 RAU 在发病上可能有遗传因素的作用。

7.免疫因素

国内外许多研究均发现,RAU 的发病与机体免疫反应有密切的关系。

（1）体液免疫和自身免疫现象：

①5%~10%的RAU患者血清中免疫球蛋白IgG、IgA及IgM含量在异常范围。

②27%~40%的患者血液循环中免疫复合物（immune complex，IC）高于正常人。IC一般可被吞噬细胞清除。但当清除不够时则可沉积于血液循环中或血管壁的基底膜上，并可激活补体，吸引多形核白细胞集聚，释放溶酶体酶溶解组织，引起血管炎症及组织坏死而形成溃疡。

③在RAU的活检标本中可见到血管周围有大量的淋巴细胞和单核细胞浸润。如用直接免疫荧光法检查，亦可见免疫球蛋白IgG和IgM抗体存在，说明其体液免疫功能的变化。

以上研究结果提示RAU患者存在一定程度的体液免疫异常和自身免疫反应现象。

（2）细胞免疫：近年来，大量研究证实免疫因素是RAU最重要的发病机制，尤其是细胞免疫应答，与RAU的发作有着非常密切的关系。

①用胎儿口腔黏膜组织匀浆作为特异抗原，刺激RAU患者外周血淋巴细胞，发现多半患者呈明显的阳性反应。再进行淋巴细胞转化试验，半数以上亦为阳性结果。这说明在特异性抗原的刺激下激活了致敏淋巴细胞释放淋巴因子，对口腔黏膜上皮产生细胞毒作用，由此引起病理变化使上皮发生损伤，形成溃疡。

②不同学者检测了RAU患者发病不同阶段T细胞亚群的变化情况，结果显示溃疡前期以$CD4^+T$淋巴细胞占多数，溃疡期则为$CD8^+T$细胞为主，同时CD4/CD8比例明显下降甚至倒置，愈合期又恢复到以$CD4^+T$淋巴细胞为主。

③细胞因子检测显示，活动期RAU患者外周血肿瘤坏死因子α（tumor necrosis factor-α，TNF-α）增高，白细胞介素2（interleukin-2，IL-2）降低，γ-干扰素（interferon-γ，γ-IFN）分泌低下，IL-4分泌亢进，这很可能是RAU溃疡反复发作的重要原因之一。用左旋咪唑治疗RAU，随着血清中TNF-α的减少，患者病情也相应减轻，间歇期延长，推测这些细胞因子的异常可能参与RAU病损处白细胞的聚集和激活而造成黏膜的损害。

④RAU患者的临床特点符合免疫功能异常的表现：

a.发病无明显诱因。

b.病程迁延反复发作，又可自行缓解。

c.有遗传倾向，家族中常有多数人患病。

d.应用糖皮质激素、左旋咪唑等调整免疫的药物进行治疗可收到一定的效果。

上述资料提示了免疫因素是RAU最重要的发病机制之一。

8.食物过敏

近年来国内外研究发现，部分RAU的发生与食入性过敏原例如土豆、牛肉、芝麻、小麦面等和吸入性变应原，如尘土、花粉、兽毛等有关。避免与变应原接触，进行必要的脱敏治疗有助于RAU病情的恢复。另有研究显示，血清中高水平的抗牛乳蛋白IgA、IgG、IgE抗体与RTAU临床表现有很大的关系，但其免疫反应机制仍需进一步研究。

9.其他因素

研究表明，食物中缺乏锌、铁、硒等元素，或维生素B_1、维生素B_2、维生素B_{12}及叶酸等摄入不足,均与 RAU 发病有关。但临床患者补充上述药物后疗效报道尚不一致。

10.微循环及血液流变学变化

对 RAU 患者的甲皱、舌尖、唇黏膜的微循环观察发现,患者毛细血管静脉端曲张、丛数减少、管袢形态异常、部分毛细血管闭塞、血流速度减慢、血流量减少。血流动力学研究显示血黏度增高、血细胞比容百分比增高等变化。

总之,RAU 致病因素复杂,近年来有关 RAU 的病因学研究虽取得一定进展,但其发病机制尚未完全明了,故无特效治疗。因此,RAU 的病因仍是一个需要继续探讨的问题。

三、病理

组织病理变化为非特异性炎症。早期表现为上皮水肿,继之上皮破坏脱落形成溃疡。表面有纤维素性渗出物。固有层及黏膜下层有炎症细胞浸润,大多为淋巴细胞,还有浆细胞及中性多形核白细胞。胶原纤维分解断裂。毛细血管扩张充血。小血管管壁增生,管腔可闭塞坏死。其中疱疹样阿弗他溃疡急性炎症表现较明显。腺周口疮溃疡病变深达黏膜下层,黏膜腺泡可被炎症破坏,有许多淋巴细胞浸润。腺导管上皮增生变性,且周围有小范围坏死。

四、临床表现

目前仍采用 Lehner 分类方法,将 RAU 分为轻型、疱疹样(口炎型)和重型溃疡。

(一)轻型阿弗他溃疡

轻型阿弗他溃疡(mild aphthous ulcer, MiAU) 为复发性阿弗他溃疡中最轻的一型,RAU 初发时一般均为轻型。此型最常见,在复发性阿弗他溃疡患者中占 80% 以上。

溃疡可出现在口腔黏膜的任何部位,但以无角化或角化较差的黏膜更好发,如唇、舌、颊、软腭等部位的黏膜。而附着龈、硬腭等角化良好的咀嚼黏膜却很少发病。

溃疡数目通常只有 1~5 个,圆形或椭圆形,散在分布。按病变的发展过程,可将溃疡分为 3 个阶段,但此 3 个阶段并不能截然分开。病变初起时黏膜充血发红、水肿,出现针头大小的红色小点,有些患者称有"小疱",局部有灼热不适感。接着病变很快发展成溃疡。溃疡表浅,直径为 5~10 mm。溃疡表面微凹,被覆一层淡黄色假膜,溃疡周围有明显的红晕。溃疡基底柔软、无硬结。有比较剧烈的烧灼痛,冷、热、酸、甜等刺激都使疼痛加重。此种状况维持 4~5 天即开始转向愈合期。愈合期时溃疡底逐渐平坦,因有肉芽组织修复,溃疡面亦逐渐缩小。黏膜充血减轻、炎症消退、疼痛亦渐轻。再过 2~3 天即可自行愈合,不留瘢痕。从发病最初到溃疡愈合,如果没有继发感染或局部创伤,溃疡 7~14 天愈合。但溃疡愈合后往往在一定的间歇期后又复发。间歇期长短不定,可自数天至数月。但严重的病例,溃疡可此起彼伏,几乎没有间歇期。主要症状是口腔黏膜溃疡疼痛,一般并无明显的全身症状。

(二)疱疹样阿弗他溃疡

疱疹样阿弗他溃疡(herpetiform ulcer, HU) 病情较复发性轻型阿弗他溃疡重,但较复发性坏死性黏膜腺周围炎轻。

溃疡表现、好发部位和病程等基本上与轻型阿弗他溃疡相似,但溃疡面积可能稍小,而溃疡数目明显增多,常可达十几个或几十个,散在分布而成口炎或疱疹样形式。口腔黏膜有较广泛的充血发红及炎症反应。疼痛较轻型阿弗他溃疡明显,唾液增加,可伴有头痛、低热、全身不适等症状。如有继发感染则局部淋巴结可肿大。病损愈合后又可复发。

(三)重型阿弗他溃疡

重型阿弗他溃疡(major aphthous ulcer, MjAU) 又称复发性坏死性黏膜腺周围炎,简称腺周口疮,是复发性阿弗他溃疡中最严重的一型。因溃疡面积深大,故又称复发性巨型口疮。溃疡愈合后可形成瘢痕,又称复发性瘢痕性口疮。在RAU中较少见,占RAU患者的8%~10%。

溃疡开始时,其表现和轻型阿弗他溃疡相似。但溃疡很快扩大,损伤加深直达黏膜下层的腺体或黏膜腺周围组织,故溃疡基底微硬或呈结节状。溃疡边缘不齐、高低不平,四周有炎症反应,表面覆盖灰黄色纤维素性渗出物,有时表面有灰白色坏死组织。溃疡面积较大,一般直径>1 cm。病程较长,一般数周至2个月溃疡才能愈合。个别患者可达数月,预后可遗留瘢痕组织。

大溃疡的数目通常为1~2个。但在大溃疡未愈合以前往往在患者口腔内可以同时伴有数个小溃疡。

复发性坏死性黏膜腺周围炎型患者往往有较长的口腔溃疡复发史,一般至少为6个月。早期溃疡多位于口腔前部,但在屡次复发以后,病损有向口腔后部移行的趋势。较常见的部位是颊黏膜、软腭、舌腭弓、腭垂等部位,但下唇内侧接触上颌尖牙的部位亦常见大溃疡,可能与局部创伤有关。溃疡发生在腭垂时,因组织破坏缺损而可变形,这在临床上并不罕见。自觉症状明显,有剧烈疼痛。因愈合的时间长,患者长期受病痛折磨,加上病损部位多在咽部,故可影响吞咽、进食、说话等功能。常伴全身不适。

溃疡愈合后经一段间歇期又可复发。临床可见各型溃疡在同一患者口腔中交替出现。

五、诊断

溃疡发作具有周期性复发史,且病程有自限性。表现为散在分布的孤立圆形或椭圆形溃疡。轻型阿弗他溃疡数目不多,一般为1个或数个,灼痛明显。疱疹样阿弗他溃疡数目多,可达十几个至几十个,散在分布,不成簇,疼痛明显。腺周口疮表现为深而大的溃疡,愈合时间长,部分患者预后可有瘢痕形成。无身体其他部位的病损。

六、鉴别诊断

疱疹样阿弗他溃疡应与疱疹性口炎相鉴别。疱疹性口炎原发病损为成簇的疱疹,疱破溃后形成溃疡。腺周口疮应与癌性溃疡、结核性溃疡、压疮性溃疡等相鉴别。此外,还应注意与白塞病、粒细胞减少症、Sweet综合征、PFAPA综合征(以周期性发热、阿弗他溃疡、咽炎和淋巴结炎为主要特征的一种综合征)和溃疡性结肠炎等系统病引起的溃疡相鉴别。

七、治疗

治疗原则是消除致病诱因,增进机体健康,减轻局部症状,促进溃疡愈合,延长溃疡的复发间歇期。目前治疗RAU的方法及所用药物虽然较多,但还没有特效药物。所以治疗时应针对每个病例的致病诱因和对药物的反应有侧重地选用治疗方法和药物。包括局部治疗和全身治疗。

（一）局部治疗

局部治疗的目的是保持口腔卫生、防止继发感染、消炎、止痛及促进溃疡愈合。作为被推荐为第一线的治疗方法，局部应用糖皮质激素是目前世界各国治疗 RAU 最常用的方法，可减轻RAU 的症状，但在减少溃疡复发方面几乎无作用。

1.消炎类药物

①含漱剂：用 0.05%氯己定含漱液或复方氯己定液，或用 0.1%依沙吖啶液、0.1%西吡氯铵液或 1%聚维酮碘液等。

②药膜：可用抗生素、激素、止痛药、中药或其他有消炎抗感染作用的药膜贴于溃疡面，除有药物作用外并能保护溃疡面。

③激素软膏：有较好的消炎、止痛作用。用于溃疡面可减轻疼痛，促进愈合，如曲安奈德、醋酸氟轻松或氯倍他索口腔软膏等。

④中药散剂：常用养阴生肌散、锡类散、冰硼散等。除药物本身的清热生肌作用外，这些不溶解的细微粉末用于溃疡面还能吸附溃疡表面的渗出液，起到吸附剂的作用，可减少外界的刺激，减轻疼痛，促进愈合。

⑤含片：西地碘片、地喹氯铵或西吡氯铵含片，具有广谱杀菌收敛作用。

⑥碱性成纤维细胞生长因子局部喷雾剂：在缓解疼痛和促进愈合方面疗效确切。

⑦超声雾化治疗：将庆大霉素、地塞米松注射液加入生理盐水 500 mL 中制成雾化液，每次 15~20 min，可起到消炎、促进愈合的作用。

2.止痛类药物

在进食前或疼痛明显时，可选用 1%~2%利多卡因或苯佐卡因液或凝胶，有良好的止痛作用。

3.理疗

用激光、可见光或微波治疗仪照射溃疡，有减少渗出、促进愈合的作用。

4.局部封闭

对长期不愈或疼痛明显的溃疡，如重型溃疡，可作黏膜下封闭注射。常用地塞米松 2 mg（1 mL）加等量 2%利多卡因或曲安奈德，注射于溃疡基底下方的结缔组织内，有止痛、促进愈合的作用。方法为每周注射 1~2 次。一般注射数次即可，不宜长期使用。

（二）全身治疗

1.维生素类药物

维生素可以维持上皮正常的代谢功能，促进病损愈合。水溶性维生素，如维生素 B_1、维生素 B_2、维生素 B_6、维生素 B_{12} 及维生素 C 等多是辅酶的组成部分，在身体的代谢功能中发挥重要的作用，所以，给予适量的维生素可以提高机体的自愈能力，一般可给维生素 C，每次 0.1~0.2 g，每天 3次。复合维生素 B，每次 1 片，每天 3 次，当溃疡发作时服用。

2.抗生素类药

当 RAU 患者有继发感染时可全身使用抗生素，如青霉素类、头孢菌素类、大环内酯类、磺胺类药等广谱抗生素。但不同种类的抗生素具有不同程度的抗感染作用，其抗感染作用的强弱因微生物种属的不同而异。同时在应用上也存在毒性反应、过敏反应、双重感染、细菌耐药性等问题。如四环素对正在发育中的儿童不宜使用,以免形成四环素牙;磺胺类药抗原性高,过敏者较多,使用时要详细询问用药过敏史。应根据药敏试验严格选用药物,不要滥用。用药过程中密切观察,避免种种不良反应。

3.免疫制剂

(1)免疫抑制剂:

①糖皮质激素:该药具有抗炎、抗过敏、免疫抑制等多种作用,长期应用有不良反应。如有胃溃疡、糖尿病、活动期肺结核等的患者应禁用或局部慎用。糖皮质激素在 RAU 患者中使用能降低或抑制黏膜的炎症反应,因而减轻了溃疡急性期的组织破坏,从而使愈合期缩短。因此,对于溃疡数目多,特别是不断复发以致几乎没有间歇期的患者可以考虑全身或局部使用激素类药物。口服常用药物为泼尼松,局部使用的激素类药物有曲安奈德、氯倍他索、地塞米松等。一般用中小剂量,短疗程。根据病情考虑用药量,如泼尼松每天服 15~30 mg,分 3 次服用。一般按此剂量用药后 5 天左右病情可得到控制,即旧病损渐愈合,无新溃疡发生。此时可开始减量,每天减量5~10 mg。总疗程 7~10 天即可完全停药。

②沙利度胺(反应停):沙利度胺原为一种镇静药或抗麻风药,后因可致海豹肢畸形而退出市场,近年来,由于发现其具有免疫抑制等多种作用而被重新启用。

沙利度胺具有免疫调节、抗增殖效应,因此用于镇静、抗炎、免疫抑制、抗血管生成等方面。国内外临床研究显示该药用于治疗口腔黏膜坏死性黏膜腺周围炎有较好效果。

用法及剂量:开始治疗时每天 50 mg,一次口服。根据病情变化可增至每天 100 mg。可连续用药 1~2 个月。

药物不良反应最严重的是可致畸胎,故孕妇及年轻人禁用。其他有口干、头昏、倦怠、恶心、腹痛、循环障碍及下肢水肿等不良反应。但每天剂量 100 mg 时,患者一般无不良反应。

(2)免疫调节剂:

①左旋咪唑:原是一种驱虫药,现经研究证明,它对 T 淋巴细胞、吞噬细胞及抗体的形成均有调节作用。在治疗疾病时,主要是修复无反应性或低反应性患者的免疫功能,恢复外周血中低反应或无反应的 T 淋巴细胞和吞噬细胞的功能,并可启动淋巴母细胞成熟为功能性 T 细胞。所以能增强机体的抗感染能力和治疗反复发作性和炎症性疾病。据报道,左旋咪唑临床使用半数以上患者有效,能延长复发间歇期。

剂量及用法:左旋咪唑每片剂量为 25 mg,每次可服 50 mg,每天 3 次,每周服药 3 天。因左旋咪唑可使白细胞减少,故白细胞计数低者禁用。用药者每 1~2 周应复查白细胞计数,如低于4 000/mm^3 时应停药。2~3 个月为 1 个疗程。如用药已 1 个月但效果仍不明显或无效时可停药。

左旋咪唑的不良反应为在部分患者中有轻度肠胃道反应及神经系统不良反应,如有头痛、头晕、鼻出血、皮疹、白细胞减少等,极个别患者可出现心律失常。临床应用时应重点关注。

②聚肌胞:为干扰素诱导剂,是一种糖蛋白。具有免疫佐剂作用,能刺激单核吞噬细胞系统,增强巨噬细胞的吞噬功能,从而提高抵抗力。剂量为每次 1~2 mg 肌内注射,2~3 天 1 次。2~3个月为 1 个疗程。

（3）免疫增强剂：

①胸腺肽：为一种细胞免疫增强剂，能促进和调节淋巴细胞（主要是 T 淋巴细胞）的发育，使之分化为成熟的淋巴细胞，从而起到调节机体细胞免疫功能的作用。

剂量及用法：每次 20~50 mg 肌内注射。隔日 1 次，可连续用药 1~6 个月。

②胎盘球蛋白或丙种球蛋白：此 2 种球蛋白含有多种抗体，可增加机体对多种细菌和病毒的抵抗力，预防继发感染及促进愈合。

剂量及用法：3 mL 肌内注射。溃疡急性期时注射 1 次。必要时 1 周后可重复注射 3 mL。不宜长期使用，因使用过多可造成对人体免疫反应的抑制，称为反馈抑制。同时还需注意此 2 种药物均为异体蛋白，故可能产生过敏反应。有些人注射后可能很快发生面部发红、意识障碍等过敏现象。故对胎盘球蛋白和丙种球蛋白不宜盲目滥用。

③转移因子：转移因子是从人的白细胞、淋巴组织或脾脏中提出的因子。过去认为有种属特异性，人类只能用人的提取物。但现在普遍用动物（牛或猪）的脾脏提取转移因子应用于临床，亦收到提高免疫功能的效果。其作用是能转移细胞的免疫功能，使没有致敏的淋巴细胞致敏，增加巨噬细胞的吞噬功能，可以抗细胞内感染。

剂量及用法：1 mL 中有 $5×10^8$ 的细胞透析液称为转移因子 1 单位。每次注射 1 mL 于淋巴回流较丰富的腋下或腹股沟处，皮下注射，每周 1~2 次。10 次为 1 个疗程。一般用 1 个疗程即可。

④厌氧棒菌菌苗：厌氧棒菌是健康人及动物皮肤、阴道及口腔尤其在牙周袋内等处的常驻菌。因血清中常有自然抗体，一般不致病。可从拔牙后的血液标本中培养分离出此种菌属，再制备成灭活菌苗应用于临床。它对免疫系统有激活功能，作用于单核细胞、巨噬细胞，增加吞噬功能。对于严重的腺周炎型口疮效果较好。

剂量及用法：开始每次用 0.5~1 mg（0.5~1 mL）皮下注射，每周 1 次。证明患者能耐受后用量可递增到每次 1 mg，最多不能超过 15 mg。超过 1 mg 时，可多点注射以减轻对局部皮肤的刺激。用药时间可为 1~3 个月。

不良反应为少数人有低热，个别人有高热，持续 1~2 天，不需特殊处理可自行消退。局部注射处肿痛或形成硬结，1 周左右可渐消退。

4.女性激素

妇女发病与月经周期有关者可考虑试用雌激素。如用己烯雌酚 0.1 mg，每晚服 1 次，自月经后第 5 天起连服 20 天。其作用可促进肌层蛋白质及核酸的合成。不良反应可使上皮增生、角化，血清三酰甘油及磷脂升高，引起水钠潴留及血栓形成等，故慎用。

5.微量元素

有人发现有些患者血清锌含量降低，补锌后病情好转。用 1% 硫酸锌糖浆，每次服 10 mL，每天 3 次。硫酸锌片剂每片 0.1 g，每次服 1 片，每天 3 次。也可应用葡萄糖醛锌、甘草锌等制剂以补充缺锌。

维酶素为维生素 B_2 的衍生物，含有人体所必需的多种维生素、氨基酸、微量元素和一些辅酶，对患有复发性阿弗他溃疡且有胃肠道症状者有一定效果，可促进溃疡愈合。每次服 1 g，每天 3 次。本药无不良反应，可长期服用。

6.中医辨证

本病属"口疮"范畴,与口糜、口破等也有类似之处。发病主要与"火"因素有关。有"人之口破皆由于火,疮疡多由火毒生"之说。心、脾、肝、肾脏腑功能紊乱,皆可化火,上蒸于口,而致口疮。火有虚实之分。实火口疮可由心火上炎、脾胃伏火、心脾积热、肝郁化热和外感风热等引起。虚火口疮可由阴虚火旺、脾虚湿困、心肾不交、脾肾阳虚等引起。此外,如饮食不节、过食辛辣、肥腻厚味致内伤脾胃、湿浊停滞、蕴热化火、上蒸于口,也可引起口疮。

治疗应根据脏腑虚实辨证,全身与口腔综合分析辨证,内外兼治,标本结合,加以调理。另外也可采取针刺治疗、穴位封闭配合。

脾胃伏火型宜清热泻火、凉血通便,方用凉膈散、清胃散、玉女煎等。心火上炎型宜清心降火、凉血利尿,方用导赤散、泻心汤、小蓟子饮等加减。肝郁蕴热型宜清肝泻火、理气凉血,方用龙胆泻肝汤、小柴胡汤等。阴虚火旺型宜滋阴清热,方用六味地黄汤、杞菊地黄汤、甘露饮等。脾虚湿困型宜健脾化湿,方用健脾胜湿汤、五苓散、平胃散等。气血两虚型宜气血双补,方用补中益气汤、参苓白术散等。

此外,中成药可用昆明山海棠片,有良好的抗炎和抑制增生作用,可抑制毛细血管通透性,减少炎性渗出。但长期使用应注意血常规改变和类似糖皮质激素的不良反应。

外用药如养阴生肌散、锡类散、冰硼散、双料喉风散等。

轻型阿弗他溃疡数目少,病损浅,全身症状轻或无全身症状,故治疗偏重于局部用药。一般除支持治疗外,不用其他药物。以上局部用药可酌情选用1~2种,全身配合服用维生素C及复合维生素B。一般数天即可愈合,相比自然愈合病期缩短。如间歇期短、溃疡发作频繁的病例,要全身用调整免疫药物或中药。

疱疹样阿弗他溃疡局部治疗与轻型基本相同,但因其溃疡散在多发、波及多个部位,因之可采用超声雾化方法治疗,使药物能够直接黏附于多数溃疡表面而发挥药效。可随疾病严重程度及治疗反应选择相应药物。炎症反应重局部含漱剂可采用0.25%~0.5%金霉素溶液或复方氯己定含漱。也可短期使用抗生素以达到控制炎症防止继发感染的目的。全身可酌情给予支持疗法,以提高抗病能力,有利于溃疡愈合。

重型阿弗他溃疡局部治疗的药物与轻型也基本相同。但因溃疡面积大,病期较长,易有继发感染。特别是溃疡发作间歇期短又经久不愈时,局部用药可酌情局部使用糖皮质激素,如局部封闭治疗,有较好的抗炎作用,并可抑制淋巴细胞的浸润,促进溃疡愈合。局部作紫外线照射亦可促进溃疡愈合。氦氖激光、氧化碳激光亦可用于局部照射,促进正常代谢,使溃疡易于愈合。此外,对此类患者进行全身治疗是非常必要的。故近年来,国外有学者根据溃疡发作的严重程度及间歇期将RAU分为简单型、复杂型或A型、B型和C型而采取不同的治疗方案加以治疗。

A型溃疡是指一年仅复发几次,每次复发仅持续数天,疼痛可耐受。治疗以寻找相关诱因并加以控制为主要内容。帮助患者总结安全有效的治疗方式并在临床上连续使用。B型RAU患者表现为溃疡每月发作,每次持续3~10天,疼痛明显,影响进食和日常口腔清洁。治疗此类患者应对发病的诱因加以控制,同时选用口腔含漱液或局部使用高效的糖皮质激素。严重患者可采用短期内全身应用糖皮质激素,剂量每天<50 mg。C型溃疡指溃疡疼痛明显,发作此起彼伏的患

者,此类患者在治疗时可采用局部与全身治疗相结合的方法,局部选用强效的糖皮质激素涂抹或行皮质激素黏膜下注射的方法。全身用药包括口服糖皮质激素或加用硫唑嘌呤、氨苯砜、沙利度胺等。此外,对口腔卫生差的患者进行口腔卫生指导,对溃疡的愈合及缓解症状有积极作用。

第二节　白塞病

一、概述

白塞病(Behcet disease,BD)又称白塞综合征、贝赫切特综合征或眼—口—生殖器综合征。1937 年,由土耳其皮肤科医生 Behcet 首先报告。该病是一种慢性、全身性血管炎症性疾病,主要症状有反复发作的口腔和生殖器阿弗他溃疡、虹膜睫状体炎及皮肤结节性红斑等,并且可使全身多个器官受累。目前普遍认为白塞病的病理基础是非特异性血管炎,可累及全身各大中小动静脉。

由于各系统及器官病损发生的时间先后不同。有些患者先出现 1~2 种器官的病损,之后才有其他器官的病损,由此给诊断带来一定困难。目前本病的治疗尚缺乏有效的根治性药物,但药物治疗可减轻症状、控制病情及预防多系统受累,特别是降低死亡率。

世界各地均有 BD 的发病报道,但 BD 的发病主要集中于地中海、中东及东亚地区,具有较明显的地区性分布。由于该病分布与古丝绸之路非常巧合,故也称之为“丝绸之路病(silk road disease)”。该病发病率可达(13.5~380):100 000,而北欧和美国的发病率则低于 1:100 000,男性多于女性,发病年龄以 20~40 岁青壮年多见。

二、病因

BD 的病因和发病机制尚未完全阐明,而从 BD 的发病过程及病理生理学改变分析,其与机体免疫有密切关系,最基本的病理表现为血管炎。推测可能的发病机制为一个或多个抗原(如细菌、病毒、热休克蛋白、S 抗原或其他自身抗原等)刺激巨噬细胞活化,活化的巨噬细胞激活 T 淋巴细胞和中性粒细胞,引起大量炎性因子、黏附因子的产生和释放,或直接造成组织器官损伤,引发该病。但其反复发作且迁延不愈的原因迄今不明。可能与免疫细胞凋亡,或 BD 患者本身具有遗传易感性有关。

1.感染因素

最初认为与病毒感染有关,也有认为与链球菌和其他细菌感染有关。有研究者通过原位杂交技术在 BD 患者的外周血淋巴细胞中发现有单纯疱疹病毒基因。在患者的血清中可以检测到抗单纯疱疹病毒抗体以及针对该病毒的循环免疫复合物。皮内注射链球菌抗原可以诱导 BD 患者口腔溃疡中有较高的链球菌检出率。但至今无有说服力的证据。

2.免疫学异常

BD 患者的细胞免疫和体液免疫均存有异常。体液免疫研究发现 BD 患者体内抗内皮细胞抗体(anti-endothelial cell antibody, AECA)、抗磷脂抗体、抗淋巴细胞抗体增加,尤其是 IgA 表型 B 细胞增加,但产生自身抗体的 CD5$^+$、CD19$^+$细胞水平较低。细胞免疫研究方面,BD 患者的外周血及组织标本中均可见 T 细胞活性增加,伴有 Th1/Th2 细胞的失衡,CD4$^+$和 CD8$^+$T 细胞的改变。此外,在活动期的 BD 患者体内促炎症因子有明显的增加,并且与疾病的活动性有关,BD 患者体内的多种细胞因子水平如 IL-2、IL-4、IL-6、1L-10、IL-12、IFN-γ 均较健康对照组升高,IFN-γ/IL-4、IL-12/IL-4 的比例在活动期较缓解期增加,可作为活动期及伴有组织损伤的标志物。

3.纤维蛋白溶解系统功能低下

有人认为本病发病可能与纤维蛋白溶解系统功能低下,造成微循环障碍而导致血流缓慢,红细胞聚集,血栓形成,致组织缺血坏死而形成病损。国内有学者曾观察 BD 患者手指甲皱、舌菌状乳头及眼球结膜的微循环变化,发现 2/3 的患者均有微循环障碍的表现。

4.遗传因素

BD 患者的发病具有明显的地区性分布,临床也发现家族发病的倾向。BD 与 HLA-B5 及其亚型 HLA-B51 有相关性,国外一些研究发现 BD 患者 HLA-B5 及 HLA-B51 抗原阳性率增高,携带 HLA-B51 基因的人群更容易患 BD。1987 年,北医大第一医院及口腔医院曾检测 40 例 BD 患者 HLA 频率。结果发现患者中 HLA-B5 阳性率占 57.5%,而对照组仅为 10.1%。说明 BD 发病存在遗传因素。

三、临床表现

本病的基本特征为非特异性血管炎性病变。病损反复发作,有自限性。可同时或先后侵犯多个器官。其临床表现复杂多样。

1.基本症状

(1)口腔溃疡:90%~100%的患者在病程中均可发生复发性阿弗他溃疡,且常为疾病的初发症状。口腔的病损多数表现为反复发作的小溃疡,与复发性阿弗他溃疡基本相同,仅少数为深溃疡。溃疡可发生于唇、舌、颊、腭及龈等部位,一般 10 天左右可以愈合。

(2)眼部病损:发生率为 50%~85%。一般眼部损害发生较晚,大多发生于起病 1~5 年之内,男性受累较女性多见,且症状及预后也较重。损害可发生于眼球各部组织,眼球前段病损可表现为结膜炎、角膜炎,较严重的有虹膜睫状体炎和前房积脓;眼球后段病变包括脉络膜炎及视网膜炎,视神经炎和视神经萎缩等可导致视力减退,甚至失明。眼部损害为白塞病严重的并发症之一,因而对临床怀疑为本病的患者应及早进行眼科检查,并定期随访。

(3)生殖器溃疡:发生率约为 75%。男性多见于阴囊、阴茎和龟头,少数发生于尿道,亦可引起附睾炎。女性多在大小阴唇常见,阴道及子宫颈亦可发生。此外,两性均可在肛门或直肠发生溃疡。与口腔溃疡相比,生殖器溃疡一般发生较晚,溃疡大小与口腔溃疡相似或较深,疼痛明显。复发率一般低于口腔溃疡,发作间隔期较长,为数月或 1 年至数年。

(4)皮肤病损:为 BD 的常见症状之一。发生率仅次于口腔溃疡,为 56%~97%。皮肤病损多种多样,以结节性红斑、毛囊炎、疖肿等较为常见。皮肤针刺反应(skin pathergy reaction)阳性是临床诊断 BD 的指标之一,该反应是患者的皮肤对损伤的反应性增高而在皮肤损伤部位出现丘疹、脓疱或毛囊炎样损害。针刺反应阳性率在不同国家患者中有所不同,为10%~75%不等。上述4种基本症状中,以口腔溃疡发作最多且其中半数以上为初发症状。口腔溃疡可与其他症状同时出现或交替出现,亦有口腔溃疡反复发作数年或十余年后再出现其他症状者,亦有其他症状早于口腔溃疡出现者。如皮肤病损约有1/3为本病首发症状。

2.特殊症状

(1)关节:以非侵蚀性、不对称性关节受累为特征,以大关节病变为主,多侵犯膝、腕、肘、踝等大关节,膝关节发生率最高。主要表现为关节疼痛,少数有红肿,但不形成化脓性关节炎,易复发。在BD患者中较为常见。

(2)心血管系统:BD的基本病变是动静脉血管炎,动、静脉血管均可发生病变,引起身体各部位如肺、肾等相应的症状,如咯血、肾性高血压等;导致血管梗死或动脉瘤等。心血管损害亦可发生于心脏,引起心脏扩大、心肌炎和心包炎等。

(3)消化系统:可发生非特异性消化道溃疡及消化道出血,有腹痛、腹泻、腹胀等症状。

(4)呼吸系统:由于血管的病变可引起咳嗽、胸痛、肺间质纤维化,严重者可出现大量咯血而危及生命。肺部X线检查出现阴影等为肺梗死的表现。

(5)神经系统:发病率为5%~50%。中枢神经系统症状较周围神经多见,男性多于女性,预后较严重,临床应引起高度重视。中枢神经系统的大脑、脑干、小脑、脑神经和脊髓均可受累。其中脑干和脊髓病损是本病致残及死亡的主要原因之一。主要表现为脑膜脑炎综合征、脑干综合征或器质性精神错乱综合征。其症状早期有头痛、头晕、记忆力减退,以后有语言障碍、共济失调、颈强直、偏瘫等发生,严重时引起呼吸麻痹而死亡。周围神经系统病变较少且症状较轻,表现为局部麻木不适等。

(6)发热:部分患者有反复发热病史,呈高热或低热。此类患者伴有结节性红斑或关节、肺部症状时,易被误诊为风湿病或结核等。

BD病程长,有的可达数十年,各种症状可能反复发作,又可自行缓解。口腔及皮肤病损预后无明显后遗症。眼部病损严重者有失明的危险。除少数因严重内脏或神经损害而死亡外,多数患者在屡次复发后可自然痊愈。

四、辅助检查

BD的实验室检查多为非特异性的。患者可出现白细胞总数升高、红细胞沉降率加快、C反应蛋白阳性、球蛋白增高、细胞免疫功能低下等。少数患者血清中可查到抗口腔黏膜抗体。部分患者因血液呈高凝状态,血流动力学和甲皱、舌尖微循环测定显示血液黏滞性增加。

五、诊断

由于组织病理及实验室检查缺乏特异性,诊断主要依据临床表现进行综合分析。临床主要根据口、眼、生殖器及皮肤表现,如有2个以上的基本症状即可成立诊断。但如基本症状不全,特殊症状又先发时,则诊断比较困难。应仔细询问病史,是否曾经有各器官的患病史,并追踪随访。皮肤针刺反应阳性,BD患者可作为诊断的参考。此外,半数以上BD患者血清中HLA-B5阳性。

故检查患者血清中 HLAB5 或亚型 B51 可作为诊断的参考资料。目前临床上以国际白塞病研究组于 1989 年制定的诊断标准及 2006 年白塞病国际诊断标准(International Diagnostic Criteria for Behcet's Disease, ICBD)较为常用。

国际白塞病研究组诊断标准：

(1)复发性阿弗他溃疡：由医生观察到或患者自己确认的多个阿弗他溃疡,包括轻型、疱疹型、重型溃疡,一年内至少发作 3 次。

(2)医生确诊：医生确认的外阴阿弗他溃疡或瘢痕。

(3)眼病变：包括前葡萄膜炎、后葡萄膜炎、裂隙灯检查时发现玻璃体内有细胞或由眼科医生确诊的视网膜血管炎。

(4)由医生确诊或患者自己确认的结节样红斑、假性毛囊炎或丘疹性脓疱疹,或是未用过糖皮质激素的青春期后患者出现痤疮样结节。

(5)针刺反应阳性：以无菌针头斜行刺入前臂皮内,试验后 24~48 h 由医生看结果。

诊断白塞病：必须具备复发性阿弗他溃疡,并且至少合并其余 4 项中的 2 项。根据上述指标诊断时需除外其他临床疾病。该诊断标准的敏感性是 91%,特异性是 96%。

白塞病国际诊断标准(ICBD 2006)：反复发作的口腔溃疡(1 分)；生殖器溃疡(2 分)；眼损害(2 分)；皮肤针刺反应(1 分)；血管炎表现(1 分)。具备第 1 条,其余 4 条出现 2 条即可诊断。如没有口腔溃疡,需具备 2~5 条中的 3 条方可诊断,即评分≥3 分可诊断 BD。

ICBD 标准的敏感性为 87%~96.5%,特异度为 73.7%~94.1%。

六、治疗

目前尚无有效的根治方法,但是只要接受正规治疗,就能够缓解症状,控制病情发展。本病除局部对症治疗外,全身系统治疗及调理非常必要。

对于口腔病损除对少数病情较重的患者应用糖皮质激素外,采用中西医结合治疗仍是目前比较有效而不良反应较少的方法。局部治疗与复发性阿弗他溃疡基本相同。在病情缓解期,口腔内无病损时无需用药。溃疡发作时,局部用消炎、对症及促进溃疡愈合的药物。全身应予支持治疗及调整免疫治疗。又因本病具有血管炎及微循环障碍的特点,故采用活血化瘀的中成药,如复方丹参等,对改善病情是有利的。对有各系统症状的患者应与各有关科室配合治疗。本病的全身治疗药物主要包括以下几种:糖皮质激素是本病的主要治疗药物,可以减轻各种症状,尤其能够改善黏膜溃疡和关节疼痛,对有眼部受损和中枢神经受损者宜及时应用较大剂量。可静脉应用大剂量甲泼尼龙冲击,每天 1 000 mg,3~5 天为 1 个疗程。

对于仅有口腔和外生殖器溃疡的 BD 患者,局部激素类药物可以作为一线治疗药物；眼角、结膜炎可应用激素眼膏或滴眼液,眼色素膜炎须用散瞳剂以防止炎症后粘连,重症眼炎者可在球结膜下注射糖皮质激素。

1.免疫抑制剂

免疫抑制剂是治疗本病的另一类重要药物,可以阻止疾病进展,与糖皮质激素有协同作用,并能减少糖皮质激素的用量。常用的有环磷酰胺、氨甲蝶呤、硫唑嘌呤等。此外还有环孢素 A,对眼病变有效,但停药后易复发。

2.非甾体类抗炎药

如阿司匹林,有抗血小板聚集作用,可用于有血栓形成者;其他如布洛芬、吲哚美辛、萘普生、奇诺力、双氯芬酸亦可选用,它们对关节痛、关节炎有效。

3.其他药物

如秋水仙碱,可抑制白细胞趋化,减少刺激与炎症反应,对关节病变、结节红斑、口腔和生殖器溃疡、眼色素膜炎均有一定的治疗作用,常用剂量为 0.5 mg,每天 2~3 次。应注意肝肾损害、粒细胞减少等不良反应。

沙利度胺用于治疗严重的口腔、生殖器溃疡。宜从小剂量开始,逐渐增加至 50 mg,每天 3 次。妊娠妇女禁用,以免引起胎儿畸形。

BD 多数情况下不会危及生命。少数患者可能发生严重或致命的并发症,如脑膜脑炎等中枢神经系统病变。也可有胃肠道穿孔引起急性腹膜炎,大血管病变引起主动脉瘤,破裂后可立即致命等。

患者在日常生活中应当注意:生活应有规律,劳逸适度,症状显著时宜适当休息。少吃辛辣食物,保护口腔黏膜。不要戴隐形眼镜,防止角膜溃疡。

第三节　创伤性血疱及溃疡

一、病因

机械性刺激等因素对口腔黏膜的损伤可形成创伤性血疱或创伤性溃疡,按刺激时间不同又可分为持久性及非持久性刺激因素。持久性机械刺激如口腔内龋齿破坏后的残冠、残根、尖锐的牙尖、经磨耗后的牙齿锐缘、不良修复体的卡环、义齿的牙托等均是长期存留在口腔内可以引起创伤性损害的因素。非持久性机械刺激如脆、硬食物的刺激,咀嚼不慎时的咬伤,刷牙时用力不当,口腔科医生使用器械操作不当等均可对黏膜造成损伤,而成为非持久性的刺激因素。

二、病理

创伤性溃疡的组织病理变化为非特异性溃疡。可见上皮破坏,溃疡区凹陷。结缔组织中有多形核白细胞、淋巴细胞及浆细胞浸润。增殖性病损可见慢性炎性肉芽组织增生。

三、临床表现

由于机械性刺激因素的力量大小和受刺激的时间长短不同,机体对刺激的反应亦不完全相同,故形成各有特点的病损。

1.压疮性溃疡

由持久性机械刺激引起的一种口腔黏膜深溃疡。多见于成年人,尤其是老年人。病损多发生在刺激物的邻近或与刺激物接触的部位。早期受刺激处黏膜发红,有轻度的肿胀和疼痛,如及时除去刺激,黏膜可恢复正常,否则可形成溃疡,溃疡外形与刺激物形状一致。因为黏膜长期受刺激,故溃疡可波及黏膜下层形成深溃疡。溃疡边缘轻微隆起,中央凹陷,如有继发感染则溃疡表面有淡黄色或灰白色假膜。局部淋巴结可触及。

儿童乳牙的慢性根尖炎,当牙槽骨已遭受破坏,再加以恒牙萌出时的压力,有时可使乳牙根尖部由牙槽骨的破坏部位穿破牙龈表面黏膜而暴露在口腔内,形成对黏膜的刺激,引起压疮性溃疡。牙根尖部往往直插入溃疡当中,此种情况以上唇及颊黏膜多见。

因为形成压疮性溃疡的刺激是缓和而长期的,故溃疡表面多为炎性肉芽组织而缺少神经纤维,所以疼痛不很明显,但有继发感染时疼痛可加重。

2.Riga 病或称 Riga Fede 溃疡

其是专指婴儿舌系带由于创伤而产生的增殖性溃疡,多见于舌系带短的婴儿。因为舌系带较短,初萌出的下切牙切缘又较锐,所以当吸吮或伸舌时,舌系带易受下切牙切缘刺激,而长时间的摩擦就可形成溃疡。开始时在舌系带处充血、发红、肿胀,久之,上皮破溃即形成溃疡。由于持续不断的摩擦,溃疡面渐扩大,长久得不到治疗即可转变为增殖性、炎症性、肉芽肿性溃疡。触之较坚韧,影响舌的运动,患儿啼哭不安。

3.增殖性病损

病损多见于老年人。由于义齿的基托边缘不合适引起的长期而缓和的慢性刺激使组织产生增殖性炎症病变,常见于腭部及龈颊移行部。黏膜呈坚韧的肉芽肿性增生,有时伴有小面积溃疡。有时仅有炎症性增生而无溃疡面。患者一般无明显的疼痛症状。

4.Bednar 口疮

专指婴儿硬腭后部由于创伤引起的擦伤。如婴儿吮吸拇指或较硬的人工奶头,或大人给婴儿清洗口腔时力量太大,均可造成对上腭的擦伤,形成浅溃疡。病损多为双侧对称分布。婴儿常哭闹不安。

5.自伤性溃疡

好发于青少年。青少年活泼好动,常用铅笔尖捅刺黏膜。发生于右利手者,溃疡好发于左颊脂垫尖或磨牙后垫处;左利手者,反之。咬唇颊者,溃疡好发于下唇、双颊或口角处。溃疡深在,基底略硬或有肉芽组织,疼痛不明显。

6.黏膜血疱

常因咀嚼时不慎咬伤黏膜或脆硬食物对黏膜摩擦而引起。咬伤者多见于颊、口角和舌黏膜,形成的血疱较小;而食物摩擦引起者多见于软腭或咽部黏膜,形成的血疱较大,且易破裂。血疱破裂后可形成溃疡,比较疼痛。小血疱不易破。如将疱中血液吸出且无继发感染,1~2 天即可愈合。

四、诊断

(1)在病损附近或对颌可发现机械性刺激因素。如为溃疡,则溃疡外形往往同刺激物的形态一致。且在上、下颌静止或运动状态时,溃疡与刺激物的摩擦部位有相对应关系。

（2）如未发现刺激物，可仔细询问患者。其往往有受创伤的病史，而无溃疡反复发作史。

（3）除去刺激因素并局部用药后，溃疡在1~2周内即可愈合。如果仍不愈合，溃疡又较深大，或基底有硬结等要考虑做活检，以便进一步明确诊断，除外特殊性病损。

五、鉴别诊断

需与一些不易愈合的特异性深溃疡相鉴别。

1.复发性坏死性黏膜腺周围炎

（1）口腔内无机械刺激因素，亦无创伤史，但有较长期的口腔溃疡反复发作史。

（2）溃疡深大，但常为多发性，多时为1个或2个深大溃疡，同时可伴有数个小溃疡。

（3）疼痛明显，溃疡持续数周以上不易愈合。往往在口腔内能见到愈合后遗留的瘢痕。

2.鳞状细胞癌

临床以溃疡形式多见，所以应注意其特征，做到早诊断早治疗。其特点如下：

（1）口腔内虽然有深溃疡但无刺激因素，无创伤史，亦无口腔溃疡反复发作史。

（2）溃疡深大，呈弹坑样，溃疡底有细颗粒状突起，似菜花样。溃疡边缘翻卷高起，触周围组织及基底有较广泛的硬结。溃疡持久不愈。如无继发感染，则疼痛不明显。

（3）病变进展迅速，病程无自限性，无组织修复现象。

（4）病变初起时淋巴结无明显改变，但很快病变相应部位淋巴结肿大，触之较硬，早期能推动，晚期则和周围组织粘连不能推动。

（5）用甲苯胺蓝染色法做筛选试验为阳性的部位取活检，易见到癌的组织病理变化。甲苯胺蓝染色法：先用清水漱口，再用棉签蘸1%醋酸涂于病损处以溶解病损处黏液。再用1%甲苯胺蓝液涂于病损处及周围黏膜，至少停留1 min，然后再漱口，以除去过多的染料。再用1%醋酸擦洗已涂染料处，如染料未被洗掉呈深蓝色则为阳性。

六、治疗

（1）首先除去刺激因素，如拔除残冠、残根，调磨尖锐牙尖，修改不合适的义齿等。轻度的创伤只要除去刺激因素，甚至不需药物治疗，几天内即可愈合。

（2）局部治疗，以预防继发感染，促进溃疡愈合为原则。用0.1%依沙吖啶液含漱。局部用养阴生肌散或抗感染、消炎、止痛的药膏均可。

（3）如有继发感染，局部淋巴结肿大、疼痛等，要根据情况给予抗生素。

（4）对Riga病首先消除刺激，如改变吮奶方式，暂时用勺喂奶，以免吸吮时牙齿切缘刺激舌系带。对增生性溃疡者，有人主张局部用5%~10%硝酸银烧灼，如溃疡表面有坏死时可考虑使用，以除去表面的坏死组织。用药时应隔离好唾液。用药次数不宜太多，1~2次即可。此方法现较少应用。

第四节 球菌性口炎

一、概述

球菌性口炎是急性感染性口炎的一种,主要以各种球菌感染为主。由于细菌种类不同,引起的病损特征也有差别。临床表现虽常以某种细菌感染为主,但常为混合性感染。本病损害以假膜为特征,所以又称膜性口炎或假膜性口炎。多见于婴幼儿,偶见于成人。

二、病因

正常人口腔内存在一定数量的各种细菌,为人群共有常驻菌,一般情况下并不致病。但当内外环境改变,身体防御能力下降时,如感冒发热、传染病、急性创伤、感染,以及滥用激素、化疗和放疗后等,口内细菌增殖活跃、毒力增强、菌群失调,即可发病。以金黄色葡萄球菌、溶血性链球菌或肺炎链球菌致病为多。

三、病理

口腔黏膜充血水肿,上皮坏死糜烂,上覆大量纤维素性渗出物和坏死组织,以及细菌、白细胞等组成的假膜,固有层有大量白细胞浸润。

四、临床表现

发病急骤,多伴有头痛、发热、白细胞增高、咽痛和全身不适等症状。口腔黏膜和牙龈充血发红、水肿糜烂,或有表浅溃疡,散在或聚集融合成片。由于疼痛影响进食,唾液增多,有较厚纤维素性渗出物,形成灰白色或黄色假膜。多伴有轻度口臭和尖锐疼痛。局部淋巴结肿大压痛。经过数天体温恢复正常,口腔病损需持续1周左右愈合。

1.葡萄球菌性口炎

为金黄色葡萄球菌引起的口炎,多见于儿童,以牙龈为主要发病区。牙龈充血肿胀,有灰白色薄假膜,由纤维素性渗出物组成,易被拭去,牙龈乳头及龈缘无破溃糜烂。在舌缘、颊咬合线处可有充血水肿,灼痛明显。涂片可见大量葡萄球菌,进行细菌培养可明确诊断。

2.链球菌性口炎

在儿童发病率较高,常伴有上呼吸道感染、发热、咽痛、头痛、全身不适。呈弥散性急性龈口炎,受累组织呈鲜红色。唇、颊、软腭、口底、牙槽黏膜可见大小不等的表浅上皮剥脱和糜烂,有略微高起的假膜,剥去假膜则留有出血糜烂面,不久重新被假膜覆盖。有轻度口臭和疼痛。涂片可见大量革兰阳性链球菌,培养可见大量链球菌,即可明确诊断。

3.肺炎球菌性口炎

好发于硬腭、口底、舌下及颊黏膜。在充血水肿黏膜上出现银灰色假膜,呈散在斑块状。涂片可见大量肺炎链球菌。有时并发肺炎,但也可在口内单独发生。本病不常见,好发于冬末春初,老人及儿童易罹患,体弱成人也可发生。

4.卡他性口炎

发病因素有多种,如上呼吸道感染、肠道紊乱、服用某些抗胆碱能药或抗生素、局部刺激、过度劳累及全身抵抗力下降等。口腔表现为黏膜绒毛状充血,表面针尖大小出血点,有时上覆小斑片薄的白色假膜。上下唇内侧黏膜、双颊黏膜、软腭及咽部为好发部位。主诉有口腔发热、灼痛感或苦涩感。

五、治疗

主要是消炎控制感染。可给予抗生素类药物,可根据细菌药物敏感试验加以选择。止痛是对症处理的重要措施,局部涂擦1%丁卡因外膏,或用1%~2%利多卡因溶液饭前或痛时含漱。口腔病损的局部含漱或湿敷治疗不可缺少,保持口腔卫生,控制和预防继发感染,可选用0.1%利凡诺或0.01%醋酸氯己定等溶液含漱。病损局部外用养阴生肌散、西瓜霜等喷洒,或用含抗生素、激素、止痛药等制成的软膏和药膜,以达到消炎止痛促进愈合作用。

第五节 坏死性溃疡性龈口炎

一、概述

坏死性溃疡性龈口炎又称奋森口炎、战壕口炎。本病在经济发达的国家和地区已很少见,但由于20世纪80年代后艾滋病的全球流行,坏死性溃疡性龈口炎已成为艾滋病的重要口腔表现之一。

二、病因

本病病原体为梭形杆菌、奋森螺旋体,大量存在于病变部位。患者服用甲硝唑等抗厌氧菌药物可明显降低螺旋体、梭形杆菌的数量,同时临床症状得以消失。目前认为,本病是多种微生物引起的机会性感染,营养不良、精神紧张、过度疲劳、吸烟等导致局部和全身免疫功能降低是本病的易感因素。

三、病理

为非特异性炎症改变。上皮破坏,有大量纤维素性渗出,坏死上皮细胞、多形核白细胞及多种细菌和纤维素形成假膜。固有层有大量炎症细胞浸润。基层水肿变性,结缔组织毛细血管扩张。

四、临床表现

本病为急性感染性炎症,发病急骤,症状显著,多见于儿童及青壮年。早期好发于牙龈,前牙多见,主要特征为牙龈乳头"火山口"样坏死溃疡,表面被覆灰白色假膜。病损可波及牙龈边缘。如急性期未得到及时治疗或者患者抵抗力较低时,病损可波及对应的唇、颊黏膜,形成坏死性龈口炎。当免疫功能极度降低,患者可能并发感染产气荚膜梭菌,导致面部组织迅速变黑、坏死、脱落,并向肌层蔓延,形成走马疳。此时,由于组织分解毒性产物和细菌毒素,患者可发生全身中毒症状。

患者口腔有特异性腐败恶臭,病损疼痛,触之易出血。常伴有唾液黏稠、低热、全身乏力、颏下或下颌下淋巴结肿大压痛等症状。病情恶化可致死亡。

五、诊断

根据临床表现可以作出诊断。患者突然发病,牙龈坏死溃疡,牙尖乳头消失,有特殊腐败臭味,牙龈自动出血、触痛,唾液黏稠混有血液。对应唇、颊等处黏膜,可有形状不规则的坏死性溃疡。涂片有大量病原微生物。白细胞数增加,淋巴结肿大。

六、鉴别诊断

本病需要与以下疾病鉴别诊断:

1.急性疱疹性龈口炎

病原体为单纯疱疹病毒,口腔黏膜表现有散在或成簇小疱疹,疱破裂呈表浅、平坦、边缘整齐的小圆形溃疡。可侵犯牙龈,主要为附着龈,不侵犯龈乳头。病程约1周,有自限性。患者多为6岁以下婴幼儿。

2.球菌性口炎

口腔黏膜广泛充血,牙龈也可充血,并易出血,但龈缘无坏死,颊、舌、唇等部位多见。可见表浅平坦的糜烂面,上覆黄色假膜。也可见于附着龈,但无恶臭及腐败气味。涂片镜检为大量各种球菌,如链球菌、金黄色葡萄球菌及肺炎链球菌等。

七、治疗

应及早给予抗感染治疗,同时配合支持疗法,以控制感染、消除炎症、防止病损蔓延和促进组织恢复。

1.牙周治疗

去除大块牙石,保持口腔清洁。

2.局部治疗

3%过氧化氢反复清洗患处,0.05%氯己定溶液含漱,去除坏死组织。

3.全身治疗

给予青霉素、头孢拉定等广谱抗生素或者甲硝唑、替硝唑等抗厌氧菌活性较强的药物。

4.支持疗法

全身应给予 B 族维生素、维生素 C、高蛋白饮食,加强营养。必要时给予输液,补充液体和电解质。

八、预后

预后一般良好。若全身状况极度衰弱、营养不良、口腔卫生不佳,如并发产气荚膜梭菌与化脓性细菌、腐败细菌等感染,病变可迅速坏死崩解,甚至造成组织破溃穿孔,形成走马疳。

九、预防

保持口腔卫生,除去一切刺激因素,注意合理营养,增强抗病能力。

第六节　口腔结核

一、概述

结核病是常见的慢性传染病之一。人体抵抗力降低时因感染结核分枝杆菌而发病。结核病为全身性疾病,各个器官均可受累,以肺结核最为多见。口腔结核(oral tuberculosis)虽有原发病例,但极少见,大多继发于肺结核或肠结核等。在口腔黏膜多表现为结核性溃疡、结核性肉芽肿。少数口周皮肤的结核性寻常狼疮可向口腔黏膜蔓延。

二、病因

病原菌为结核分枝杆菌,是一种革兰阴性杆菌。往往在身体免疫功能低下、抵抗力降低时易被感染而发病。口腔病损多因痰中或消化道的结核分枝杆菌而引起。

三、病理

病变组织中可见结核结节,为一种增殖性病变。结节的中心为干酪样坏死,其外环绕着多层上皮样细胞和朗格汉斯细胞。最外层有密集的淋巴细胞浸润,并伴有成纤维细胞增生。

四、临床表现

1.结核初疮

临床上少见。可发生于牙龈、拔牙窝、咽、舌、移行皱襞、颊、唇等处。多见于免疫功能低下或体质较差的儿童,口腔黏膜可能是结核分枝杆菌首先侵入的部位。一般经 2~3 周的潜伏期后,在入侵处出现小结节,并可发生顽固性溃疡,周围有硬结。患者无明显疼痛感。

2.结核性溃疡

多为继发性感染,可发生于口腔黏膜任何部位,病程迁延,多持续数月以上。病变由浅至深逐渐发展,直径可达 1 cm 以上,成为发生于口腔黏膜的深溃疡。溃疡外形不规则,以溃疡底和壁多发性粟粒状小结节为典型临床特征。溃疡边缘不齐,微隆起呈倒凹状,表面多有污秽的假膜覆盖,溃疡基底及四周无明显硬结。患者疼痛程度不等。

3.结核性寻常狼疮

结核性寻常狼疮是原发于皮肤的结核病灶,可由口周皮肤向口腔黏膜发展,表现为黏膜上一个或数个发红的小结节。结节逐渐扩大,融合,破溃形成溃疡。一般病程缓慢,疼痛不明显。

因口腔黏膜结核多为继发感染,所以患者常有口腔以外的结核病灶,主要是肺结核或肠结核等,或有结核接触史。

五、诊断

口腔结核的诊断需要结合病史和临床表现,并进一步通过病原学和组织病理学检查明确诊断。

1.仔细询问病史

对于无复发史且长期不愈的溃疡需要详细询问病史,明确有无与结核患者接触史,是否为易感人群,是否存在呼吸系统症状、午后低热等与结核病相关的全身表现。

2.临床特征

出现典型结核性溃疡的临床特征。

3.影像检查

对于可疑病例拍胸部 X 线片,必要时进行肺部 CT 检查。

4.病原学检查

对可疑患者给予病原学检查。

(1)病损组织涂片齐-尼抗酸染色法:该方法简单、快速,但敏感性不高,要求标本中结核菌量多,需连续检查 3 次以上以提高检出率。涂片染色阳性说明病变组织中有抗酸杆菌存在,但不能区分结核分枝杆菌和非结核分枝杆菌。由于我国非结核分枝杆菌病发病率较低,故检出抗酸杆菌对诊断结核病有重要意义。有时因取材关系未能找到结核分枝杆菌时,不能轻易排除结核感染的可能,需进一步进行结核分枝杆菌分离培养。

(2)结核分枝杆菌分离培养:结核分枝杆菌改良罗氏培养基分离培养是诊断结核病的金标准。该方法灵敏度高于涂片镜检法,可直接获得菌落,并易与非结核分枝杆菌鉴别。缺点是培养时间长,需4~8周,培养阳性率只有 30%~40%。

(3)聚合酶链反应:该方法快速、灵敏,可作为结核病病原学诊断的重要参考指标。

(4)血清抗结核抗体检查:血清学检查可作为诊断结核病的辅助手段,但该方法特异性和敏感性较低。

(5)结核菌素试验:当结核分枝杆菌感染过的个体再次接触结核分枝杆菌蛋白时,机体发生迟发型变态反应。结核菌素试验是采用抗原纯化蛋白衍生物(purified protein derivatives, PPD)皮下注射的方法激发机体的超敏反应,从而辅助诊断结核病,因此,又称 PPD 试验。由于我国是结核病高流行国家,儿童普遍接种卡介苗,因此 PPD 试验常出现假阳性结果,对诊断结核病意义不大,但对于未接种过卡介苗的儿童则提示患儿结核分枝杆菌感染或体内有活动性结核病。只有当出现 PPD 试验呈强阳性时,表示机体处于超敏反应状态,才对临床诊断具有参考价值。另外,PPD 试验对 HIV 感染、器官移植等免疫抑制的患者缺乏足够的灵敏度。因此,该试验目前正被 γ-干扰素释放试验逐渐取代。

(6)γ-干扰素释放试验(interferon-gamma release assay,IGRAs):是利用结核分枝杆菌特异的早期分泌蛋白作为抗原以刺激待检者外周血 T 细胞,采用酶联免疫吸附法或酶联免疫斑点法定量检测 T 细胞释放 γ-干扰素的浓度或分泌 γ-干扰素的细胞数量,从而判断是否感染结核分枝杆菌的免疫学诊断技术。该方法具有较高的灵敏度和特异度,是目前用于诊断和筛查潜伏性结核感染的最有效方法。

5.组织病理学检查

对病变组织活检后进行组织病理学检查,根据结核结节等特殊的病理学改变即可作出诊断。

六、治疗

1.全身治疗

结核病治疗以早期、规律、全程、适量、联合为原则,多采用化疗方案。整个治疗过程分为强化和巩固 2 个阶段。根据患者对抗结核药的耐受性、肝肾功能情况、是否存在多耐药结核等情况推荐个体化治疗。根据 2004 年美国疾病控制预防中心公布的结核病治疗指南,常用一线抗结核药有异烟肼、利福平、利福布丁、利福喷丁、吡嗪酰胺、乙胺丁醇。二线治疗药物有链霉素、卷曲霉素、卡那霉素、阿米卡星、环丝氨酸、乙硫异烟胺、环丙沙星、氧氟沙星、左氧氟沙星、加替沙星、莫西沙星、对氨基水杨酸等。通常联合使用几种抗结核药以提高疗效,缩短疗程,或者使用固定剂量的复方药物。

分离到结核菌株后均应进行药敏试验。大多数活动性结核病患者的初始治疗至少应包括异烟肼、某种利福霉素、吡嗪酰胺和乙胺丁醇。用药时间至少持续 6 个月。

2.局部治疗

口腔局部除注意控制继发感染及对症治疗外,还可于病损处给予抗结核药,如病损局部注射链霉素 0.5 g,隔日 1 次。

第七节　口腔梅毒

一、概述

梅毒(syphilis)是由苍白螺旋体(又称梅毒螺旋体)感染引起的一种慢性传染病。初起时即是全身性感染,在疾病发展过程中可侵犯身体任何组织和器官,产生各种症状。在感染梅毒后的长期过程中,由于机体的抵抗力和反应性的改变,症状可时而出现时而消退。根据传染的经过、临床特点、传染性等各不相同,梅毒可分为先天梅毒和后天梅毒,后者又可分为一期梅毒、二期梅毒和三期梅毒。也有学者将初发感染 2 年以内者称为早期梅毒感染,包括一期梅毒、二期梅毒和早期潜伏梅毒;感染 2 年以上者称为晚期梅毒感染,主要为三期梅毒和晚期潜伏梅毒。晚期常有心脏、中枢神经系统、骨骼及眼部等处的病变。各期梅毒和先天梅毒都可出现口腔病损。20 世纪 90 年代后,梅毒在我国发病率大幅度上升,梅毒的口腔表现日益多见,极易被误诊。

二、病因

病原微生物是梅毒螺旋体,主要通过性接触或感染了梅毒的血液接种传染。16 周以后的胎儿可经胎盘传染,发生先天梅毒。

三、病理

梅毒无特异性组织病理学变化。硬下疳表现为非特异性炎症。二期梅毒黏膜斑表现为广泛的糜烂溃疡,表面覆盖密集的多形核白细胞、淋巴细胞、浆细胞浸润及组织细胞密集浸润形成的假膜,血管内皮炎症及毛细血管管壁增厚。橡胶肿则为肉芽组织增生性炎症。

四、临床表现

先天梅毒在口腔中出现畸形牙。切牙呈半月形,切缘较牙冠中部窄;磨牙呈桑葚状或蕾状,牙尖向中央凑拢;釉质发育不全。先天梅毒还可有马鞍鼻等特殊面容。

一期梅毒:梅毒螺旋体进入人体后经历 3 周左右的潜伏期,此时患者无任何症状。随后可在螺旋体侵入部位发生梅毒初疮,又称硬下疳。外生殖器是硬下疳的好发部位,但由于口交等性交方式的存在,非生殖器部位也可发生。在口腔,舌、唇、软腭、扁桃体及牙龈等部位多见。初起为一高起的圆形结节状病损,直径可达 1~2cm,中心有溃疡或形成痂皮,边缘整齐、略隆起、界限清楚,溃疡基底平坦,触诊有软骨样硬结,故称硬下疳。相应部位淋巴结肿大,但无疼痛。病损表面或渗出液中可分离出梅毒螺旋体,有高度传染性。硬下疳经 3~8 周后可以不治自愈。此后经过4~6 周的休止期后,梅毒发展为二期。

二期梅毒:硬下疳发生后 6~8 周梅毒螺旋体由局部淋巴结进入血液,皮肤及黏膜可出现病损及全身症状,此为二期梅毒的早发病损。这些病损可自然消退或经不完善治疗消退后,在 1~2 年内又出现病变,称为二期复发梅毒。二期梅毒以皮肤、黏膜损害为主,可伴有不同程度的全身症状如头痛、咽痛、发热等。常见的皮肤损害有皮肤梅毒疹和口腔黏膜斑,有些患者可伴眼部虹膜炎和脉络膜炎等。皮肤梅毒疹表现为广泛的丘疹、斑疹。口腔黏膜斑是二期梅毒的主要口腔表现,临床上较一期硬下疳常见。黏膜斑好发于咽、软腭、扁桃体、舌尖舌缘、唇内侧黏膜,表现为浅在圆形、椭圆形或匐行形(蜗牛迹样)病损,表面有灰白色疏松渗出膜,高起于黏膜表面,周围有环形充血发红带。黏膜斑可在口腔多发,直径 1.5~5 cm,多无疼痛,发生在口角部位时由于张力的作用可发生裂隙。渗出物中有大量梅毒螺旋体,传染性很强。

三期梅毒:为晚期病变,一般接触传染性不强。在口腔表现为橡胶肿,很快可发生坏死。橡胶肿常发生于上腭、舌背等处。上腭病变可使骨质破坏而引起腭穿孔。舌背病变可表现为舌乳头萎缩,伴过度角化而发生梅毒性白斑。

五、诊断

口腔梅毒的诊断主要根据病史、皮肤黏膜的临床表现以及血清学检查。

1.暗视野显微镜检查

该方法主要用于检查病损内是否存在梅毒螺旋体,适用于早期梅毒特别是血清尚未转阳时的疑似硬下疳患者。但该方法特异性差,仍需血清学试验证实。

2.血清学试验

当人体感染梅毒螺旋体 4~10 周后,血清中可产生抗类脂抗原的非特异性抗体和抗梅毒螺旋体抗原的特异性抗体,因此,可通过检测机体是否存在这些抗体来诊断梅毒。血清试验对各期梅毒均具有重要的辅助诊断意义,但是血清学试验通常于硬下疳发生 6~8 周后才开始转阳。早期梅毒进行血清学检查可能出现假阴性,此时需要再次复查。梅毒血清学实验主要分为如下 2 大类:

(1)非梅毒螺旋体抗原血清学实验:包括性病研究实验室实验、血浆反应素环状卡片实验。该类方法采用心磷脂作为检测抗原,操作简单、敏感性高但特异性低,可出现假阳性。可见于多种与梅毒无关的临床情况,如自身免疫性疾病状态、高龄以及注射毒品者,因此,主要用于抗梅毒治疗的疗效评价。

(2)梅毒螺旋体抗原血清学实验:包括梅毒螺旋体血球凝集实验、梅毒螺旋体明胶颗粒凝集实验、荧光梅毒螺旋体抗体吸收实验。该类方法特异性强、敏感性高,主要应用于梅毒的确定诊断。

六、治疗

梅毒治疗应遵循如下原则:及早治疗、剂量充足、疗程规则、治疗后追踪随访时间足够、对所有传染源及配偶和性伴侣进行检查和治疗。

1.早期梅毒的治疗

包括一期梅毒、二期梅毒及早期潜伏梅毒。

(1)推荐方案:普鲁卡因青霉素 G 80 万 U/d,肌内注射,每天 1 次,连续 15 天;或苄星青霉素 240 万 U 肌内注射,每周 1 次,共2~3 次。

(2)替代方案:头孢曲松 1g,每天 1 次,肌内注射,连续 10 天。

(3)青霉素过敏者选用以下方案:

①多西环素 100 mg,每天 2 次,连服 15 天。

②盐酸四环素 500 mg,每天 4 次,连服 15 天(肝、肾功能不全者禁用)。

③红霉素 500 mg,每天 4 次,连服 15 天。

2.晚期梅毒的治疗

包括三期皮肤、黏膜、骨骼梅毒、晚期潜伏梅毒或不能确定病期的潜伏梅毒和二期复发梅毒。

(1)推荐方案:普鲁卡因青霉素 G 80 万 U/d,肌内注射,每天 1 次,连续 20 天为 1 个疗程,也可考虑给予第二疗程,疗程间停药 2 周;或苄星青霉素 240 万 U,肌内注射,每周 1 次,共 3 次。

(2)青霉素过敏者选用以下方案:

①多西环素 100 mg,每天 2 次,连服 30 天。

②盐酸四环素 500 mg,每天 4 次,连服 30 天(肝、肾功能不全者禁用)。

③红霉素 500 mg,每天 4 次,连服 30 天。

七、预后

(一)随访

梅毒经足量、规则治疗后,应定期随访观察,包括全身体检和复查血清中非梅毒螺旋体抗体滴度,以明确是否已经治愈或复发。不同临床时期对随访的要求亦不相同。

1.早期梅毒

早期梅毒患者经治疗后需要随访 3 年,第一年每 3 个月复查 1 次,第二年每 6 个月复查 1 次,第三年年末复查 1 次。如果非梅毒螺旋体抗原血清学试验由阴性转为阳性或滴度升高 2 个稀释度(4 倍)以上,则可判断为血清复发。当出现血清复发或者临床症状复发时,需要延长治疗时间。第一个疗程结束间隔 2 周后开始第二个疗程,同时需要行脑脊液检查,排除中枢神经系统感染。通常一期梅毒在 1 年内,一期梅毒在 2 年内血清可以转阴。

少数患者经抗梅治疗后,非梅毒螺旋体抗体滴度长期维持在低水平状态(一般≤1∶8),称为血清固定现象。对于因药物剂量不足或治疗不规则者应追加一个疗程,同时进行全面体检,以早期发现无症状神经梅毒和心血管梅毒。患者需定期随访。

2.晚期梅毒

需随访 3 年。第一年每 3 个月复查 1 次,以后每 6 个月复查 1 次。对血清固定者,如临床上无复发表现,并除外神经、心血管及其他内脏梅毒者,可终止治疗,但需定期复查。

3.心血管梅毒及神经梅毒

需随访 3 年以上。受累器官的状况由专科医生终身随访,根据临床症状予以相应治疗。

(二)愈合判断

梅毒的愈合判断标准分为临床治愈和血清治愈。

1.临床治愈

一期梅毒、二期梅毒及三期梅毒病损愈合(包括皮肤、黏膜、骨骼、眼、鼻等)或消退、临床症状消失即可判断为临床治愈。当出现以下情况时不影响临床愈合判断:继发或遗留功能障碍(如视力减退等)。遗留瘢痕或组织缺损(马鞍鼻、牙齿发育不良等)。梅毒损害愈合或消退,梅毒血清学反应仍阳性。

2.血清治愈

抗梅毒治疗后 2 年以内梅毒血清反应(非梅毒螺旋体抗原试验)由阳性转变为阴性,脑脊液检查阴性。

八、预防

对梅毒患者的所有性伴侣进行相应检查和治疗,包括:

（1）一期梅毒患者近 3 个月内的性伴侣。

（2）二期梅毒患者近 6 个月的性伴侣。

（3）早期潜伏梅毒患者近 1 年的性伴侣。

（4）晚期潜伏梅毒患者配偶或过去数年的所有性伴侣。

（5）胎传梅毒患者的生母及生母的性伴侣。

对于梅毒血清学检查阳性者立即开始抗梅治疗。对于阴性者,推荐分别于 6 周后和 3 个月后复查。如果不能保证其后的随访检查,建议进行预防性治疗。同样,如果性伴侣无法立即做血清学检查,也应进行预防性治疗。

早期梅毒传染性强,因此,3 个月内与其有过性接触者,无论血清学检查结果如何,均应予以预防性治疗。

第十八章

屈光不正

第一节　远视眼

一、概述

远视眼是指在调节松弛状态下,平行光线经眼的屈光系统屈折后,所形成的焦点在视网膜之后,在视网膜上形成一个弥散环,不能形成清晰的物像(图 18-1)。

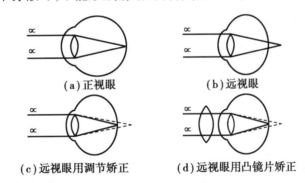

(a)正视眼　　　　　　　　(b)远视眼

(c)远视眼用调节矫正　　　(d)远视眼用凸镜片矫正

图 18-1　远视眼的屈光

远视眼欲想在视网膜上获得清晰的像有 2 种方法:一种方法是动用眼的调节,由于晶状体变凸,增强其屈折能力,使入眼的光线具有一定的集合性。至于光线集合的程度,则要看光线是否来自眼后的某一点,该点即为远视眼的远点。因为远点与视网膜中央凹总是互为共轭焦点,所以只有位于远点上的物体才能通过调节在视网膜上形成清晰的像。另一种方法为使用凸透镜,假如该镜片的主焦点与远视眼的远点互为共轭焦点,则可以在视网膜上形成清晰的像。

二、分类

1.轴性远视

眼球前后径较短产生远视。如新生儿的眼球几乎都是远视眼,高度远视眼的眼球外形通常比正视眼或近视眼小。

2.弯曲性远视或称曲率性远视

眼球任何屈光面的弯曲度变小均可形成远视眼,最常见为角膜弯曲度较小所致。

3.屈光指数性远视

眼内各屈光媒质的屈光指数降低均可引起,但不多见。

4.眼内某个屈光媒质缺如

如无晶状体眼,一般都是高度远视眼。

远视眼还可根据其程度分为轻度远视(+3.00D 以下)、中度远视(+3.00~+5.00D)及高度远视(+5.00D 以上)。

三、分类

根据调节作用的有无及大小,将远视分为以下几种类型:

1.总远视

使用睫状肌麻痹剂,调节作用完全消失后所显示的全部远视屈光度。

2.绝对远视

调节作用所不能克服的远视。

3.能性远视

能用调节作用克服的远视。

4.显性远视

能性远视与绝对远视之和。

5.隐性远视

总远视与显性远视之差。

四、临床表现

1.视力

远、近视力的好坏与屈光度高低及调节强弱有关。轻度远视由于自身的调节,一般远、近视力均好。中度远视的远、近视力均不好,但假如是儿童、青少年,其调节力很强,视力也可增加,但易出现调节痉挛及眼疲劳现象,中年人由于调节力逐渐减退,近视力更差些,可出现老视提前现象。高度远视者,其远、近视力更差,靠自身调节难以克服,必须戴镜。未经矫正的中、高度远视患者,为了看清楚,常将所看的物体放在眼前较近处,这样视网膜上的成像会因为加大而显得清晰些,所以常误认为是近视而就诊。

2.视力疲劳

视力疲劳是远视眼最主要的症状。轻度远视,由于调节力不强,一般无明显症状,长时间看近时可有轻度眼疲劳;中、高度远视在未矫正前,调节力过强,视力疲劳明显,患者用眼时间稍久则出现视物模糊、字迹串行、眼球酸胀以及不同程度的头痛,严重者尚可引起恶心、呕吐等。假如患者闭目休息一段时间或在进行户外活动、戴凸透镜后,症状可减轻或消失,则这种视力疲劳为调节性视疲劳。

3.眼位

中、高度远视眼,一般调节过强,相应的集合亦过强,易发生内隐斜或内斜视,斜视多发生在远视度数较高的眼,且常有弱视发生。

4.其他

中、高度远视眼,眼轴较短,可伴有小角膜及浅前房,其晶状体一般无显著改变;眼底改变明显,视盘较正常小,边缘不清、色稍红,呈假性视盘炎状。此外,常伴有结膜炎、睑腺炎或睑缘炎。由于远视眼解剖上的特点,可发生闭角型青光眼。

五、鉴别诊断

1.与正视眼的鉴别

轻度或中度远视,常可通过调节自行矫正,远、近视力均可正常,表现与正视眼无异,这种远视可称为"假性正视"。为了鉴别,除用睫状肌麻痹下散瞳检影外,还可使用一简单易行的方法,即在眼前放置一片(+0.5D)凸透镜,如加镜后视力减退,则为正视,如加镜后视力不变或上升,则为远视。

2.与近视眼的鉴别

儿童及青少年远视眼,常用自身调节看清目标,当调节痉挛时,则形成假性近视,使远视力减退,从而误戴凹透镜,如此又加重调节痉挛,出现更明显的调节性眼疲劳。而高度远视患者,未矫正前为了获得清晰视力,往往将物体移近,睑裂缩小,以便使视网膜像放大些,外观上很像近视眼,为了鉴别诊断,可采用睫状肌麻痹下散瞳验光。

3.与老视眼鉴别

远视与老视,虽然均采用凸透镜矫正,但其发生原因并不相同。前者为屈光不正,后者为老年人晶状体弹性降低、调节能力减退所致。远视眼戴凸透镜可放松调节,增进远、近视力,而老视眼戴凸透镜则只能看近,不能看远。

六、治疗

主要为镜片矫正,部分患者可用药物及手术治疗。

1.镜片矫正

原则上远视度数应当给足。儿童、青少年均应在麻痹睫状肌后检影验光(一般使用阿托品),低度远视,如无任何症状可不戴镜,随着眼球发育可成为正视。假如有症状,尤其伴有斜视时则必须配镜。对于成年人的中、高度远视患者,初次配镜时一般不易接受,可适当降低度数,逐步给予矫正,通常所降低的度数不应超过原度数的1/3。为了避免高度远视镜片成像放大的作用,对于单眼高度远视或无晶状体眼,最好选配角膜接触镜或植入人工晶状体。

2.药物治疗

因调节痉挛所产生的假性近视,可滴1%阿托品眼液,每天晚上1次,以消除调节紧张。

3.手术治疗

对于高度远视眼,尤其是无晶状体眼,以往曾成功施行了表层角膜镜片术,但其预测性较差,目前已被植入人工晶状体(有晶状体眼人工晶状体、无晶状体眼人工晶状体)所替代。

对于经过严格筛选的某些低度远视眼,可采用激光角膜热成形术(laser thermokeratopkty, LTK)、传导性角膜成形术(conductive keratoplasty, CK)及准分子激光角膜屈光手术,如准分子激光屈光性角膜切削术(photorefractive keratectomy, PRK)、准分子激光原位角膜磨镶术(laser-assisted in situ keratomileusis, LASIK)、准分子激光角膜上皮瓣下磨镶术(laser-assisted subepithelial keratectomy, LASEK)等。

第二节 近视眼

一、概述

眼在调节放松状态下,平行光线经眼的屈光系统屈折后聚焦在视网膜之前,称为近视眼。

近视眼欲想在视网膜上获得清晰的像有 2 种方法,一种方法是使入眼前的平行光线变成散开光线,即将被看物体移向眼前的某一点,假如这一点正好与视网膜像互为共轭焦点,则眼前的这一点为近视眼的远点,从此点发出的光线,必将在视网膜上成一清晰的像。另一种方法为使用凹透镜,镜片的力量使平行光线变为散开光线,其散开的程度正如由该近视眼远点所发出者,因此,可以在视网膜上形成一清晰的像(图 18-2)。

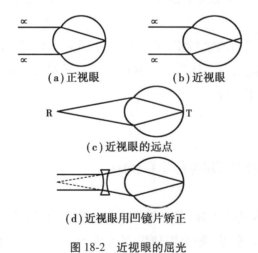

(a)正视眼　　(b)近视眼

(c)近视眼的远点

(d)近视眼用凹镜片矫正

图 18-2　近视眼的屈光

二、病因

病因主要为先天遗传因素及后天环境因素 2 大类。

1.遗传因素

近年来一些学者通过有近视的双生子进行遗传与近视眼的研究,取得成果。1979 年上海胡诞宁对高度近视的遗传规律进行探讨,发现双亲均为高度近视者,其子代均为高度近视;双亲一方为高度近视,另一方为正视者,其子代患高度近视者占 57.5%;双亲均无高度近视,其子代患高度近视者占22.2%。因此,作者认为我国高度近视的遗传,基本上是一种常染色体隐性遗传。1980年,胡诞宁又对90对年龄在7~19岁有近视的双生子,进行遗传与近视眼的研究。结果表明,同卵双生子之间近视一致率为81.6%;异卵双生子之间的近视一致率为57.6%,两者之间有显著性差异。同时还发现同卵同对之间相关系数为0.72,异卵同对之间的相关系数为0.26,两者有显著性差异。从近视一致率之间显著的差别,说明近视眼与遗传密切相关。但同卵同对之间的差值大于零,相关系数又<1.0,说明环境因素亦在起作用,因此,提出一般近视眼属于多因子遗传。

此外,不同种族的近视眼发生率有很大差异,黄种人发生率最高,白种人次之,黑种人最低。即使在同一环境条件下,不同种族的近视眼发生率仍有明显差异,表明遗传因素是种族差异的主要原因。

2.环境因素

当眼球发育成熟后,假如没有先天遗传因素,则环境的改变对近视的发生发展有很大影响。如青少年从入学起,直到升入大学,近视发病率呈直线上升。徐宝萃分析黑龙江省六个大中城市的大、中、小学生的屈光状态和视力情况,共调查11 632人,23 261只眼。结果发现近视的发病率分别为:小学生11.07%,初中生19.31%,高中生31.40%,大学一年级学生41.31%,大学二年级学生42.13%,大学三年级学生47.04%,而体育学院的大专学生近视率仅为9.64%。此外,城市学生比县镇的发病率显著增高。以上可称为"学校性近视",一般不超过-6.00D,多在青春期后停止发展。青少年由于调节力很强,假如近距离用眼时间太久,可引起远视力减退,称为"假性近视"或"功能性近视",经过休息或用睫状肌麻痹剂后,视力可部分或全部恢复。

三、分类

1.按照屈光特性分类

(1)轴性近视:因眼球前后径过长所致。

(2)弯曲性近视或称曲率性近视:角膜或晶状体表面弯曲度过陡所致。

(3)屈光指数性近视:因眼内屈光媒质指数过高所致。

(4)位置性近视:因眼球内某屈光媒质位置前移(如晶状体向前脱位),可引起近视。

2.按照近视的程度分类

(1)低度近视或轻度近视:-3D以下。

(2)中度近视:-3~-6D。

(3)高度近视:-6D以上。

3.按照病程进展及有无病理变化分类

(1)单纯性近视:多为学校性近视,发展缓慢,20岁以后基本稳定,屈光度多在-6D以下,多数眼部没有病理改变,用适当镜片即可将视力矫正至正常。

(2)变性性近视:又称病理性近视、先天性近视、高度近视、变性近视、恶性近视等,通常有遗传因素,病程多为进行性。随着眼球逐渐加长,近视屈光度持续增高,一般在-6D以上,其眼球的病理变化也逐渐加重。-10D以下,眼球变性不明显者,可用镜片矫正至正常视力;-10D以上,眼球变性明显者,用普通眼镜或角膜接触镜视力均不易矫正至正常,假如有并发症,有可能成为低视力,严重者可致盲。

4.按照调节作用参与的多少分类

(1)假性近视:多见于儿童或青少年,患者远视力低于正常,近视力正常。假如在小瞳下验光,常能接受负球镜片使远视力提高,但不能使调节放松,视力疲劳症状依然存在甚至加重。假如用强睫状肌麻痹剂(如1%阿托品)散瞳,则远视力通常可恢复正常,检影验光为正视或轻度远视。

(2)真性近视:患者远视力差,近视力正常。用睫状肌麻痹剂散瞳验光时,其散瞳后的远视力变化不大,用负镜片可矫正远视力。这种近视不是因为调节过强所致,而是因为其他屈光因素所引起。小瞳孔下验光与散瞳验光的结果差别不大。

(3)混合性近视:患者远视力差而近视力正常,用睫状肌麻痹剂散瞳验光时,其散瞳后的远视力有所提高,但不能达到正常。散瞳后视力提高这部分为调节过强所致,即假性近视,余下视力差这部分为真性近视,须用负镜片矫正。因此,小瞳验光与散瞳验光的结果不同,前者所需镜片屈光度大于后者。

四、临床表现

1.视力

远视力下降,近视力正常。

2.视力疲劳

不如远视眼明显,但在低度近视较常见,它不是因调节强引起,而是因为调节与集合不协调所致。高度近视由于所观看的目标很近,集合作用无能为力,多采用单眼注视,反而很少引起眼疲劳。

3.眼位异常

因近视眼多为调节不足,其集合作用相应减弱,易发生外隐斜或外斜视,斜视多出现在近视度数较高的一眼。

4.眼球改变

低度、中度近视眼,其眼球一般无变性改变。而高度近视,多属于轴性近视,其伸长主要限于眼球后极部。可有轻度眼球突出,前房稍加深。玻璃体及眼底的变性改变较为显著。

(1)豹纹状眼底:由于眼球加长,视网膜血管离开视盘后即变细变直,同时脉络膜毛细血管亦伸长,从而影响视网膜色素上皮的营养,使浅层色素消失,脉络膜血管外露形成豹纹状眼底。

(2)弧形斑:视盘周围的脉络膜在巩膜伸张力量的牵引下,多从视盘颞侧脱开,使其后面的巩膜暴露,形成白色弧形斑。假如眼球后极部继续伸长,则脉络膜可从视盘四周脱开,形成环形的弧形斑,有时亦可形成鼻侧、上方、下方各种不同类型的弧形斑,斑内可见不规则的色素以及硬化的脉络膜血管。

(3)漆裂纹样病变:眼底可见不规则的黄白色条纹,如同旧漆器上的裂纹,为玻璃膜出现网状或枝状裂隙,又称玻璃膜裂纹。主要见于眼球后极部及黄斑区,有的与弧形斑相连,可引起视物变形及相对旁中心暗点,并可诱发视网膜下血管新生及黄斑出血,是视力进一步受损的先兆。

(4)黄斑部病变:可发生形状不规则的萎缩斑,脉络膜新生血管可反复发生出血,时间久了可形成黑色圆形稍隆起的斑块,称为 Fuchs 斑。亦可发生黄斑破孔。

(5)巩膜后葡萄肿:由于眼球自赤道部向后过度延伸,后极部巩膜明显变薄,发生局限性扩张,在眼内压的作用下,巩膜膨出,而形成大小不等的后巩膜葡萄肿,其发生与屈光度的高低及眼轴的长短明显相关。

(6)周边视网膜及脉络膜病变:主要表现为弥漫性脉络膜退行性病灶、带状脉络膜退行性病灶及视网膜囊样变性。其发生率与年龄无关,与屈光度显著相关。病变分布以颞侧居多。主要表现为格子状变性、霜样变性、牵引灶、囊样变性及裂孔等。

(7)玻璃体变性:发生玻璃体液化、后脱离及各种形状的混浊。

5.并发症

(1)白内障:晶状体混浊可为后极型,亦可呈核性。色棕黄,病程进展较慢。核性混浊者,因晶状体屈光力增加,可使近视程度一时性加深。除白内障外,近视眼亦有可能引发晶状体脱位。

(2)青光眼:在近视患者中,开角型青光眼患病率为正常人的 6~8 倍。正常眼压性青光眼及可疑青光眼的比例也明显高于其他人群。由于高度近视眼的巩膜壁较薄,采用 Schiötz 眼压计测定的眼压多数偏低,早期容易漏诊。

(3)视网膜脱离:近视眼人群中的发生率为其他人群的 8~10 倍,多见于中、高度近视眼(-5~-8D)。由于变性的玻璃体与有退行性变或囊样变性的视网膜粘连,在玻璃体长期不断牵引下,包括外力作用下,一些部位的变性视网膜被拉出裂孔或撕裂。液化的玻璃体可从此裂口处流入视网膜下,从而使视网膜隆起而脱离。早期由于变性玻璃体对视网膜的牵引,可引起一些刺激征象,如闪光感等。

五、治疗

1.假性近视的治疗

治疗的主要目的是解除睫状肌的紧张状态,如使用睫状肌麻痹剂滴眼、近雾视法、远眺练习、针刺疗法、眼保健操、眼部按摩及使调节放松的各类治疗仪等。更为重要的是应鼓励青少年多到户外活动,锻炼身体,均衡饮食,并减少每次近距离用眼的时间,避免过度使用调节。

2.真性近视的治疗

首选的方法为光学矫正。为了得到较好的光学效果,减少眼疲劳,在给镜片处方时,应以最低度数获得正常视力为原则。对于高度近视或两眼屈光参差较大者,可选配角膜接触镜以减少双眼影像缩小及影像不等。

近年来角膜屈光性手术及晶状体屈光性手术已在世界范围内广泛开展,并取得了一定的疗效。角膜屈光性手术是通过手术的方法改变角膜表面的形态,以矫正屈光不正,其基本方法是在角膜上做不同形状的切口以松解角膜纤维的张力,如放射状角膜切开术(radial keratotomy,RK),或通过去除部分角膜组织以使角膜表面变平,如 PRK、LASIK、LASEK 等。此外,还有基质内角膜环植入术(intrastromal cornealring implantation,ICRI)用以矫正低度近视及治疗早期圆锥角膜。晶状体屈光性手术包括透明晶状体摘除植入人工晶状体以及有晶状体眼的人工晶状体植入术,主要用于高度近视的矫正。总体上讲,屈光手术均属于类似美容的可选择性手术,需要在患者自愿并理解手术风险的前提下,有条件地开展。

六、预防

在屈光不正中,远视、散光多与先天性因素有关,不易预防。而近视眼的病因比较复杂,有遗传和环境 2 种主要因素。在目前尚不能进行基因治疗的情况下,改善视觉环境应当作为预防近视的重点。

1.合理的采光

学生在室内学习时,窗户的透光面积与室内地面之比不低于 1:6,另外窗外不应有高大的遮挡物。黑板表面避免直射光反射及眩光,室内灯具不要过低,一般不低于 1.7 m,否则易产生眩光。桌面的照明度不低于 100 lx。避免晚上开灯睡觉。

2.提高亮度对比度、清晰度

提高印刷品的明度和字体的黑度,提高亮度对比度以及清晰度。否则,假如纸不白,字不黑、字迹模糊,则会动用更多的调节,容易导致近视。

3.阅读时的坐姿

书桌椅的高低设计须符合人体工程学的要求,阅读时坐姿要端正,持续时间不宜太长。

4.适当地看近距离时间

每次阅读或看电脑的时间,最好不要超过 50 min,稍微休息几分钟后再继续近距离阅读或工作。

5.适当的阅读距离及良好的阅读习惯

阅读距离不宜太近,不要在走路或在运动的交通工具内阅读,否则由于字体不稳定,容易引起调节紧张而形成近视。应鼓励儿童及青少年多参加户外活动,放松调节,以免形成假性近视。定期检查视力,发现问题早作处理。

6.平衡饮食

多吃蛋白质、钙质丰富的食物,少吃甜食。

7.遗传咨询

近视眼尤其是高度近视眼,与遗传有明显关系,假如双方均为高度近视,则婚后子女的遗传概率很高,所以,有条件的地方应建立眼科遗传咨询门诊。

第三节　散光眼

一、概述

眼球在不同子午线上屈光力不同,平行光线入眼经过屈折后,不能在视网膜上形成焦点,而是形成 2 条焦线和最小弥散斑的屈光状态称为散光。

散光眼借调节作用或移动被看目标与眼的距离,均不能成一清晰的像,只有配戴合适的散光镜片,才能在视网膜上形成清晰的像。

二、病因

1.弯曲性散光

角膜 2 个主要径线的弯曲度不一致是造成规则散光的主要原因,多为先天因素所致。后天的常为角膜疾病引起,如圆锥角膜、角膜周边退行性病变或因角膜炎症后留下的瘢痕,多引起不规则散光。此外,手术后(如白内障、角膜手术等)或眼睑肿物压迫眼球,亦可引起不规则散光。晶状体弯曲度异常所致的散光多为低度的,通常不需矫正。

2.指数性散光

见于晶状体各部分屈光指数不等时,如白内障进行中可以出现,常很轻微。

三、分类

1.不规则散光

由于各子午线或同一子午线上的角膜弯曲度不一致而产生,用镜片不易矫正。

2.规则散光

2 个主要子午线(即屈光力最大的与屈光力最小的子午线)互相垂直,可用镜片矫正。

规则散光又可根据 2 个主要子午线力量的大小不同而分为以下 5 类。

(1)单纯远视散光:当眼不用调节时,平行光线入眼后,一个主要子午线可成焦点于视网膜上,而另一个主要子午线则在视网膜后成焦线(图 18-3)。

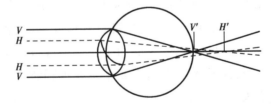

图 18-3　单纯远视散光

H:水平的平行光线;*V*:垂直的平行光线;*H'*:水平的平行光线所成之焦点;*V'*:垂直的平行光线所成之焦点

(2)单纯近视散光:当眼不用调节时,平行光线入眼后,一个主要子午线可成焦点于视网膜上,而另一个主要子午线则在视网膜后成焦线。

(3)复性远视散光:当眼不用调节时,平行光线入眼后,2 个主要子午线在视网膜后面形成 2条焦线。

(4)复性近视散光:当眼不用调节时,平行光线入眼后,2 个主要子午线在视网膜前面形成 2条焦线。

(5)混合散光:当眼不用调节时,平行光线入眼后,一个主要子午线成焦线于视网膜前面,另一条主要子午线成焦线于视网膜后面。

3.合例散光

合例散光又称循规性散光,是指垂直子午线的屈光力大于水平子午线的屈光力,可用正柱镜片×90°或负柱镜片×180°矫正。

4.不合例散光

不合例散光又称逆规性散光,是指水平子午线的屈光力大于垂直子午线的屈光力,可用负柱镜片×90°或正柱镜片×180°矫正。

临床上循规性散光较多见,而逆规性散光则较少见。此外,凡散光镜片的轴在垂直或水平子午线20°以内的均属于合例的或不合例的散光,即合例散光用负柱镜片轴在180°±20°,不合例散光用负柱镜片轴在90°±20°;而在这个子午线范围以外的则称为斜轴散光,即2个子午线距水平或垂直子午线均>20°,如−1.25柱×45°或+1.00柱×135°。

根据双眼散光轴之间的关系又分为以下2种。

(1)对称散光:双眼主要子午线的倾斜度距中线呈对称位置,即矫正两眼所用相同符号柱镜片的轴相加等于180°时,为对称散光。如右眼负柱镜片轴在60°,左眼负柱镜片轴在120°,则60°+120°=180°或双眼负柱镜片轴均在90°,则90°+90°=180°。

(2)不对称散光:双眼主要子午线的倾斜度距中心不对称。即矫正两眼所用相同符号柱镜片的轴相加不等于180°。如右眼负柱镜片轴在120°,左眼负柱镜片轴在80°,则120°+80°≠180°。

四、临床表现

1.视力

低度散光的视力一般不受影响,中、高度散光则远、近视力均不好。单纯散光视力轻度减退;复性散光尤其是显著的混合性散光,视力减退较严重,且因矫正不良而易形成弱视。散光眼视力减退的程度与散光性质、屈光度高低及轴的方向有很大关系。另外,散光眼的视力与调节功能亦有一定的关系:单纯远视散光常因调节过强变为单纯近视散光,即远视子午线变为正视,而正视子午线则变为近视状态。复性远视的屈光度较低的主要子午线,由于调节可表现为单纯远视散光状态。混合性散光,由于调节,使屈光度低的主要子午线得到矫正,而高的主要子午线变为高度单纯近视散光,结果使视力更差。

2.视力疲劳

最常见,表现为眼痛、头痛,尤以前额部明显,有重影、近距离工作不能持久。体格检查时有以下表现:为了看得清楚些,常眯眼将睑裂变窄,以达到针孔或裂隙的作用,近视眼在看远时将睑裂变窄,而高度散光眼在看远看近时均将睑裂变窄。为了得到较大的视网膜像,常把物体拿到近处,很像近视眼。在高度不对称或斜轴散光时,常表现为头部倾斜或斜颈,矫正散光后,可逐渐消失。高度散光时,为了看清楚常有扭转头部的表现。眼底检查时,视盘常呈椭圆形,高度散光者,视盘的垂直缘能看清,而水平缘看不清或相反。从视盘的形态,大致可了解散光的轴向。

五、治疗

1.柱镜片矫正

对度数较低、视力尚好且无视力疲劳者,可暂不戴镜。但对视力明显减退且有视力疲劳者应及早配镜。给镜原则是防止过矫,低度者应给足,而高度者(3D以上)或斜轴散光者,患者一次不易接受,因高度柱镜所产生的畸变对视觉干扰较大,故可分次给予矫正,使患者有一适应过程。

2.角膜接触镜矫正

±1.50D以下的散光可用软性接触镜矫正,而±1.50D以上的散光则需要用硬性角膜接触镜矫正。

3.手术治疗

可用于先天性或眼部手术后所造成的散光。术式包括横向角膜切开术、弧形角膜切开术(ar-acuate keratotomy,AK)以及角膜缘松解切口(limbal release incision,LRI)。横向角膜切开术主要用作联合RK矫正近视性散光,但目前基本上已停止使用了。AK以往主要用于矫正自然产生的散光,但现在主要用来矫正角膜移植术后散光。LRI则用来处理白内障超声乳化和人工晶状体植入术后散光。目前主要用于散光矫正的手术为准分子激光屈光性角膜手术,包括PRK、LASIK及LASEK,通过对角膜组织的圆柱形消融,使得角膜2条主径线上的屈光力达到一致。

第四节 屈光参差

一、概述

两眼的屈光状态在性质或程度上有显著差异者称为屈光参差。一般认为两眼屈光状态完全相同者较少,而轻度不同者较多,临床上将屈光参差分为生理性与病理性2种,多数作者将两眼屈光度相差2D以上者列为病理性屈光参差,全国儿童弱视斜视防治学组(1985)提出的统一试行标准,定为两眼屈光度相差为球镜≥1.5D,柱镜≥1.0D。

二、病因

(1)两眼远视消退的程度不同。

(2)近视加深,且双眼不平衡。

(3)由外伤、手术和眼病引起的屈光参差,如角膜各种手术及内眼手术后,角膜破裂、溃疡穿孔等引起的角膜瘢痕、外伤性白内障等均可形成屈光参差。

(4)由某种先天性疾病引起的屈光参差,如Duane眼球后退综合征,患眼的轴长较对侧短而致屈光参差。

三、分类

(1)一眼为正视,另一眼为非正视眼,包括近视、远视及散光。

(2)两眼均为非正视眼,但程度不等,又可分为近视性、远视性、散光性及混合性。

四、临床表现

1.双眼单视障碍

轻度屈光参差,一般不影响双眼单视,但屈光参差超过一定程度后(多为 2.5D 以上),则因其一眼可看清目标,另一眼视物模糊而失去双眼融像能力,只能用好眼注视目标,称为单眼视。视力较差的眼因长时间废用,容易形成弱视、斜视。临床上因屈光参差而丧失双眼单视的两眼屈光度差值,各家报道不一,但多数作者认为两眼屈光度差在 2.5D 以上时,则发生融合困难,破坏双眼单视。因为矫正框架眼镜镜片屈光度相差 0.25D,即可导致两眼视网膜上的物像大小相差约 0.5%,而两眼物像相差 5% 为大脑融合的最大极限,故一般主张两眼矫正镜片以不超过 2D 为原则。由于高度屈光参差者的两眼视网膜上物像大小悬殊,导致融合功能丧失,而出现废用性弱视、斜视。但在近视性屈光参差时,即使双眼度数相差高些,经过矫正后,也有人能获得双眼单视。其原因是屈光度高的眼,在一定的距离可看到清晰的像,不致完全废用。

2.交替视力

当双眼视力比较好时才会出现,如一眼正视或轻度远视,而另一眼为轻度近视,这样的患者在看远时,习惯性地用正视或轻度远视的眼,看近时则使用近视的眼,即为交替视力。患者很少使用调节,眼疲劳较少见。

3.单眼视力

两眼视物时,不论看远或看近,多用视力较好的那只眼,视力不好的眼被抑制而废用,这种情况多出现在高度屈光参差时,所以应尽早给予适当的矫正。

4.弱视、斜视

高度屈光参差所产生的弱视程度与年龄有关,年龄越小弱视程度越重,且容易发生失用性外斜。

五、辅助检查

1.验光

对儿童、青少年及远视性屈光不正最好在睫状肌麻痹下验光,对成年人的近视可用主觉验光。

2.仪器检查法

如角膜曲率计、角膜地形图仪检查;A 型超声波测量眼轴长度;亦可用裂隙灯检查角膜及晶状体的混浊程度。

六、治疗

1.普通眼镜矫正

多数人主张双眼相差最好不超过 2.5D,但也有人主张在患者能耐受的情况下进行积极矫正为 2.0~4.0D,假如不能耐受,可分次矫正。

2.角膜接触镜矫正

其效果比较好,能矫正较高度的屈光参差。

3.人工晶状体植入

它对单眼无晶状体眼屈光参差的矫正最理想,双眼像差显著减小。

4.手术矫正

各种准分子激光角膜屈光手术、晶状体手术等。

第五节 角膜接触镜

一、概述

角膜接触镜直接戴在角膜表面,不易被人发现,所以又称"隐形眼镜"。早在18世纪初,即有John Herschel设计出一种透镜装置,其中充满水放在眼球表面,用来消除因角膜不平所致的不规则散光,这种设计的原理是由于玻璃、水及角膜的屈光指数相近,三者联合在一起,可形成一个简单的屈光系统,并能矫正角膜表面的缺陷。但直到19世纪末才在眼科应用,如用玻璃制成假眼式接触镜,用于睑裂闭合不全的患者,避免角膜并发症。亦有人设计角膜接触镜治疗圆锥角膜及矫正屈光不正。近年来角膜接触镜发展日新月异,由玻璃到高分子化合物;由硬性接触镜到亲水性软性接触镜再到硬性透气性(rigid gas-permeable,RGP)接触镜;由大的角巩膜型到微型角膜接触镜;由单焦点到双焦点等。其用途不仅能矫正屈光不正,对治疗眼病预防某些并发症、美容及特殊用途方面已显示出很大的优越性。

普通框架眼镜戴在眼前一定距离的空气中,与眼呈相对的固定状态;而角膜接触镜则放在角膜表面,可随眼球运动而运动,但其运动并不影响角膜接触镜中央的作用。角膜接触镜的后表面与角膜的前表面之间由泪液充盈称为泪液透镜。接触镜、泪液镜、角膜的屈光指数十分接近,可认为是一个屈光媒质,新形成的屈光媒质表面弯曲度可随意制造,用来矫正屈光不正。由于泪液镜的存在,类似角膜向前延伸,戴镜后的复合光学系统则由2个透镜组成,即角膜接触镜及泪液镜。假如角膜接触镜是无焦点的,透镜联合后等于泪液透镜,假如接触镜与角膜顶端相接触,联合后则主要为接触镜本身的屈光力量。由于以上2种情况同时存在,假如用角膜接触镜来矫正由角膜表面弯曲度换算所得的屈光不正,则所用角膜接触镜片的屈光度比实际测得者低。

二、分类

主要根据接触镜的材料,其次按其设计加工、使用功能和配戴方法进行分类。

1.根据材料不同分类

(1)硬性接触镜:传统的硬性接触镜由聚甲基丙烯酸甲酯(俗称有机玻璃)制成。新型硬性透气性接触镜则由醋酸丁酸纤维素、硅氧烷甲基丙烯酸酯、氟硅丙烯酸酯、氟多聚体等制成。

(2)软性接触镜:主要由聚甲基丙烯酸羟乙酯(PHEMA,俗称亲水凝胶)制成。柔软、含水量为30%～80%。

（3）半软性接触镜:取硬、软 2 种镜片的优点,避免两者的缺点。

2.根据光学性质的分类

可分为球面接触镜及球柱面接触镜。

3.接触镜的制作方法

（1）旋转成型法:用于制作软性角膜接触镜。

（2）切削成型法:用于制作软性及硬性透气性角膜接触镜。

（3）研磨法:可磨出各种不同曲率面,镜片光洁度高,屈光度准确。

（4）浇铸法:常用于加工亲水材料及硅胶材料的镜片。

三、优点及缺点

1.优点

（1）消除三棱镜作用:普通框架眼镜具有三棱镜作用,其作用的大小与透镜中心到瞳孔中心的距离以及透镜的屈光力量有关,透镜屈光度越高,三棱镜作用越大。假如两眼屈光参差较大,则其三棱镜作用对维持双眼视有较大影响,是产生复视、视觉抑制及其他各种不适症状的原因。角膜接触镜位于角膜表面,随眼球运动而运动,其中心移位较少,因此,可避免三棱镜的干扰作用。

（2）消除斜向散光:戴普通框架眼镜时,因眼球在镜片后转动,当通过镜片周边部视物时,不仅影响屈光的矫正,还同时产生斜向散光。这种现象在透镜的度数较高时更加明显。而角膜接触镜可随眼球而动,双眼接触镜中心移位很小,因此,可消除斜向散光。

（3）减少双眼视网膜像差:如一眼为正视眼,另一眼为无晶状体眼。无晶状体眼戴普通凸透镜片后视网膜成像较对侧眼放大 25%～33%。而镜片越靠近眼球,放大率越小。倘若戴上角膜接触镜,可使放大率减少 5%～10%,可基本恢复双眼融合功能,保证双眼单视。

2.缺点

（1）可引起眼干燥症及其他眼部不适,以及角膜刺激症状等。

（2）戴镜及护理比较麻烦,有引发角膜感染的风险。

（3）不适合于不合作的儿童,有些工种及场所比如户外工作者、风沙较大或粉尘较多的环境下,不宜戴用角膜接触镜。

四、适应证及禁忌证

1.适应证

（1）矫正屈光不正:特别是高度近视、角膜散光、屈光参差、无晶状体眼等。对于高度近视,角膜接触镜可避免像畸变、视野受限、成像缩小、镜片过重等问题。而对于角膜不规则散光、圆锥角膜等特殊病例,用普通框架眼镜片视力矫正不满意,而用特制的 RGP 角膜接触镜不仅可使患者达到或接近正常视力,还有阻止圆锥角膜进一步发展的作用。

（2）治疗眼病:利用软性角膜接触镜的亲水作用（绷带式角膜接触镜）,可治疗严重角膜结膜干燥症、大泡性角膜炎、角膜上皮糜烂、无菌性角膜溃疡、化学及物理灼伤等。也可用于角膜移植术后,起固定及给药作用。对于无虹膜或角膜白斑者也可制作成特殊颜色,以防止强光及眩光。

目前利用此镜片能吸附及渗透药物的作用,给眼科治疗提供了一种新的给药途径。

(3)职业需要:例如,运动员为了安全、演员为了外观或工作环境中蒸汽大者均可配戴角膜接触镜。

(4)用于诊断:例如,在眼科检查中广泛使用的前房角镜、三面镜、超声生物显微镜所用的接触镜等,均属于特殊的角膜接触镜。

(5)美容需要:有些人为了美观,不愿意戴框架眼镜。此外,还可利用角膜接触镜改变角膜的颜色,成为一种化妆工具;还可以遮盖角膜上的白斑及减少进入眼内的光线,减轻白化病患者的眩光感受。

2.禁忌证

(1)急性及亚急性炎症,如结膜炎、角膜炎等,此外还有睑缘炎、慢性泪囊炎等。

(2)严重的眼干燥症,治疗性角膜接触镜除外。

(3)显著的上睑下垂、精神异常者。

五、并发症

(1)角膜急性或慢性缺氧:结膜充血,角膜上皮缺损、上皮微囊,角膜基质水肿,角膜新生血管。

(2)眼干燥症。

(3)巨乳头性结膜炎。

(4)角膜擦伤。

(5)角膜感染。

(6)配戴不当过紧或过松。

(7)护理液毒性及过敏反应。

六、角膜接触镜的配戴及保养

1.角膜接触镜的配戴

角膜接触镜验配是一个严格而科学的医疗过程,配戴前必须了解配戴者的一般健康状况及有无精神异常等。对眼部有关组织做全面的检查和评价、检测视力、精确验光,开出角膜接触镜处方,指导配戴过程;配戴后要进行配戴评价、戴镜验光,同时要制订随访计划,对配戴者进行配戴教育等。这样才能科学地确定镜片类型、配戴方式和护理系统,对配戴后的效果有更高的预见性。在眼部检查时,应特别注意检查有无角膜、结膜炎症,必要时检查角膜知觉及泪液试验。外观上应注意睑裂高度、眼球突出度、眼位、眼球大小、眼睑松紧度。角膜接触镜的安放过程因人而异,初次戴镜者,由于精神紧张,手眼不协调有时导致安放失败,但大多数人在经过短时间练习之后,即可顺利安放镜片。

2.接触镜的清洁及消毒

清洁是把堆积在镜片上的污物清除干净,而消毒是将清洁好的镜片,使用化学或物理的方法灭菌。镜片清洁、消毒的程序是在晚上取下镜片时,先置于左手掌心,然后滴上清洁液或全护理液数滴,用右手示指将镜片的正反两面轻擦 10 多次,再用左手拇指及示指轻轻捏住镜片,用新鲜生理盐水或全护理液充分冲洗,然后在镜片盒内注入 2/3 容量的消毒剂或全护理液,把清洁冲洗过的镜片放入镜盒,盖好后,浸泡消毒 4 h 以上,最好过夜。次日晨取出镜片,用生理盐水或全护理液冲洗后即可配戴。一般先右后左依次清洁消毒。为了更好地清除镜片上沉积的蛋白质,每周可使用高效清洁片 1 片,放入有镜片的清洁剂或全护理液中,浸泡 3~4 h,然后再冲洗、消毒后使用。这样处理过的镜片更加清洁、明亮,光学效果好。经常使用的保养剂有清洁剂、消毒剂、蛋白清除剂、冲洗剂及全护理液等。

参考文献

[1] 刘广安,张洁,马俊岗.耳鼻喉科疾病临床诊疗技术[M].北京:中国医药科技出版社,2017.

[2] 阮岩.中医耳鼻咽喉科学[M].2版.北京:人民卫生出版社,2016.

[3] 马建民,王宁宇,江泳.眼耳鼻喉口腔科学[M].2版.北京:北京大学医学出版社,2016.

[4] 孔维佳,韩德民.耳鼻咽喉头颈外科学[M].2版.北京:人民卫生出版社,2014.

[5] 韩东一.耳鼻咽喉头颈外科学高级教程[M].北京:中华医学电子音像出版社,2016.

[6] 李云英,刘森平.耳鼻喉科专病中医临床诊治[M].3版.北京:人民卫生出版社,2013.

[7] 孔维佳,周梁.耳鼻咽喉头颈外科学[M].3版.北京:人民卫生出版社,2015.

[8] 涂厚义,倪红丽.42例慢性化脓性中耳炎手术治疗失败的原因分析[J].吉林医学,2014,35(12):2608-2609.

[9] 许庚.耳鼻咽喉科疾病临床诊断与治疗方案[M].北京:科学技术文献出版社,2011.

[10] 王建国.耳鸣耳聋[M].北京:中国医药科技出版社,2015.

[11] 任俊宏,常新剑.慢性化脓性中耳炎患者生活质量调查研究[J].实用医技杂志,2014,21(3):253-254.

[12] 齐国海.慢性咽炎[M].北京:中国医药科技出版社,2016.

[13] 郭玉德.现代耳鼻咽喉实用手术学[M].武汉:湖北科学技术出版社,2009.

[14] 毋桂花.耳鼻咽喉及口腔科疾病[M].北京:科学出版社,2011.

[15] 李明,王洪田.耳鸣诊治新进展[M].2版.北京:人民卫生出版社,2017.

[16] 刘宝林.口腔种植学[M].北京:人民卫生出版社,2011.

[17] 李元聪.中西医结合口腔科学[M].北京:中国中医药出版社,2012.

[18] 俞光岩.口腔颌面外科手术精要与并发症[M].北京:北京大学医学出版社,2011.

[19] 冯崇锦.口腔科疾病临床诊断与治疗方案[M].北京:科学技术文献出版社,2010.

[20] 陈慧,黄业翔,刁秀春,等.现代临床口腔病诊疗学[M].北京:科学技术文献出版社,2012.

[21] 赵铱民.口腔修复学[M].7版.北京:人民卫生出版社,2012.

[22] 于世凤.口腔组织病理学[M].7版.北京:人民卫生出版社,2012.

[23] 王宁利.整合眼科学[M].北京:人民卫生出版社,2014.

[24] 刘家琦,李凤鸣.实用眼科学[M].3版.北京:人民卫生出版社,2017.

[25] 廖瑞端,骆荣江.眼科疾病临床诊断与治疗方案[M].北京:科学技术文献出版社,2011.

[26] 北京协和医院.眼科诊疗常规[M].2版.北京:人民卫生出版社,2013.